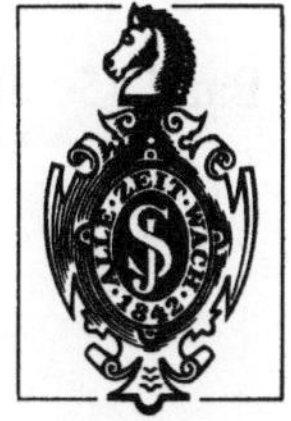

Monographien aus dem
Gesamtgebiete der Psychiatrie   **45**

Herausgegeben von
H. Hippius, München · W. Janzarik, Heidelberg
C. Müller, Prilly-Lausanne

H. E. Klein

Biologische Marker bei affektiven Erkrankungen

Geleitwort von H. Hippius

Mit 21 Abbildungen

Springer-Verlag
Berlin Heidelberg New York
London Paris Tokyo

Priv.-Doz. Dr. med. HELMFRIED E. KLEIN
Direktor der Klinik
Bezirkskrankenhaus Regensburg
Fachklinik für Psychiatrie und Neurologie
Postfach 01 01 81
D-8400 Regensburg

ISBN-13:978-3-642-82949-9   e-ISBN-13:978-3-642-82948-2
DOI: 10.1007/978-3-642-82948-2

CIP-Kurztitelaufnahme der Deutschen Bibliothek.
Klein, Helmfried E.:
Biologische Marker bei affektiven Erkrankungen/
H.E. Klein.
– Berlin ; Heidelberg ; New York ; London ;
Paris ; Tokyo : Springer, 1987.
  (Monographien aus dem Gesamtgebiete der
  Psychiatrie ; Bd. 45)
  ISBN-13:978-3-642-82949-9

NE: GT

Satz: Fotosatz & Design, 8240 Berchtesgaden

2125/3130-543210

Geleitwort

Die Erforschung der „Inneren Sekretion" und ihrer Störungen wurde in der zweiten Hälfte des vorigen Jahrhunderts zu einem Schwerpunkt der medizinischen Forschung. Innerhalb weniger Jahre wurden die Fundamente der modernen Endokrinologie geschaffen. Seit dieser Zeit ist auch in der Psychiatrie immer wieder die Frage aufgeworfen worden, ob und in wieweit psychiatrische Krankheitsbilder auf endokrinologische Störungen zurückzuführen seien. So hat zum Beispiel schon E. Kraepelin mehrfach geäußert, die Schizophrenie müsse als eine endokrinologische Störung aufgefaßt und erforscht werden. Aber auch S. Freud war von der großen Bedeutung hormonaler Einflüsse auf normales und gestörtes Seelenleben überzeugt; er war sogar der Ansicht, daß es eines Tages möglich sein würde, psychogene Störungen mit Hormonen zu behandeln.

Am Beginn des 20. Jahrhunderts entwickelte sich sehr schnell eine Forschungsrichtung, die von dem französischen Psychiater Laingel-Lavastine schon 1908 mit dem Begriff „Psychiatrie endocrinienne" bezeichnet wird. Im deutschen Sprachraum hat sich dann der Begriff „psychiatrische Endokrinologie" durchgesetzt. Seit Beginn unseres Jahrhunderts sind dann von vielen Seiten unübersehbar zahlreiche, wissenschaftlich oft nur sehr unzureichend begründete therapeutische Versuche mit Hormonen bei psychiatrischen Krankheitsbildern gemacht worden − letztlich alle ohne überzeugende Resultate. Ebenso wie diese therapeutische Versuche führten auch alle Bemühungen, mit endokrinologischen Forschungsansätzen zur Aufklärung der Pathogenese psychiatrischer Krankheiten beizutragen, nicht zu verwertbaren Ergebnissen. Bei gründlicher wissenschaftlicher Überprüfung erwies sich die überwiegende Mehrzahl aller dieser Befunde auf dem Gebiet der endokrinologischen Psychiatrie als nicht haltbar. Das traf insbesondere für alle die Forschungsergebnisse zu, die als Beweise einer endokrinen Ätiologie der endogenen Psychosen dienen sollten. Das war Ausgang der 50er Jahre das Fazit von Manfred Bleuler, der mit seiner Züricher Arbeitsgruppe seit den 30er Jahren gerade auf diesem Gebiet sehr intensiv gearbeitet hatte. Als Bleuler 1954 in einer umfassenden Monographie seine kritische Bilanz über das Gebiet der „endokrinologischen Psychiatrie" veröffentlichte, blieb lediglich eine Erkenntnis unbestritten: Bei vielen endokrinen Krankheiten kann es sekundär zu psychopathologischen Auffälligkeiten kommen. Dabei handelt es sich − unabhängig von der Art der verursachenden Grundkrankheit – entweder (in Einzelfällen) um „symptomatische Psychosen" mit sehr vielgestaltiger psychopathologischer Symptomatik oder (sehr viel häufiger) um ein sogenanntes „endokrines Psychosyndrom", das lediglich durch Antriebs- und Affektstörungen charakterisiert ist. Demgegenüber hatten die unendlich zahlreichen Untersuchungen zu endokriner Bedingtheit der endogenen Psychosen zu keinerlei verwertbaren Ergebnissen geführt.

Dieses für die biologische Ursachenforschung in der Psychiatrie ernüchternde Resumee Bleulers hinsichtlich der nur sehr geringen Bedeutung endokriner Störungen für die Manifestation psychopathologischer Syndrome macht es verständlich, daß in der Psychiatrie längere Zeit hindurch endokrinologische Untersuchungen kaum noch durchgeführt wurden. Das änderte sich erst wieder, als von amerikanischen Forschern (z.B. E. Sachar und B. Carroll) Ende der 70er Jahre Befunde über Störungen der Sekretion und der Regulation des Cortisols bei affektiven Psychosen veröffentlicht wurden. Diese Befunde führten zu der Annahme, bei endogenen Depressionen sei der circadiane Cortisol-Sekretions-Rhythmus gestört; mit Hilfe eines endokrinologischen Funktionstests, dem Dexamethason-Suppressionstest, sei es möglich, endogene Depressionen von anderen depressiven Syndromen zu unterscheiden.

H.E. Klein – Mitarbeiter unserer Münchener Arbeitsgruppe von 1971–1984 – hatte sich die Aufgabe gestellt, die Aussagekraft des Dexamethason-Suppressionstests (DST) zu überprüfen. Mit diesen Untersuchungen hatte er sich zum Ziel gesetzt, an einem besonders gut und intensiv bearbeiteten Beispiel die allgemeine Bedeutung von biologischen Markern für affektive Erkrankungen zu studieren und kritisch zu erörtern. Zu diesem Zweck hat er nach sorgfältiger und in viele Einzelheiten eindringenden Sichtung und Würdigung der umfangreichen Literatur verschiedene eigene, systematisch aufeinander aufbauende Untersuchungen zur Funktion des Hypothalamus-Hypophysen-Nebennierenrinden-(HHNNR)-Systems bei psychiatrischen Patienten und bei psychisch gesunden Kontrollpersonen durchgeführt. Herr Klein hat mit seinen sorgfältigen Untersuchungen gezeigt, daß die nosologisch-differentialdiagnostische Aussagekraft des DST wesentlich geringer ist, als bisher allgemein angenommen wurde. Aus seinen Untersuchungen geht hervor, daß weniger die Ätiologie als vielmehr die Intensität („Schwere") der depressiven Symptomatik Einfluß auf den Ausfall des DST hat. Der DST kann somit nicht als ein für die Ätiologie eines depressiven Syndroms charakteristischer „trait marker" angesehen werden. Durch Verlaufsuntersuchungen konnte Herr Klein dann jedoch zeigen, daß der DST eine endokrine Zustandsvariable im Sinne eines „state marker" ist: Parallel zur Milderung der depressiven Symptomatik im Verlauf einer Behandlung kommt es zu einer voranschreitenden Normalisierung des DST von Non-Suppression zu ausreichender Suppression.

Eine weitere Einschränkung der differentialdiagnostischen Aussagekraft des DST ergibt sich aus Untersuchungen an Alkoholikern. Schließlich weisen die von Herrn Klein bei depressiven Patienten nach Elektrokrampf-Therapie und bei gesunden Versuchspersonen nach Schlafentzug erhobenen Befunde mit dem DST darauf hin, daß unspezifische Stress-Faktoren für das Ausbleiben der Cortisol-Suppression nach Dexamethason ausschlaggebend sind.

H.E. Klein hat in seiner Monographie eigene Forschungsergebnisse und die umfangreiche Literatur zu einer sehr guten und kritischen Übersicht über das Problem der „biologischen Marker für affektive Psychosen" vereint. Er hat damit einen sehr wichtigen Beitrag dazu geleistet, daß die psychiatrische Endokrinologie nicht − wie in ihrer Frühzeit leider nur allzu oft − vorzeitig auf den Weg der Überschätzung eines einzelnen Befundes gerät. Mit seiner wissenschaftlich-kritischen Einstellung hat er damit einen besonders wichtigen Schritt in eine solide Zukunft der Forschung auf dem Gebiet der psychiatrischen Endokrinologie getan.

Ein besonderer Aspekt des vorliegenden Buches sei abschließend erwähnt. H.E. Klein zeigt mit seiner Monographie, wie wichtig für den klinisch tätigen Forscher der ständige anregende und kritische Gedankenaustausch mit anderen Forschern ist. So waren für H.E. Klein in allen Jahren seiner Münchener Tätigkeit Norbert Matussek und seine biochemische Arbeitsgruppe besonders stimulierende Gesprächspartner. Während einer fast zweijährigen Tätigkeit in den USA wurde H.E. Klein vor allem durch S. Gershon (früher New York; jetzt Detroit) beeinflußt. Und es ist schließlich noch hervorzuheben, daß H.E. Klein mit seinen Untersuchungen zum Dexamethason-Suppressionstest ein besonders aktiver Forscher im Rahmen eines großen internationalen Forschungsverbunds war, an dem zwölf Länder beteiligt waren und der von der Mental Health Section der WHO (N. Sartorius) angeregt und organisiert worden war.

So stellt die vorliegende Monographie in vieler Hinsicht ein gutes Beispiel dafür dar, wie heute aus der Klinik heraus solide biologisch-psychiatrische Forschung betrieben werden kann.

München, im Mai 1987   H. Hippius

Vorwort

Biologische Betrachtungsweisen bei psychiatrischen Erkrankungen können uns nur teilweise Einsichten für diese Art von Störungen vermitteln. Während sich in der pragmatischen Diagnostik und Therapie ein multidimensionales Krankheitskonzept zum Verständnis für diese Erkrankungen und für deren erfolgreiche Behandlung als unabdingbar erwiesen hat, muß sich Forschung stets auf Teilaspekte beschränken, um die notwendige Gründlichkeit zu gewährleisten. Der Anspruch auf ein ganzheitliches Verständnis von psychiatrischen Erkrankungen mit ihren psychosozialen, genetischen und somatischen Faktoren muß deshalb nicht grundsätzlich im Widerspruch stehen mit der Setzung von Schwerpunkten z. B. für eine spezielle epidemiologische oder genetische oder biologische Forschungsrichtung. Letztendlich müssen die auf einzelnen Wissenschaftsgebieten gewonnenen Erkenntnisse im Sinne eines ganzheitlichen Krankheitskonzeptes wieder zusammengeführt werden. Dieses Wechselspiel zwischen Forschungsergebnissen einerseits und Integration in ein dem übergeordnetes allgemeines medizinisches Konzept andererseits ist keine Besonderheit für den Bereich der Psychiatrie, sondern eine generelle Betrachtungsweise der gesamten Medizin. Da jedoch der Psychiatrie im allgemeinen und der psychiatrischen Forschung im besonderen häufig der Vorwurf gemacht wird, einseitig, insbesondere einseitig somatisch und pharmakologisch orientiert zu sein, erscheint diese Vorbemerkung notwendig, um der vorliegenden Monographie den Stellenwert zu bescheiden, der ihr aus dem auch für die Psychiatrie gültigen Wissenschaftsverständnis zukommt.

Regensburg, im April 1987   H.E. KLEIN

Danksagung

Herrn Professor Dr. H. Hippius, meinem klinischen Lehrer, gilt mein ganz besonderer Dank dafür, daß er meine wissenschaftliche Arbeit rückhaltlos ermöglichte und förderte.

Die Durchführung und Auswertung der in dieser Arbeit dargestellten Studien wäre jedoch ohne die Mitwirkung vieler anderer nicht zustande gekommen.

So habe ich den vielen Patienten zu danken, die bereitwillig in die zahlreichen laborchemischen und klinischen Erhebungen einwilligten. Ich hoffe, daß sie durch die dereinst praktisch nutzbaren Konsequenzen dieser Arbeit wenigstens teilweise entlohnt werden können.

Ich habe auch Herrn Prof. Dr. N. Matussek und Herrn Prof. Dr. O. Benkert zu danken, die in mir das Interesse für endokrinologische Fragen weckten und mich durch ihre Mitarbeit erheblich unterstützten. Ebenso habe ich Herrn Prof. Dr. S. Gershon zu danken, der mir während meiner Forschungstätigkeit am New York University Medical Center wesentliches Rüstzeug für wissenschaftliches Arbeiten vermittelte.

Zu danken habe ich auch meinen psychiatrischen Fachkollegen, Frau Dr. Dipl.-Psych. M. Albus, Herrn P.-D. Dr. Dr. W. Bender, Herrn P.-D. Dr. Dipl.-Psych. M. Fichter, Herrn P.-D. Dr. F. Holsboer, Herrn Dr. F. May, Herrn Dr. Dipl.-Psych. N. Müller, Herrn Prof. Dr. E. Rüther, Herrn Dr. M. Schmaus und Herrn Dr. Dipl.-Psych. H.-P. Kapfhammer.

Ohne die Mitarbeit meiner Doktoranden, Herrn Dr. H. Mayr, Frau G. Nieberle, Herrn A. Niederschweiberer, Herrn B. Seibold, Frau S. Töppel und Frau M. Trum hätte diese Arbeit nicht entstehen können; dafür ihnen allen mein herzlichster Dank.

Herrn P.-D. O. A. Müller danke ich für ACTH-Bestimmungen.

Einen entscheidenden Beitrag in dieser Arbeit leistete Herr A. Schwarz mit seiner stets geduldigen Bereitschaft, die Datenverarbeitung und statistische Auswertung zu übernehmen sowie Herr Prof. Dr. R. Engel durch seine Beratung bei statistischen Problemen.

Für die Manuskriptgestaltung gilt mein herzlicher Dank Frau K. Jener.

Regensburg, im April 1987   H.E. KLEIN

Inhaltsverzeichnis

Abkürzungsverzeichnis

ACTH	=	Adrenocorticotropes Hormon
AMDP (AMP)	=	Arbeitsgemeinschaft für Methodik und Dokumentation in der Psychiatrie
Bf-S	=	Befindlichkeitsskala
BPRS	=	„Brief Psychiatric Ratingscale"
CPB	=	„Competitive Protein Binding Method"
CRF	=	„Corticotropin Releasing Factor"
DPT	=	Dexamethasonprolactintest
DSD	=	„Depression Spectrum Disease"
DSM III	=	Diagnostic and Statistical Manual of Mental Disorder (3. Ausgabe)
DST	=	Dexamethasonsuppressionstest
EKT	=	Elektrokrampftherapie
FPDD	=	„Familial Pure Depressive Disease"
GAS	=	„Global Assessment Scale"
GRH	=	„Growth Hormone Releasing Factor"
HAMD	=	Hamilton-Depressionskala
HGH	=	„Human Growth Hormone"
HHNNR	=	Hypothalamus-Hypophysen-Nebennieren-Rinde
HPLC	=	„High Performance Liquid Chromatography"
IMPS	=	„Inpatient Multidimensional Psychiatric Scale"
MDD	=	„Major Depressive Disorder"
MIF	=	„MSH Inhibiting Factor"
MMPI	=	„Minnesota Multiphasic Personality Inventory"
n. s.	=	nicht signifikant
PIF	=	„Prolactin Inhibiting Factor"
PRF	=	„Prolactin Releasing Factor"
PRL	=	Prolactin
RDC	=	„Research Diagnostic Criteria"
REM	=	„Rapid Eye Movement"
RIA	=	Radioimmunoassay
SD	=	Standardabweichung
SDD	=	„Sporadic Depressive Disease"
SEB	=	Schlafentzugsbehandlung
TRH	=	„TSH-Releasing Hormone"
TSH	=	Thyreotropes Hormon
ZNS	=	Zentralnervensystem

1 Einleitung

Im letzten Jahrzehnt wurde die Psychoendokrinologie zu einem Forschungsschwerpunkt der biologischen Psychiatrie.

Die Voraussetzungen hierfür wurden bereits in den 60er Jahren durch die Entwicklung der radioimmunologischen Bestimmungsmethoden geschaffen. Dieses Prinzip erlaubt, unterschiedliche Substanzen mit hoher Sensibilität, Spezifität, Validität und vor allem Praktikabilität zu bestimmen. Mit der Einführung radioimmunologischer Analysemethoden wurde es möglich, mit vertretbarem Aufwand umfangreichere endokrinologische Studien durchzuführen (Berson u. Yalow, 1973; Reichlin et al., 1976).

Das Interesse an endokrinologischen Fragestellungen in der Psychiatrie hat seinen Ausgangspunkt in der seit langem bekannten Tatsache, daß verschiedene endokrine Erkrankungen mit psychopathologischen Auffälligkeiten einhergehen können. So gehen die erhöhten Plasmacorticosteroidkonzentrationen beim Morbus Cushing ebenso wie die dem Morbus Addison zugrundeliegenden erniedrigten Corticosteroidkonzentrationen oft mit affektiven und kognitiven Störungen einher. Andererseits werden depressive und paranoid-halluzinatorische Zustandsbilder auch bei Patienten beobachtet, die aus therapeutischen Gründen mit hochdosierten Corticosteroiden behandelt werden (Whybrow u. Hurwitz, 1976).

Abfallende Gestagen-Oestrogen-Konzentrationen werden für die prämenstruellen Spannungszustände verantwortlich gemacht (Braverman u. Roux, 1978); ebenso vermutet man in niedrigen Östrogenspiegeln die Ursache für depressive Verstimmungen bei Müttern in den ersten Tagen nach der Entbindung („post partum blue"; Yalow et al., 1968). Die sog. Generationspsychosen – dazu gehören die Psychosen im Wochenbett sowie die selteneren Psychosen in der Schwangerschaft und in der Lactationsperiode – legen einen Zusammenhang zwischen psychiatrischen Auffälligkeiten und Endokrinium ebenfalls nahe. Schließlich sind in diesem Zusammenhang auch die im Beginn der Menopause oft erstmals auftretenden, phasisch verlaufenden, depressiven Verstimmungen zu erwähnen, für die auch erniedrigte Östrogenspiegel verantwortlich gemacht werden (Lit. s. Huber, 1972).

Für die Annahme einer kausalen Beziehung zwischen Endokrinium und Psyche gaben schließlich auch die Befunde Anlaß, die erkennen ließen, daß psychopathologische Auffälligkeiten in zeitlichem Zusammenhang mit der Normalisierung der endokrinen Störungen schwinden (z. B. nach Entfernung eines Hypophysenadenoms oder nach Thyroxinsubstitution bei Schilddrüsenunterfunktion; Flückiger et al., 1982; Fisher, 1978).

Die Steuerung der meisten bisher bekannten Hormone erfolgt durch hypothalamische Zentren und Kerngebiete (s. Kap. 1.1). Eben diese Zentren sind eng mit dem limbischen Cortex verknüpft, einem funktionell zusammengehörigen System, das im Mittelpunkt vieler Diskussionen um die Lokalisation affektiver Erkrankungen steht

2

(Sachar, 1975). Die gemeinsamen morphologischen Strukturen wurden als ursächlich
für die enge Beziehung zwischen psychischen und endokrinen Phänomenen interpretiert.

Untersuchungen über Zusammenhänge zwischen psychischen Auffälligkeiten
einerseits und endokrinen Befunden andererseits stehen auch im Mittelpunkt dieser
Arbeit. Das Hauptinteresse galt dem Hypothalamus-Hypophysen-Nebennierenrinden-Regelkreis (HHNNR), der insbesondere mit Hilfe des Dexamethasonsuppressionstest (DST) bei verschiedenen psychiatrischen Erkrankungen untersucht wurde.
Die hier dargestellten Studien an Patienten und gesunden Versuchspersonen sollten
zum einen zur Klärung der Frage beitragen, inwieweit Glucocorticoide und andere
hypothalamisch-hypophysär gesteuerte Hormone eine Beziehung zu definierten psychopathologischen Auffälligkeiten erkennen lassen. Zum anderen sollten die Studien
klären helfen, ob hormonelle Befunde, wie sie im Rahmen des Dexamethasonsuppressionstests erhoben werden, biologische Marker von traditionellen diagnostischen Kategorien sind; die Cortisolsekretion wird nach nächtlicher oraler Gabe von etwa 1 mg
Dexamethason bei Gesunden bis zum Nachmittag des nachfolgenden Tages auf einen
definierten Wert, der in der Regel mit < 5 oder < 6 μg/dl Cortisol angegeben wird,
unterdrückt. Bei einer nosologisch definierten Kategorie von Patienten – nämlich der
Gruppe der endogenen Depressionen – wird diese Suppression häufig nicht erreicht.
Ferner sollte geprüft werden, ob endokrine Befunde als unabhängige Variablen neue
diagnostische Einheiten definieren können, die hinsichtlich ihrer Phänomenologie,
ihres Verlaufes, ihrer therapeutischen Ansprechbarkeit oder ihrer Genetik Gemeinsamkeiten erkennen lassen.

1.1 Grundlagen zur Anatomie und Physiologie hypothalamischer Hormonregulation

Zahlreiche Befunde weisen darauf hin, daß psychiatrische Krankheiten und insbesondere die affektiven Erkrankungen mit Störungen im biogenen Aminstoffwechsel des
zentralen Nervensystems verknüpft sind (Matussek, 1980; Schildkraut, 1973, 1974;
Sachar u. Coppen, 1975). Über die Untersuchungen neuroendokriner Regulationsme-
chanismen erhofft man sich Rückschlüsse auf mögliche Störungen des übergeordneten
biogenen Aminstoffwechsels (Anton-Tay u. Wurtmann, 1971; Sachar, 1975).

Der Hypophysenhinterlappen wird über neurogene Verbindungen, die zunächst im
Hypothalamus enden, beeinflußt; dagegen ist der Hypophysenvorderlappen mit dem
Hypothalamus durch eine neurovasculäre Kette verbunden. Folgende Zentren werden
als dem Hypothalamus übergeordnet betrachtet: Septum, Hippocampus, Amygdalon,
verschiedene thalamische Kerne und Zwischenhirn. Im folgenden werden einige
wesentliche Befunde über die anatomische Lokalisation, über den Stoffwechsel und
über die neuronale Kontrolle der hypothalamisch-hypophysären Hormonsysteme dargestellt.

Dabei finden die Hormone Adrenocorticotropes Hormon (ACTH), Thyreotropes
Releasing-Hormon (TRH), Human Growth Hormone (HGH) und Prolactin (PRL)
besondere Berücksichtigung, da diese in den hier berichteten experimentellen Studien
einer weiteren Untersuchung unterzogen wurden.

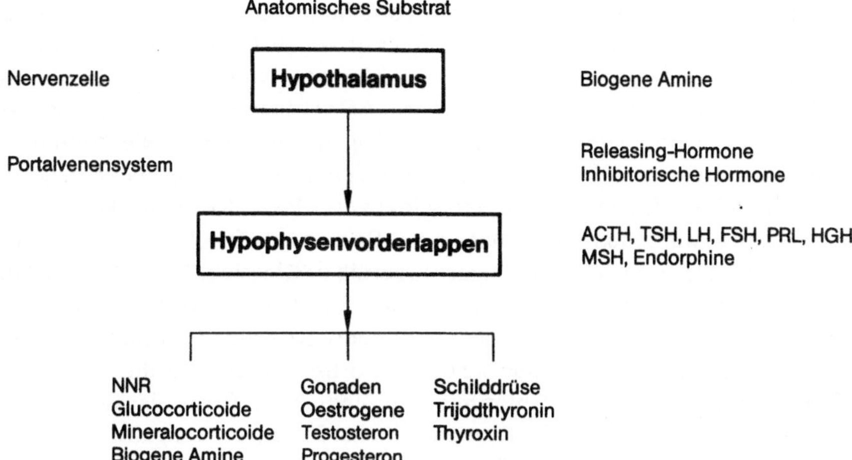

Abb. 1. Beziehung von anatomischen Strukturen und hypothalamisch-hypophysärer Hormonregulation

1.1.1 Adrenocorticotropes Hormon (ACTH) und Corticotropes Releasing-Hormon (CRF)

In tierexperimentellen Untersuchungen konnten im Plasma CRF-aktive Verbindungen bereits 1975 von Yasuda et al. nachgewiesen werden. 1981 gelang es Vale et al., ein Polypeptid mit 41 Aminosäuren zu analysieren, von dem angenommen wurde, daß es mit CRF identisch ist. Mittlerweile stehen genauere Meßmethoden für CRF zur Verfügung; dabei konnten zusammenfassend folgende Beobachtungen gemacht werden (zur Übersicht s. Vale, 1985):

1. CRF ist ein potenter Stimulator von ACTH;
2. CRF-Immunreaktivität ist im Nucleus paraventricularis und in der Eminentia mediana nachweisbar;
3. CRF-Immunreaktivität ist im hypophysären Pfortaderblut nachweisbar und
4. stressinduzierte ACTH-Sekretion kann durch passive Immunisierung gegen CRF blockiert werden.

Vasopressin potenziert die CRF-induzierte Freisetzung von ACTH, hemmt jedoch die hypothalamische CRF-Sekretion (Vale, 1985). Da CRF seit kurzem synthetisiert werden kann und im Handel erhältlich ist, wird die experimentelle Gabe von CRF in Studien mit psychiatrischen Fragestellungen einbezogen (Holsboer et al., 1984).

ACTH wird von den gleichen adenotropen Zellen freigesetzt wie das melanozytenstimulierende Hormon (MSH) und die Endorphine (Vale u. Rivier, 1977). Neben der entscheidenden Steuerung durch CRF wird über noradrenerge Neurone im Tierversuch eine tonisch-hemmende Wirkung auf die basale ACTH-Sektretion vermittelt, während durch eine Stimulation von serotonergen und cholinergen Neuronen eine ACTH-Ausschüttung bewirkt werden kann (Krieger und Krieger, 1970; Scapagnini u. Preziozi, 1972).

Andererseits stimuliert Amphetamin vornehmlich über seine α-rezeptoragonistischen Wirkungen die ACTH-Sekretion (Rees et al., 1970), wie durch selektiv α-adrenerg blockierende Substanzen gezeigt werden konnte. Durch Hypoglykämie wird, wie seit längerem bekannt, über eine vermehrte ACTH-Sekretion die Corticosteroidausschüttung gesteigert (Vale u. Rivier, 1977). Folgende experimentelle Befunde weisen darauf hin, daß die hypoglykämieinduzierte ACTH-Ausschüttung über adrenerge Neurone vermittelt wird: Phentolamin, ein selektiver α-Rezeptoren-Blocker, unterdrückt diesen Anstieg, während Propranolol – ein β-Rezeptoren-Blocker – die hypoglykämieinduzierte ACTH-Ausschüttung steigert (Czernik u. Kleesiek, 1980). Befunde für eine serotonerge Steuerung der Cortisolsekretion wurden von Wittmann et al. (1982) erbracht: Das sowohl serotonerg wie noradrenerg wirkende Chlorimipramin steigert nach oraler und parenteraler Gabe die basale Cortisolsekretion; während der α-Rezeptorblocker Phentolamin die Chlorimipramin-induzierte Cortisolausschüttung nicht beeinflußt, vermindert der 5-HT-Rezeptorblocker Methysergid signifikant die Cortisolausschüttung (Wittmann et al., 1982; Laakman, 1980). Die Gabe von L-Dopa beeinflußt die basale und hypoglykämieinduzierte Cortisolsekretion beim Menschen nicht (Boyd et al., 1971). Auch für Cyproheptadin, ein Serotoninrezeptorblocker wurde eine hemmende Wirkung auf die hypoglykämieinduzierte ACTH-Freisetzung nachgewiesen (Vale et al., 1979). Von einigen Steroiden, Peptiden und vom Prostaglandin (s. Abb. 2) wird der HHNNR-Regelkreis zusätzlich moduliert.

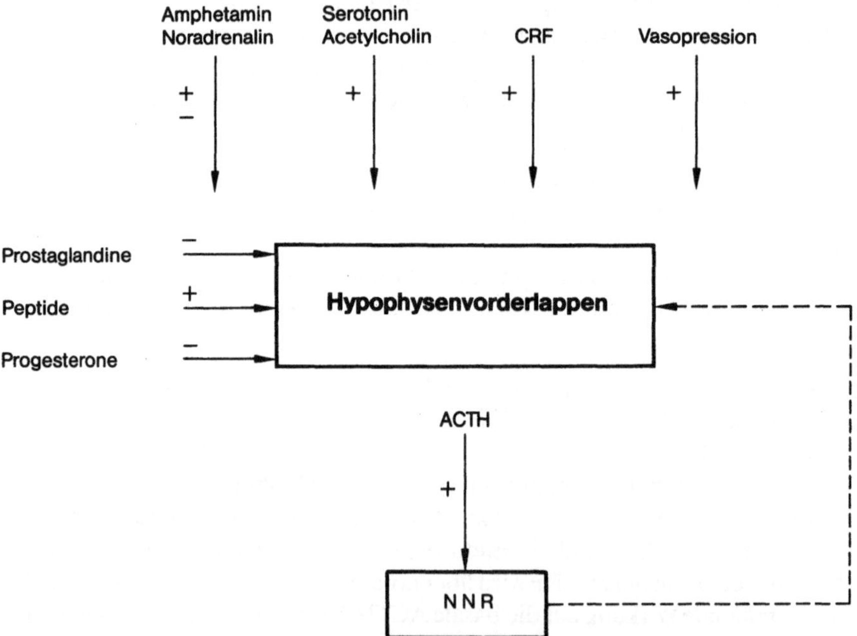

Abb. 2. Substanzen, die in vivo die Sekretion von ACTH beeinflussen (modifiziert nach Vale et al., 1979)

1.1.2 Thyreotropes Releasing-Hormon (TRH)

Das die thyreotrope Hormonsekretion steuernde TSH-Releasing-Hormon wurde als erstes Releasing-Hormon im Jahre 1969 chemisch aufgeklärt (Burgus et al., 1969). Die vorliegenden Befunde über die morphologischen Strukturen, in denen TRH gebildet wird, lassen erkennen, daß TRH in mehreren, auseinanderliegenden Hirnarealen synthetisiert wird; TRH wurde sowohl in der im medio-basalen Hypothalamus gelegenen Area praeoptica wie auch in den Corpora mammilaria nachgewiesen. Die höchsten Konzentrationen werden in der Eminentia medialis, im Nucleus ventromedialis paramedialis und im Nucleus paraventricularis gefunden (Reichlin et al., 1976). Überraschend ist, daß etwa 80 % des gesamten ZNS-TRH in niedrigen durchschnittlichen Konzentrationen in extrahypothalamischen Zentren gefunden wurde (Jackson u. Reichlin, 1977).

Darüberhinaus konnte TRH im menschlichen Liquor nachgewiesen werden (Oliver et al., 1974). Das nahezu ubiquitäre Vorkommen von TRH im ZNS hat zu zahlreichen Spekulationen über mögliche neuronale und psychotrope Wirkungen geführt. Die zunächst vermuteten antidepressiven Wirkungen (Prange et al., 1972; Kastin et al., 1972) konnten in nachfolgenden Studien nicht mehr belegt werden (Coppen, 1974; Loosen u. Prange, 1980). In Tierversuchen konnte gezeigt werden, daß die durch TRH induzierten Verhaltensveränderungen unabhängig von endokrinen Wirkungen zu beobachten waren (Prange et. al., 1978; Horita et al., 1979; Nemmeroff et al., 1979). Transmittereigenschaften konnten für TRH nicht nachgewiesen werden: TRH wird nämlich weder in Nervenendigungen gespeichert noch von diesen freigesetzt; spezifische Bindungsstellen sowie ein lokales Metabolisierungssystem sind bislang nicht nachgewiesen (Renaud u. Martin, 1974).

Pharmakologische Studien wiesen zunächst darauf hin, daß die TRH-Freisetzung durch die Stimulation von catecholaminergen Neuronen vermehrt und durch serotonerge Neurone vermindert wird (Brown et al., 1973; Griner u. Reichlin, 1973). Cholinerge Substanzen hatten zwar im Tierversuch Einfluß auf die TSH-Sekretion, waren beim Menschen aber ohne Wirkung (Loosen u. Prange, 1980).

1.1.3 Menschliches Wachstumshormon (Human Growth Hormone; HGH)

Die Untersuchungen über die anatomische Repräsentation von Strukturen, die mittelbar oder unmittelbar die HGH-Freisetzung regulieren, waren bis vor kurzem dadurch methodisch erschwert, daß der Wachstumshormon-Releasing-Faktor (GRF) nicht isoliert werden konnte; seit kurzem jedoch ist GRF identifiziert und chemisch aufgeklärt (Guillemin et al., 1982). Die vorliegenden Befunde weisen darauf hin, daß GRF hauptsächlich im Bereich der ventromedialen und basalen Hypothalamuskerne gebildet wird (Krulich et al., 1972; Martin, 1973). Aus dem Plasma von akromegalen Patienten wurde ein dialysierbarer Faktor isoliert, der in vitro zu hypophysären HGH-Freisetzungen führte und nicht mit GRF identisch schien (Hagen et al., 1972). Gehemmt wird die HGH-Ausschüttung andererseits durch Somatostatin, einen Faktor, dessen Struktur bislang nicht geklärt werden konnte.

6

Die Beeinflussung der HGH-Sekretion über Neurotransmitter ist sehr gründlich in zahlreichen Studien untersucht worden. Die HGH-Sekretion kann durch eine Reihe von Stimuli angeregt werden, wie z. B. durch:

- Insulin-induzierte Hypoglykämie (Sachar et al., 1972);
- Amphetamin (Checkley u. Crammer, 1977);
- Desimipramin (Laakmann u. Benkert, 1978);
- Clonidin, einen α-Rezeptoragonisten (Matussek et al., 1980);
- L-Dopa (Mendlewicz et al., 1979);
- Apomorphin (Mendels et al., 1979 b);
- Vasopressin (Heidingsfelder u. Blackard, 1968);
- Arginin (Buckler et al., 1969);
- Glucagon (Mitchell et al., 1971);
- Theophyllin (Ensinck et al., 1970).

Phentolamin – ein α-Rezeptorenblocker – vermindert die hypoglykämieinduzierte HGH-Antwort, während Propranolol – ein β-Rezeptorenblocker – die HGH-Response verstärkt (Laakmann, 1980). Da auch dopaminerge Substanzen, wie L-Dopa und Apomorhin, HGH stimulieren, ist anzunehmen, daß dopaminerge Mechanismen ebenfalls bei der HGH-Regulation beteiligt sind.

Andererseits sprechen einige Befunde für eine serotonerge Kontrolle der HGH-Regulation. Die schlafinduzierte HGH-Ausschüttung wird nämlich durch α- oder β-adrenerg blockierende Substanzen vermindert, aber durch Cyproheptadin, eine serotonerg blockierende Substanz, verstärkt (Nakai et al., 1974). Überdies stimuliert im Tierversuch in die Seitenventrikel appliziertes Serotonin (Collu et al., 1972) ebenso wie der Serotoninpräkursor 5-OH-Tryptophan (Imura et al., 1973) die HGH-Ausschüttung.

Die hier aufgeführten Befunde und die Schlußfolgerungen aus einschlägigen Literaturübersichten stimmen darin überein, daß die HGH-Regulation sowohl durch dopaminerge wie auch noradrenerge und serotonerge Mechanismen beeinflußt werden kann (Martin et al., 1977; Luizzi et al., 1976; Wirz-Justice et al., 1976).

1.1.4 Prolactinhemmfaktor (PIF) und Prolactin-Releasing-Faktor (PRF)

Die Prolactinsekretion wird sowohl durch hemmende hypophyseotrope Hormone (PIF) wie durch den stimulierenden Prolactin-Releasing-Faktor (PRF) reguliert (zur Übersicht s. Flückiger et al., 1982). Die hemmenden Wirkungen auf die Prolactinsekretion werden wesentlich durch dopaminerge Mechanismen vermittelt. Hinweis dafür ist die Hyperprolactinämie nach Hypophysenstieldurchtrennung (Turkington et al., 1971). Andererseits führen auch dopaminrezeptorenblockierende Substanzen wie die klassischen Neuroleptica zu einer erhöhten Prolactinausschüttung (Fuxe u. Hökfeld, 1970; Dickerman et al., 1974). Es wurden eine direkte und indirekte dopaminerge Steuerung der Prolactinsekretion beschrieben (McCann et al., 1978; Friesen et al., 1973; Mac Leod, 1977): Zum einem wird eine unmittelbar hemmende Wirkung des Dopamins auf die Prolactinfreisetzung angenommen und zum anderen eine indirekt hemmende Wirkung über die Freisetzung des postulierten Prolactinhemmfaktors PIF im Hypothalamus.

In einer Übersicht von Flückiger et al. (1982) werden zudem 4 inhibitorisch wirkende und 11 stimulierende – im physiologischen Stoffwechsel vorkommende – Peptide aufgeführt; 3 weitere Peptide werden sowohl als hemmend als auch stimulierend auf die Prolactinsekretion charakterisiert. Möglicherweise werden mehrere Prolactin-Releasing-Faktoren (PRF) im Zentralnervensystem gebildet; das im Hypothalamus gebildete TRH scheint einer dieser PRFs zu sein (Forsyth, 1972; Jacobs u. Daughaday, 1973). Schließlich spielen auch noch serotonerge und cholinerge Mechanismen – womöglich auch noch GABA-erge Mechanismen und Prostaglandine – für die Prolactinsekretion eine Rolle: Neben hemmenden dopaminergen Mechanismen ist durch experimentelle Befunde am Tier und beim Menschen gesichert, daß auch serotonerg vermittelte Impulse bei der Prolactinfreisetzung bedeutsam sind (Lamberts u. Mac Leod, 1978). Allerdings weist eine Reihe von Befunden auch darauf hin, daß cholinerge Systeme des ZNS eine inhibitorische Bedeutung bei der Prolactinregulation haben (Chen u. Meites, 1975; Subramanian u. Gala, 1977). GABA-erge Mechanismen (Fuxe et al., 1978), Steroide (Nagy et al., 1979) und Prostaglandine (Ojeda et al., 1978) werden ebenfalls bezüglich ihrer Bedeutung bei der Prolactinregulation diskutiert.

1.2 Psychiatrische Störungen bei endokrinen Erkrankungen des Hypothalamus-Hypophysen-Nebennierenrinden-Systems (HHNNR-System)

Psychische Begleiterscheinungen von endokrinen Funktionen im allgemeinen und die Zusammenhänge zwischen psychiatrischen Auffälligkeiten und endokrinen Erkrankungen im besonderen sind seit langem bekannt (Michael u. Gibbons, 1963). Der heuristische Wert dieser Befunde war jedoch damals, als sie erstmals erhoben wurden, gering, da geeignete Untersuchungsmethoden für die Erforschung von neuroendokrinen Interaktionen nicht zur Verfügung standen. Aufgrund der heutigen Erkenntnisse

Tabelle 1. ACTH und Cortisolplasmaspiegel bei verschiedenen Erkrankungen und Behandlungssituationen (modifiziert nach v. Zerssen u. Doerr, 1980)

	ACTH	Cortisol
Hypercortizismus als Folge von:		
a) Cortisolproduzierendem Tumor der NNR oder von anderen Organen oder unter Corticosteroidmedikation (Cushing-Syndrom)	–	+
b) Bilateraler adrenaler Hyperplasie; ektopischen ACTH-produzierendem Tumor (Cushingsche Erkrankung) oder ACTH-Medikation	(+)/+	+
Hypocortizismus als Folge von:		
a) Primärer NNR-Erkrankung Morbus Addison (Waterhouse-Friedrichsen-Syndrom) oder bilateraler Adrenalektomie	+	–
b) Sekundärer NNR-Unterfunktion in Folge einer hyperphysären Erkrankung (z. B. Sheehan-Syndrom); Entzug einer chronischen ACTH- oder Corticosteroidmedikation	–	–

über endokrine Funktionen und der weitreichenden Möglichkeiten der laborchemischen Diagnostik haben nunmehr Endokrinopathien als „Naturexperiment" neues Interesse gefunden.

Störungen in HHNNR-System können einen Überschuß, einen Mangel oder eine gestörte Tagesrhythmik der Plasmakonzentration von Glucocorticoiden beinhalten. Da diese Zustände prinzipiell auch aus exogenen (pharmakogenen) Einflüssen, z. B. im Laufe einer Steroidtherapie, resultieren können, werden endogene Erkrankungen und iatrogen induzierte Syndrome im Zusammenhang diskutiert.

Wie aus Tabelle 1 zu ersehen ist, können erhöhte Corticosteroidspiegel sowohl mit erniedrigten ACTH-Spiegeln wie z. B. bei pharmakogen induzierten Cushing-Syndromen oder erhöhten ACTH-Spiegeln wie bei der Cushingschen Erkrankung einhergehen. Thorn et al. (1953) wiesen darauf hin, daß die klinischen Zustandsbilder im wesentlichen durch die Glucocorticoidspiegel und nicht durch die ACTH-Spiegel bestimmt sind. Während Hypo- und Hyperthyreoidismus bezüglich der psychomotorischen und affektiven Störungen eher zu gegensätzlichen klinischen Zustandsbildern führen (Whybrow u. Hurwitz, 1976), überwiegen bei Hypo- und Hypercortizismus die psychopathologischen Gemeinsamkeiten gegenüber den Unterschieden (Bleuler, 1964).

In der Übersichtsarbeit wurde von Whybrow u. Hurwitz (1976) die bis dahin vorliegende Literatur über Endokrinopathien hinsichtlich psychopathologischer Symptome und Syndrome ausgewertet.

a) Als *Psychosen* wurden Zustandsbilder definiert, die mit bizarrem Verhalten oder Äußerungen bei klarer Bewußtseinslage einhergingen.
b) Als *Verwirrtheitszustand* wurden Bewußtseinstrübungen definiert, die mit oder ohne bizarre Denk- oder Verhaltensstörungen einhergingen.
c) Als *Störung der Gestimmtheit* wurden Zustandsbilder gewertet, die mit einer eindeutig veränderten Stimmungslage im Sinne einer Euphorie oder Depression verknüpft waren.

Bei der von Thomas Addison im Jahre 1868 beschriebenen und in der Folge nach ihm benannten Erkrankung wurden kognitive Störungen beschrieben. Addison selbst beobachtete bereits eine allmählich zunehmende Abgeschlagenheit und geistige Zerstreutheit, die unmittelbar vor dem Tode der Betroffenen besonders deutlich wurde und als cerebrale Zirkulationsstörung interpretiert wurde (Addison, 1868). Diese Befunde wurden später von Engel u. Margolin (1942) bestätigt, die in einer Gruppe mit 25 Addison-Patienten bei 16 von diesen neuropsychiatrische Störungen feststellen. Nach einer kritischen Durchsicht der von Engel u. Margolin (1942) beschriebenen Fälle durch Hurwitz u. Whybrow (1976) wurden zwei Zustandsbilder als „delirante Syndrome", einer als „Psychose" bei klarem Sensorium und fünf als „depressiv" diagnostiziert.

Bei den von Cushing im Jahre 1913 beschriebenen 12 Fällen wurden psychopathologische Auffälligkeiten bei 4 Patienten nur beiläufig erwähnt; bei 2 Patienten standen Verwirrtheit, bei einem Auffassungsstörungen und bei einem weiteren Patienten Müdigkeit, Vergeßlichkeit, depressive Verstimmung, anfallsweise Reizbarkeit und Impotenz im Vordergrund. In einer Gruppe mit 7 jüngeren Patientinnen mit Cushing-Syndromen wurden bei 3 Konzentrations- und Merkfähigkeitsstörungen, bei weiteren 3 depressive Syndrome beobachtet (Spillane, 1951). Aufgrund einer ebenfalls in dieser

Studie aufgeführten Literaturübersicht kommt Spillane (1951) zu dem Schluß, daß depressive Syndrome zu den häufigsten psychopathologischen Auffälligkeiten bei Cushing-Patienten gehören. Auch bei einem Vergleich der graphischen Darstellung in Abb. 3 und 4 wird deutlich, daß depressive Verstimmungen bei Cushing-Syndromen sehr viel häufiger sind als bei Addison-Syndromen. In einer weiteren Arbeit von Kelly et al. (1983) wurden 26 Patienten mit akuten Cushing-Syndromen psychometrisch beurteilt. In einer 12monatigen Verlaufsstudie stellten die Autoren fest, daß sich mit der Normalisierung der endokrinen Störungen bei 25 Patienten auch die depressive Verstimmung signifikant besserte.

Man sollte dabei jedoch nicht übersehen, daß es sich bei Cushing-Syndromen um ein pathogenetisch vielfältiges Erkrankungsbild handelt. So wird es verständlich, daß bei Cushing-Syndromen infolge von corticosteroidproduzierenden Tumoren von Mason (1972) keine psychopathologischen Auffälligkeiten festgestellt werden konnten. Im übrigen wurden – zwar mit divergierender Häufigkeit – bei Cushing-Syndromen aller bislang bekannten Ätiologien psychopathologische Auffälligkeiten beschrieben (Welbourn et al., 1971; Smith et al., 1975; Caroll, 1977). Sowohl bei primärer und sekundärer Unter- und Überfunktion der NNR kann es zu deliranten Syndromen, Störungen der Gestimmtheit – vorwiegend depressiver Verstimmung – und Auffassungsstörungen kommen.

1.2.1 Psychopathologische Auffälligkeiten unter Glucocorticoidtherapie

Bei der Glucocorticoidbehandlung scheint die Art und Schwere der psychopathologischen Veränderungen u. a. durch den Typ des angewandten Corticosteroids bestimmt zu werden (v. Zerssen, 1976). Wenn äquivalente Dosierungen – jeweils bezogen auf die

Literatur	Fall-zahlen	Psychose	Verwirrt-heits-zustånd	Störung der Gestimmtheit Euphorie	Depression
Addison (1868)	11	0	3	0	0
Engel u. Margolin (1942)	25	1	2	0	5
McFarland (1963; zit. n. Whybrow u. Hurwitz 1976)	1	0	1	0	0
Insgesamt	37				

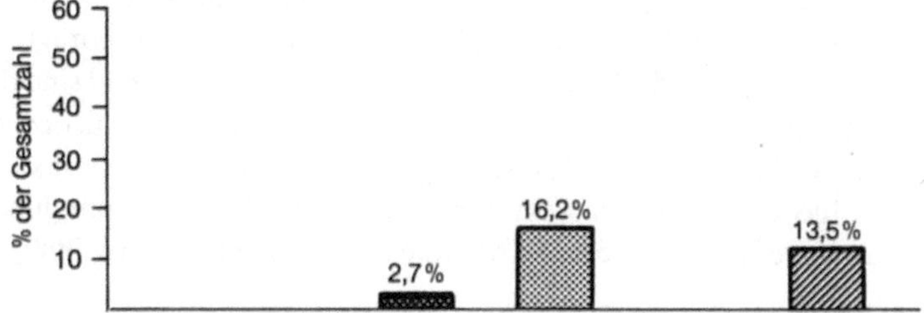

Abb. 3. Zusammenfassung der in der Literatur berichteten psychopathologischen Auffälligkeiten bei der Addison'schen Erkrankung (nach Whybrow u. Hurwitz, 1976)

Literatur	Fall-zahlen	Psychose	Verwirrt-heits-zustand	Störung der Gestimmtheit	
				Euphorie	Depression
Cushing (1932)	12	1(?)	2	0	1
Spillane (1951)	7	0	3	0	3
Trethowan u. Cobb (1952)	25	3	4	0	8
Gifford u. Gunderson (1970)	10	1	0	2	7
Insgesamt	54				

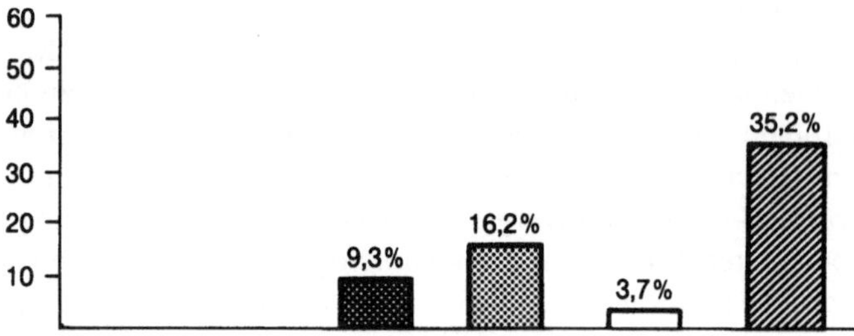

Abb. 4. Zusammenfassung der in der Literatur berichteten psychopathologischen Auffälligkeiten bei Cushing-Syndromen (nach Whybrow u. Hurwitz, 1976)

entzündungshemmende Wirkung – miteinander verglichen werden, nimmt die psychotrope Wirkung von Glucocorticoiden in folgender Reihenfolge zu: Cortisol < Prednisolon < Methyl-Prednisolon < Triamzinolon < Dexamethason (Fauci et al. 1976; Liddle u. Fox, 1961). Im initialen Behandlungszeitraum einer Glucocorticoidtherapie kommt es im Gegensatz zu den oben erwähnten affektiven Auffälligkeiten bei Endokrinopathien öfters zu hypomanen oder euphorischen Zustandsbildern (v. Zerssen, 1957, 1976). Seltener werden auch depressive Verstimmungen und andere Störungen im kognitiven Bereich beschrieben (Abb. 5).

Ebenso wurden psychische Störungen bei Patienten berichtet, die mit ACTH behandelt wurden (Clark et al., 1952); dabei standen leichtere delirante Syndrome, Konzentrationsstörungen, Schwierigkeiten im Denken und das subjektive Gefühl des „Umnebeltseins" bei 2 Patienten im Vordergrund. Bei weiteren 2 Patienten überwogen affektive Störungen mit Symptomen der Euphorie und der Depression, und bei 6 weiteren waren psychotische Störungen vorherrschend einschließlich paranoider Symptome, optischer und akustischer Halluzinationen und ausgeprägter Verwirrtheit mit gestörtem Kurzzeitgedächtnis (Clark et al., 1952). In der Regel sind die genannten psychopathologischen Auffälligkeiten nach Absetzen der Glucocorticoidbehandlung reversibel (Glaser, 1953; v. Zerssen u. Doerr, 1980) oder bessern sich auch bei fortgesetzter Glucocorticoidtherapie unter der herkömmlichen Behandlung mit Psychopharmaka und/oder Elektrokrampf-Therapie (v. Zerssen u. Doerr, 1980).

Literatur	Fall- zahlen insgesamt	Psychose	Verwirrt- heits- zustand	Störung der Gestimmtheit Euphorie	Depression
Clark et al. (1952)	10	3	3	3	0
Lidz (1949)	15	2	1	12	0
Glaser (1953)	11	0	8	3	0
Insgesamt	36				

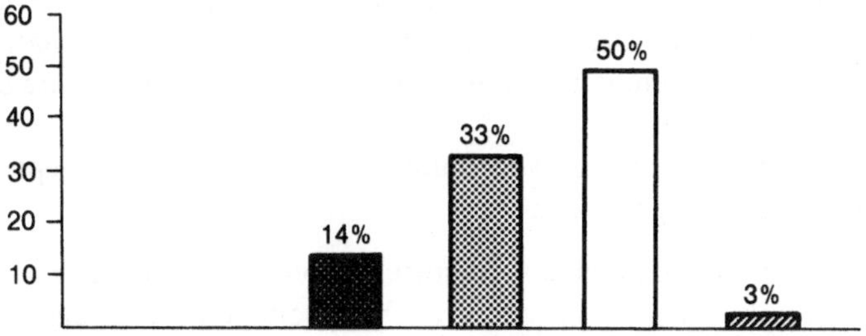

Abb. 5. Psychopathologische Auffälligkeiten unter Glucocorticoidtherapie (Whybrow u. Hurwitz, 1976)

Zusammenfassend ist festzustellen, daß endokrine Erkrankungen, die das HHNNR-System betreffen, unter experimentellen Bedingungen und mit zeitgemäßen Methoden der psychiatrischen Forschung bislang unzureichend untersucht sind. Insbesondere fehlen Verlaufsuntersuchungen mit standardisierten Beurteilungsverfahren der psychopathologischen Veränderungen. Obwohl keine zuverlässigen Zusammenhänge zwischen bestimmten hormonellen Störungen und definierten psychopathologischen Auffälligkeiten festgestellt werden konnten, scheint die Art der hormonellen Störung (Hypo- oder Hypercortizismus), der Gradient der hormonellen Veränderung (Anstieg oder Abfall der Hormonspiegel), der Zeitfaktor (kurzfristige Corticosteroidbehandlung oder corticosteroidproduzierendes Adenom) und die absolute Höhe der Hormonspiegel für die Art der psychopathologischen Auffälligkeiten bedeutsam zu sein. Ebenso führen alle Endokrinopathien mit zunehmender Ausprägung der Erkrankung letztendlich zu Bewußtseinstrübungen im Sinne einer gemeinsamen psychopathologischen Endstrecke.

1.3 Bedeutung der Hypothalamus-Hypophysen-Nebennierenrinden-Achse bei depressiven Erkrankungen

Die HHNNR-Achse ist das von allen endokrinen Funktionssystemen am umfangreichsten untersuchte. Insbesondere bei affektiven Erkrankungen stand die HHNNR im Mittelpunkt von zahlreichen endokrinologischen Fragestellungen. Während man sich zu Beginn der psychoendokrinologischen Forschung darauf beschränkte, Basalwerte von verschiedenen Hormonen im Plasma und Urin zu messen, wird in neuerer Zeit differenzierteren Untersuchungsmethoden der Vorzug gegeben. Dabei versucht man, Kenntnisse über die Dynamik der HHNNR zu gewinnen. Als geeignete Untersuchungsmethoden erwiesen sich die Bestimmungen von circadianen Hormonrhythmen, Stimulations- und Suppressionsprüfungen sowie die Untersuchung von hormonellen Antworten auf Medikamente mit bekannten psychotropen Wirkungen.

Diese Untersuchungstechniken sind prinzipiell sowohl bei bekannten, somatisch definierten endokrinen Erkrankungen wie auch bei psychiatrischen Erkrankungen angewandt worden, deren somatische Ursache oder Korrelate bislang zwar vermutet, aber noch nicht erhellt sind.

Folgende Ergebnisse von Studien über HHNNR bei depressiven Erkrankungen sind weitgehend gesichert:

1. Die ACTH-abhängige Cortisolsekretion ist bei vielen Patienten mit depressiven Erkrankungen erhöht und erreicht in seltenen Fällen eine Konzentration, wie sie bei Patienten mit klinisch manifesten Symptomen des Morbus Cushing gefunden wird (Carroll, 1982 a; Sachar et al., 1970).

2. Die erhöhten Cortisolkonzentrationen werden im Plasma, im Urin und im Liquor von depressiven Patienten gefunden; sie normalisieren sich mit der klinischen Besserung der Depression (Carroll, 1978; Doerr, 1982; Berger u. Klein, 1984).

3. Bei depressiven Patienten ist nicht nur der Cortisolspiegel erhöht, sondern auch die Tagesrhythmik abnorm; die übliche Abnahme der Cortisolsekretion zur Nachtzeit fehlt bei Depressiven, woraus insgesamt eine Abflachung des Cortisol-24-Stunden-Profils resultiert (Krieger et al., 1971; Sachar, 1975).

4. Funktionstests der HHNNR z. B. durch Stimulation mit Methylamphetamin ergaben bei Depressiven häufig eine verminderte Cortisolantwort (Checkley, 1979) und z. B. nach Gabe von Dexamethason bei einem Teil der Patienten eine ungenügende Suppression von Cortisol (Carroll et al., 1981; Klein, 1984; Berger u. Klein, 1984).

Aus diesen hier nur summarisch aufgeführten Befunden wurde abgeleitet, daß bei depressiven Erkrankungen eine Störung der hypothalamisch-hypophysären Regulation vorliegt (Carroll, 1978). Diese Hypothese scheint dadurch gestützt, daß bei depressiven Patienten auch für andere hypothalamisch gesteuerte Hormonsysteme, nämlich für die Wachstumsregulation (Laakmann, 1980), für die Luteinisierungshormonregulation (Sachar et al., 1972) und die TSH-Regulation (Loosen et al., 1976), Störungen gefunden wurden.

1.4 Zielsetzung der vorliegenden Studien

Die vorausgehende kurze Darstellung einiger wesentlicher endokriner Befunde bei depressiven Erkrankungen ist die Grundlage für eine Reihe von Hypothesen, die in den nachstehenden Studien überprüft werden sollten:

1. Die Cortisolsekretion wird nach nächtlicher oraler Gabe von etwa 1 mg Dexamethason bei Gesunden bis zum Nachmittag des nachfolgenden Tages auf einen defi-

nierten Wert, der in der Regel mit < 5 oder < 6 μg/dl Cortisol angegeben wird, unterdrückt. Bei der Gruppe der endogenen Depressionen – wird diese Suppression nach Dexamethasongabe nicht erreicht. Die Nichtsupprimierbarkeit von Cortisol wurde deshalb als „biologischer Marker" dieser diagnostischen Kategorie angesehen, wobei stets implizit von einer nicht näher definierten Zustandsabhängigkeit dieser biologischen Variablen ausgegangen wurde.

Wir versuchten deshalb nach standardisierten diagnostischen Kriterien depressive Patienten bestimmten nosologischen Kategorien zuzuordnen und überprüften die Übereinstimmung der so gewonnenen Patientengruppen mit dem endokrinen Prüfkriterium Suppression oder Nonsuppression. Das Ziel war, zu klären, inwieweit der Dexamethasonsuppressionstest (DST) ein geeignetes diagnostisches Hilfsmittel bei der Differentialdiagnostik von depressiven Erkrankungen sein kann.

2. Weiteren Hypothesen entsprechend wurde der DST – unter dem Aspekt einer nosologisch unabhängigen Variablen – als prognostisches Kriterium für das therapeutische Ansprechen auf Elektrokrampftherapie, auf bestimmte Antidepressiva, auf Schlafentzugsbehandlung und auch für die Einschätzung des Rezidivrisikos überprüft. In unserer Untersuchung wurden deshalb die Verläufe von depressiven Erkrankungen, das therapeutische Ansprechen auf verschiedene Behandlungsmethoden einschließlich Elektrokrampf und die Endzustände bei Krankenhausentlassung mit den jeweiligen DST-Befunden in Beziehung gesetzt. Ziel war es, die klinischen Bedeutungen des DST als Therapieindikator, Verlaufskriterium und prognostisches Kriterium zu evaluieren.

3. DST-Befunde wurden stets als zustandsabhängige Variablen angenommen, wobei abnorme Befunde vor Erkrankungsbeginn bei phänomenologisch Gesunden oder bei Patienten, die von ihren depressiven Erkrankungen genesen sind, nicht mehr nachweisbar sind. Da ein psychopathologischer Zustand nicht nur qualitativ sondern auch als Größenordnung quantitativ erfaßt werden kann, wurden die von uns in die Untersuchung einbezogenen Patienten durch ein umfangreiches Repertoire von psychopathologischen Fremd- und Selbstbeurteilungsskalen psychometrisch eingeschätzt. Die Beziehung dieser Befunde zu den DST-Ergebnissen wurde untersucht. Ziel war zu klären, ob der DST als biologische Zustandsvariable geeignet ist, den Schweregrad von depressiven Erkrankungen zu objektivieren.

4. Die gesteigerte HHNNR-Aktivität und die damit in Zusammenhang stehenden abnormen DST-Befunde werden als Ausdruck einer limbisch-hypothalamischen Funktionsstörung aufgefaßt, die für bestimmte nosologische Gruppen aus dem Formenkreis der endogenen Depression spezifisch sein sollen. In der vorliegenden Arbeit wurden deshalb Variablen, die einerseits charakteristisch sind für die Typologie der endogenen Depression, und solche, die bei vielen Depressionsformen oder darüberhinaus auch bei nicht depressiven psychiatrischen Erkrankungen vorkommen, getrennt erfaßt und auf mögliche Zusammenhänge mit DST-Befunden geprüft. Die Spezifität der endokrinologischen Untersuchungsmethoden wurde dadurch kontrolliert, daß gesunde Versuchspersonen in die Studien einbezogen wurden. Ebenso wurde versucht, im Rahmen der Untersuchungen die konvenierenden Faktoren zu kontrollieren, die nicht unmittelbar mit dem Erkrankungsgeschehen zu tun haben, sondern mittelbar den Cortisol-Stoffwechsel beeinflussen können wie

Behandlungsart, Zeitpunkt der stationären Aufnahme, Gewichtsänderung oder auch willkürlicher und unwillkürlicher Schlafentzug.
Ziel war es, potentielle unspezifische Störfaktoren, die die DST-Ergebnisse beeinflussen können, zu erfassen.

2 Methodik

2.1 Bestimmungsmethoden von Cortisol

Im Blut ist Cortisol zum größten Teil an ein α-Globulin, das Transcortin, gebunden. Als physiologisch wirksam wird die kleine Fraktion des freien Cortisols betrachtet.

Zahlreiche Methoden zur Cortisolbestimmung wurden entwickelt, u. a. colorimetrische Methoden (Silber u. Porter, 1954), fluorimetrische Methoden (Mattingly, 1962), Doppelisotopenauftrennung (Kliman, 1968) und schließlich die kompetitive Proteinbindungsmethode (Murphy, 1967; Farmer u. Pierce, 1974). In der Mehrzahl der bislang publizierten Arbeiten sowie in unseren eigenen Studien wurde die RIA-Methode eingesetzt. Sowohl die kompetitive Proteinbindungsmethode (CPB) sowie die RIA-Methode haben Vor- und Nachteile. Bei der CPB-Methode ist es vorteilhaft, daß auch eine kleinere Anzahl von Proben rasch und ökonomisch bestimmt werden kann. Andererseits stört die mangelhafte Spezifität; denn Cortisol muß bei der CPB-Methode das in den Proben jeweils überwiegende Steroid sein, um valide Meßbedingungen zu gewährleisten (Farmer u. Pierce, 1974).

Einige synthetische Corticosteroide wie das Prednisolon und auch andere Steroidfraktionen haben hohe Affinität zu kompetitiv bindenden Proteinen, so daß daraus bei Patienten unter Glucocorticoidtherapie verfälschte Cortisolbestimmungen resultieren können (Ruder et al., 1972; Jiang et al., 1975).

Dagegen ist die RIA-Methode erheblich spezifischer und auch empfindlicher (Farmer u. Pierce, 1974). Die von den verschiedenen Herstellern angegebenen RIA-Kits variieren allerdings bezüglich der Standardisierung und können deshalb zu einer Über- oder Unterschätzung des tatsächlichen Plasmacortisols beitragen (Fang et al., 1982; Wood et al., 1983). Das Prinzip des RIA beruht auf einer gegenseitigen kompetitiven Verdrängung von radioaktiv markierten und von nicht markierten Antigenen am Rezeptor von spezifischen Antikörpern (Berson u. Yalow, 1968).

Von uns wurde der J-125 Cortisol Premix RIA von Biosigma (Diagnostic Products Corporation, CA 90045, USA) verwendet. Da Cortisol in typischen Tagesrhythmen sezerniert wird mit einem morgendlichen Gipfel etwa um 8.00 bis 9.00 Uhr und einem nächtlichen Tief um ca. 24.00 Uhr, werden üblicherweise mindestens zwei Normalbereiche angegeben. Die Normwerte nach der RIA-Biosigma-Methode liegen vormittags im Bereich von 3,5–18 μg/dl (Farmer u. Pierce, 1974). Umfangreiche Untersuchungen des Herstellers zur Bestätigung der Reproduzierbarkeit und Genauigkeit des Biosigma-RIA-Kits führten zu folgenden Ergebnissen: Die Abweichungen von Bestimmungen mit ein und demselben Kit betragen je nach Meßbereich zwischen 2,4 bis 4,7 % („within-run precision"). Wenn verschiedene Kits benutzt wurden, betrugen die Abweichungen von Probe zu Probe je nach Meßbereich 7,6 bis 12,2 % („run-to-run precision"). Gegenüber Hämolyse, Hyperbilirubinämie und Proteineffekten erwies sich der Biosigma-RIA-Kit als vergleichsweise unempfindlich. Die Kreuzreaktivität von 11-Desoxycortisol lag unter 3,6 %, mit Corticosteron, Cortison, Prednison, Aldosteron, Progesteron unter 1,0 %, die mit Dexamethason, Östron, Östradiol, Östriol, Methotrexat, Pregnanediol, Pregnenolon, Spironolacton unter 0,01 %. Erhebliche Kreuzreaktionen allerdings ergeben sich mit dem Prednisonmetaboliten Prednisolon, nämlich in Höhe von 29 %; ebenso scheinen Contraceptiva Cortisolwerte beträchtlich steigern zu können. Andererseits ist bekannt, daß es bei Schwangerschaften und unter Östrogenbehandlungen zu Verschiebungen der Transcortinmenge kommt, so daß sich bei der Bestimmung des Gesamtcortisols unter Umständen ein unzutreffendes Bild von dem biologisch aktiven, nicht eiweißgebundenen Cortisol ergibt (Schmidt u. Möllmann, 1983). Serum- und heparinisierte Plasmaproben desselben Patienten erbringen gleiche Meßergebnisse (Foster u. Dunn, 1974).

Die Problematik der Interpretation der Testergebnisse unterschiedlicher Laboratorien bei Anwendung unterschiedlicher Cortisolbestimmungsmethoden wurde in den letzten Jahren vielfach diskutiert (Crapo, 1979; Meltzer u. Fang, 1983). Im Rahmen von Qualitätskontrollstudien des ,,College of American Pathologists", an denen über 500 Laboratorien teilnahmen, konnte bei Anwendung von einer Bestimmungsmethode eine befriedigende Übereinstimmung der Ergebnisse ereicht werden; im Meßbereich bis 12 μg/dl fand sich lediglich eine Standardabweichung von ± 0,8 μg/dl und das 95 %-Konfidenzintervall reichte von 9,9–13,2 μg/dl. Dagegen fielen andere vergleichende Studien mit unterschiedlichen Bestimmungsmethoden verschiedener Labors deutlich ungünstiger aus; wie eine von Wellcome-Reagenz Ltd. an 779 Labors durchgeführte Untersuchung zeigte, betrug die Standardabweichung im Meßbereich bis 12 μg/dl ± 2,5 μg/dl und das 95 %-Konfidenzintervall reichte von 7,2–16,9 μg/dl (Meltzer u. Fang, 1983). Noch schlechter fielen die Ergebnisse einer Multicenterstudie von 49 deutschen Laboratorien aus, die überwiegend die RIA- und CPBA-Methode benutzten: Bei einer Standardprobe von 10 μg/dl reichten die 95 %-Konfidenzgrenzen von 4,2–27,6 μg/dl (Wood et al., 1980). Die in dieser Studie deutlich werdende Problematik ist bei biologisch-psychiatrischen Untersuchungen noch akzentuierter, da die Postdexamethason-Cortisol-Plasmawerte meist unter 10 μg/dl und damit im unteren kritischen Meßbereich liegen.

2.2 Diagnostische Methoden zur Untersuchung der Hypothalamus-Hypophysen-Nebennierenrinden-Achse (HHNNR)

Die Bestimmung von einzelnen Hormonbasalwerten erbringt in der Regel wenig diagnostische Informationen. Die Gründe hierfür liegen in der tageszeitlichen Rhythmik der Cortisolsekretion, auf die sich zusätzlich kurzzeitige Sekretionsimpulse aufsetzen; durch geringe zeitliche Abweichung der Blutabnahmen oder der Tagesrhythmik können sich dadurch erheblich unterschiedliche Hormonwerte ergeben, deren Interpretation als Einzelwerte schwierig ist. Andererseits ist die pulsative Sekretion in den Morgenstunden relativ gering ausgeprägt, so daß nur selten scheinbar pathologische Werte gemessen werden. Zur Prüfung der dynamischen Integrität der HHNNR wurden deshalb mehrere Untersuchungsstrategien entwickelt, die für diagnostische Zwecke miteinander kombiniert werden; sie sind in Tabelle 2 dargestellt.

Tabelle 2. Klinische Untersuchungsmethoden der HHNNR-Achse

Untersuchungsparameter	Methoden
Basalwerte	– Cortisol im Serum – Freies Cortisol im Urin – ACTH im Serum
Circadianer Rhythmus	– mehrfache Bestimmung in definierten Zeitintervallen über 24 h hinweg
Regulationsmechanismen	– Hemmung der Cortisolsekretion mit Dexamethason – Hemmung der ACTH-Sekretion mit Dexamethason – Stimulation der Cortisolsekretion mit Synacthen – Stimulation der ACTH-Sekretion z. B. durch Hypoglykämie oder CRF – Stimulation der ACTH-Sekretion durch Lysin- Vasopressin
Cortisolmetabolisierung	– Bestimmung der Halbwertzeit von Cortisol – Hemmung der Cortisolsynthese mit Metopiron

2.2.1 Der Dexamethasonsuppressionstest (DST)

Liddle beobachtete 1960 erstmals, daß bei 6stündlicher Gabe von 0,5 mg Dexamethason nach insgesamt 8 Dosen eine deutliche Erniedrigung des im Harn ausgeschiedenen Cortisols resultierte. Diese Suppression der basalen Exkretion war jedoch nur bei Gesunden, nicht bei Patienten mit hypophysärem Hypercortizismus zu beobachten. Der Test – so wurde gefolgert – kann somit dazu beitragen, zwischen ACTH-abhängiger und autonomer Steroidsekretion der NNR zu unterscheiden, d. h. also z. B. zwischen NNR-Hyperplasie und NNR-Tumor (Liddle, 1960).

Weitere DST-Variationen, die das Testverfahren wesentlich vereinfachten und Plasmacortisol in die Bestimmung mit einschlossen, wurden von Stokes (1966), von Butler u. Besser (1968) und von Carroll et al. (1968) entwickelt.

Bei internistischen Fragestellungen wird als Screening-Methode zur Abklärung eines Cushing-Syndroms um 8.00 Uhr eine Blutabnahme zur Bestimmung der basalen Cortisolwerte vorgenommen. Um 22.00 Uhr oder 23.00 Uhr werden 2 mg Dexamethason oral verabreicht. Am darauffolgenden Tag wird um 8.00 Uhr eine weitere Blutabnahme zur Bestimmung des Postdexamethasoncortisols durchgeführt. Während bei Cushing-Patienten kein oder nur ein geringer Anteil des Plasmacortisols festzustellen ist, sinkt die Cortisolkonzentration bei gesunden Individuen auf etwa die Hälfte ab (Müller, 1978).

2.2.1.1 Der Suppressionstest mit höherer Dosierung von Dexamethason

Bei klinischen Fragestellungen zur Differentialdiagnostik einer hypothalamisch-hypophysären NNR-Hyperplasie einerseits und einem NNR-Tumor andererseits kann der Dexamethasonhemmtest mit hoher Dosierung hilfreich sein. Über einen Zeitraum von 48 h hinweg werden 6stündlich jeweils 2 mg Dexamethason oral verabreicht. Um 8.00 Uhr wird jeweils vor der ersten Dosierung und nach der letzten Dosierung eine

Blutprobe zur Bestimmung des Plasmacortisols entnommen. Bei paraneoplastisch-ektopischer ACTH-Produktion und bei NNR-Tumoren zeigen sich, wenn überhaupt, nur geringfügige Änderungen des Plasmacortisolspiegels. Bei Cushing-Syndromen, die mit einer hypothalamisch-hypophysär bedingten NNR-Hyperplasie einhergehen, wird durch Dexamethason die ACTH-Sekretion supprimiert und das Plasmacortisol fällt im Vergleich zum Ausgangswert um mehr als 50 % ab (Müller, 1978).

2.2.1.2 Der Suppressionstest mit niedriger Dosierung von Dexamethason

Diese Testvariante wird üblicherweise angewandt, um Cushing-Syndrome von anderen, unspezifischen Funktionsstörungen der HHNNR zu unterscheiden, wie sie beim kongenitalen adrenogenitalen Syndrom, bei Streß, bei Übergewicht und anderen Störungen zu beobachten sind. Für diese Untersuchung werden bei einer morgendlichen Blutabnahme um 8.00 Uhr 6stündlich, ebenfalls über 48 h hinweg, jeweils 0,5 mg Dexamethason oral verabreicht. Am Morgen des 3. Tages erfolgt eine weitere Blutabnahme zur Bestimmung des Plasmacortisols. Während beim Cushing-Syndrom nur eine ungenügende oder fehlende Cortisolsuppression beobachtet wird, resultiert bei einer andersartigen Funktionsstörung im oben genannten Sinne eine 50 %ige Suppression des Cortisolspiegels in der Regel auf eine Höhe von unter 1 μg/dl.

In den Studien, bei denen der DST an psychiatrischen Patienten durchgeführt wurde, kam meist folgende Test-Variante zur Anwendung:

Der Cortisolbasalwert wurde aus einer um 16.00 Uhr abgenommenen Blutprobe bestimmt. Dexamethason – meist 1 mg – wurde jeweils oral um 23.00 Uhr verabreicht. Der Postdexamethasoncortisolwert wurde aus einer um 16.00 Uhr am nachfolgenden Tage abgenommenen Blutprobe bestimmt. Postdexamethasoncortisolkonzentrationen unter 5 μg/dl oder unter 6 μg/dl wurden üblicherweise als nicht ausreichend supprimiert definiert („nonsuppression").

Der bei allen Testvarianten gewählten nächtlichen Gabe von Dexamethason liegt die von Liddle (1960) erstmals berichtete und mittlerweile vielfach bestätigte Erfahrung zugrunde, daß die Hemmung der endogenen Cortisolsekretion bei abendlicher oder nächtlicher Verabreichung von Dexamethason wesentlich ausgeprägter ist als bei einer morgendlichen Verabreichung. Diese Gegebenheit wird in umgekehrter Weise auch insofern genutzt, als Glucocorticoide, die aus therapeutischen Gründen appliziert werden, in der Regel in 48stündigen Abständen und jeweils morgens gegeben werden; dies führt nur zu einer geringfügigen Beeinträchtigung der physiologischen circadianen Rhythmik (Kley, 1983).

Die durch Dexamethason ausgelöste Suppression der endogenen Glucocorticoidsekretion ist der am häufigst untersuchteste Mechanismus der HHNNR-Regulation. Allerdings konnte bislang noch nicht geklärt werden, ob über die durch Dexamethason bewirkte ACTH-Suppression hinaus auch direkte hypothalamische und direkte NNR-Hemm-Mechanismen von Bedeutung sind (Abb. 6). Die Halbwertzeit von Dexamethason wurde nach oraler Gabe von 1,0 und 4,0 mg mit 4,5 bis 5 h bestimmt (Haack, 1983).

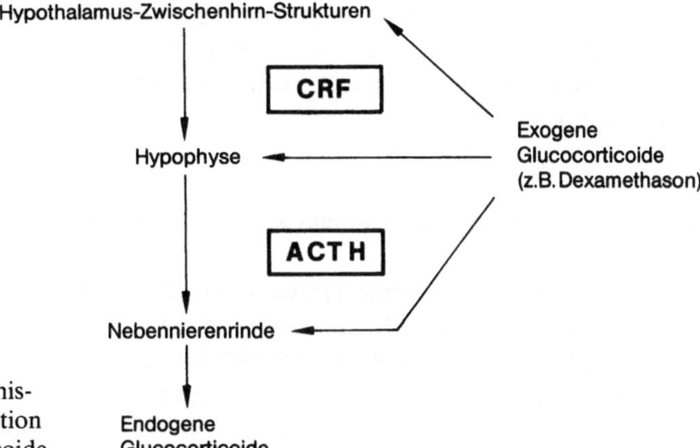

Abb. 6. Vermutete Mechanismen der Feedback-Regulation durch exogene Glucocorticoide

2.2.1.3 Der Dexamethasonprolactintest (DPT)

Unter im übrigen gleichen äußeren Testbedingungen wie beim DST wurden in einigen Studien vor und nach Dexamethason – gleichzeitig mit Cortisol – auch Prolaktinplasmawerte abgenommen. Die Messungen wurden radioimmunologisch mit J = 125 Prolaktin (RIA) der Firma Biosigma (Diagnostik Products Corporation, CA 90045, USA) durchgeführt.

2.2.2 Der Thyreotropin-Releasing-Hormonstimulationstest (TRH-TSH-Test)

TRH ist ein Oligopeptid (Burgus et al., 1969), das sowohl in hypothalamischen Zentren wie auch im übrigen ZNS nachgewiesen wurde (Jackson u. Reichlin, 1977) und über den Transport im Portalvenensystem u. a. die TSH-Freisetzung im Hypophysenvorderlappen steuert (Fleischer et al., 1970). Die TRH-abhängige TSH-Stimulation wird unter standardisierten Bedingungen als klinische Routineuntersuchung eingesetzt, wenn sich die differentialdiagnostische Frage nach hypothalamisch oder hypophysär bedingten Schilddrüsenfunktionsstörungen stellt (Pickardt et al., 1972). Der TRH-Test wird in folgender Weise durchgeführt: Um 8.30 Uhr wird jeweils nach einer halbstündigen Vorlaufzeit eine erste Blutabnahme beim nüchternen Patienten zur Bestimmung des TSH-Basalwertes in liegender Position durchgeführt. Anschließend wird 0,2 mg TRH (1 ml Relefact TRH 200, Hoechst AG, Frankfurt am Main) intravenös über einen Zeitraum von 30 s injiziert. Zu den Zeitpunkten – 30, 0, + 15, + 30, + 60 und + 90 min wird Blut entnommen und die TSH-Konzentration gemessen. TSH wurde in unseren Untersuchungen radioimmunologisch bestimmt (Biosigma, Diagnostic Products Corporation, CA 90045, USA).

Für die statistische Auswertung wurde einmal die rechnerisch ermittelte Fläche unter der Kurve vom Zeitpunkt 0–90 min herangezogen, sowie ein willkürlich definiertes Kriterium zur Charakterisierung einer ungenügenden TSH-Antwort auf eine TRH-Response: In Anlehnung an Loosen u. Prange (1980) wurde eine Δ-TSH-Antwort, deren Differenz zwischen Zeitpunkt 0 und 30 min kleiner war als 5 μE/ml, als „ungenügend" definiert.

2.2.3 Der Wachstumshormonstimulationstest durch Clonidin (HGH-Clonidin-Test)

Der Clonidintest gibt indirekte Hinweise auf die Ansprechbarkeit von zentralen α-noradrenergen Rezeptoren. Die zu erfassenden Variablen sind neben sedierender Wirkung und Blutdruck insbesondere das Plasma−HGH, das im wesentlichen über α-noradrenerge Mechanismen freigesetzt wird (Lal et al., 1975; Lancranjan u. Marbach, 1977). Andererseits kann die clonidininduzierte HGH-Stimulation durch die α-adrenerg blockierende Substanz Phenoxybenzamin gehemmt werden (Heidingsfelder u. Blackard, 1968; Gold et al., 1978). In einer Reihe von Untersuchungen konnte bei endogen depressiven Patienten eine im Vergleich zu gesunden Kontrollpersonen verminderte HGH-Stimulierbarkeit durch Clonidin nachgewiesen werden (Matussek, 1978; Checkley et al., 1981; Charney et al., 1982 a).

Der HGH-Conidin-Test beginnt morgens um 8.00 Uhr am wachen nüchternen Patienten mit dem Anlegen einer intravenösen Verweilkanüle. Zum Zeitpunkt 0 werden 2 μg/kg Clonidin (Catapresan, Boehringer Ingelheim) über eine Zeitspanne von 10 min in physiologischer Kochsalzlösung intravenös verabreicht. Blutabnahmen von je 10 ml in heparinisierten Röhrchen erfolgen jeweils zum Zeitpunkt − 60, − 30, 0, 15, 30, 45, 60, 75, 90, 105 und 120 min (Matussek et al., 1980). Die HGH-Bestimmung erfolgt radioimmunologisch mit dem RIA-Kit von Gis DEA (Sorin). Für die statistische Auswertung werden die rechnerisch ermittelte Fläche unter der Response-Zeit-Kurve nach Clonidin vom Zeitpunkt 0–120 min und die Stimulationsmaxima herangezogen.

Neben der HGH-Antwort wurden in einigen Untersuchungen nach Plasmacortison, Adrenalin, Noradrenalin und die Blutzuckerwerte nach Clonidingabe bestimmt.

2.3 Psychopathometrische Untersuchungsmethoden

2.3.1 Nosologische Untersuchungskriterien

2.3.1.1 Die Forschungs-Diagnose-Kriterien (RDC)

In den letzten Jahrzehnten wurden zahlreiche Anstrengungen unternommen, psychiatrische Erkrankungen zu klassifizieren und diagnostische Vorgehensweisen zu standardisieren. Während zunächst nur deskriptive Richtlinien zur Verfügung standen, wie sie in der ICD (8. und 9. Revision) oder durch das DSM-II vorgegeben sind, wurden Mitte der siebziger Jahre von Spitzer et al. (1982) die Research-Diagnostic-Criteria (RDC) geschaffen. Diese kürzlich ins Deutsche übertragenen Diagnosekriterien (Klein, 1982)

– sie sind eine Weiterentwicklung der Feighnerschen-Kriterien – definieren für eine Auswahl von psychiatrischen Erkrankungen detailliert ausformulierte Kriterien. In einer dreistufigen Skalierung wird die ,,gegenwärtige Erkrankung" jeweils als ,,vorhanden", als ,,wahrscheinlich vorhanden" und als ,,sicher vorhanden" eingeschätzt. Ferner wird jeweils die Dauer der gegenwärtigen Erkrankung, das Alter bei Ersterkrankung und das Auftreten früherer Krankheitsepisoden beurteilt. Das RDC ist dem DSM-III (Diagnostic und Statistical Manual of Mental Disorders; 1980) sehr ähnlich, das später von der gleichen Autorengruppe als neuentwickeltes, offizielles Diagnoseglossar der American Psychiatric Association geschaffen wurde.

2.3.1.2 Die internationale Klassifikation der Krankheiten (ICD)

Die ICD, jetzt in ihrer 9. Revision vorliegend, wurde von der Weltgesundheitsorganisation (WHO) entwickelt und wird seither als diagnostische Richtlinie in vielen Ländern angewandt. Ein deutschsprachiges Glossar (5. Revision) – einschließlich Diagnoseschlüssel – liegt vor (Degkwitz et al., 1980). In die ICD sind vorwiegend deskriptive Kriterien aufgenommen, die sorgfältige Beobachtungen notwendig machen. Kompromisse und Ungereimtheiten werden im Vorwort von Sir Aubrey Lewis mit der großen Zahl von Mitarbeitern und Beratern in Verbindung gebracht, die sich trotz ihrer unterschiedlichen Hintergründe und Auffassungen schließlich einigten. Während die vorliegenden Studien durchgeführt wurden, wurde an der Münchner Universität die diagnostische Dokumentation von der 8. Revision der ICD auf die 9. umgestellt. Die inhaltlichen Änderungen der beiden Revisionen sind gering. Bei der Darstellung der Befunde wird im methodischen Vorspann der einzelnen Kapitel auf die jeweils zu Grunde liegende Revision hingewiesen.

2.3.1.3 Die Newcastle-Skala

Diese Skala wurde 1965 von Carney und Mitarbeitern für eine Studie geschaffen, die Prognosekriterien für das therapeutische Ansprechen depressiver Patienten auf Elektrokrampf erbringen sollte. Später wurde von Benützern dieser Skala festgestellt, daß sie zwischen schwer depressiven und mehr neurotischen Patienten (Post, 1970) sowie zwischen psychotisch-depressiven und neurotisch-depressiven Patienten (Naylor et al., 1971) unterscheidet.

Die Newcastle-Skala enthält 8 positiv und 2 negativ gewichtete Variablen, die zu einem Summenscore zusammengefaßt werden. Depressive Patienten mit einem Summenscore von 6 oder höher werden als ,,endogen depressiv" und solche mit einem Score von 5 oder darunter als ,,neurotisch depressiv" klassifiziert. Obwohl die Newcastle-Skala als Argument für die kategorielle Trennung von neurotischer und endogener Depression gelegentlich angeführt wird, neigen die Autoren dieser Skala der Hypothese zu, daß die neurotische Depression dimensional und die endogene Depression kategoriell zu interpretieren sei (Carney u. Sheffield, 1972). Von Gurney (1971) wurde eine modifizierte Form der Newcastle-Skala zur Trennung endogener und reaktiver Depression vorgeschlagen. In neuerer Zeit wurde versucht, die WHO-Depressionsskala an die Newcastle-Skala zu adaptieren (Bech et al., 1980).

2.3.2 Standardisierte Verfahren zur psychiatrischen Befunderhebung

2.3.2.1 Die „Present State Examination" (PSE)

Die PSE (Wing et al., 1973) ist ein von v. Cranach (1978) ins Deutsche übertragenes Verfahren zur Erhebung des psychopathologischen Befundes. In der deutschen Version ist es durch Kodierungen für die Lochkartenübertragung vorbereitet. Im Glossar wird betont, daß die ausformulierten, detaillierten Fragen von den Untersuchern auch in dieser Weise gestellt werden sollen, aber weitergehende, nicht vorgegebene Fragen zusätzlich erlaubt sind. Die einzelnen Fragen sind in 4 Sektionen gegliedert, wobei eine Sektion neurotische Symptome, eine weitere psychotische Symptome, eine die Bewußtseinslage und Krankheitseinsicht und eine letzte schließlich Verhalten, Affekt und Sprache während der Exploration erfaßt.

2.3.2.2 Das „Schedule for a Standardized Assessment of Patients with Depressive Disorders" (SADD)

Dieses standardisierte Erhebungsverfahren, das in einer deutschen Version bislang nicht vorliegt, wurde von der WHO für die Befunddokumentation depressiver Patienten geschaffen. Die Erhebung ist in 4 Sektionen gegliedert; Sektion 1 erfaßt die persönlichen Daten, die für die Identifizierung des Patienten notwendig sind, Sektion 2 erfaßt die psychopathologischen Auffälligkeiten, die auf einer 2- bis 3-stufigen Skala gewichtet werden können. Die 3. Sektion dokumentiert die für die gegenwärtige Erkrankung erfolgende Behandlung und die 4. Sektion schließlich befaßt sich mit der diagnostischen Zuordnung der Erkrankung. Die Benützer werden in einführenden Bemerkungen aufgefordert, alle ihnen zur Verfügung stehenden Informationsquellen zu nutzen wie Gespräche mit Angehörigen des Patienten, Berichte des Stationspersonals, Krankengeschichten und anderes. Die SADD hat bislang international nur eine geringe Verbreitung gefunden. Ein detailliertes Glossar liegt vor.

2.3.3 Standardisierte Befunddokumentation

2.3.3.1 Fremdbeurteilungsverfahren

Folgende standardisierte Verfahren wurden in den von uns durchgeführten Studien zur Beurteilung durch den Untersucher angewandt:

AMDP (Arbeitsgemeinschaft für Methodik und Dokumentation in der Psychiatrie)

Von dieser 1965 gegründeten Arbeitsgemeinschaft wurde ein Dokumentationssystem entworfen, das Baumann u. Angst 1975 erstmals veröffentlichten. Das AMDP ist das europäische Gegenstück zum ECDEU-(Early Clinical Drug Evaluations Unit)-System; beide Systeme entstanden durch die Notwendigkeit einer empfindlichen, reliablen und validen Einschätzung psychiatrischer Erkrankungen im Zusammenhang mit der Prüfung von Psychopharmaka (Guy W., 1976). Von den derzeit uns zur Verfügung stehenden geschlossenen Dokumentationssystemen ist das AMDP das umfangreichste.

Das AMDP-System umfaßt fünf Dokumentationsbögen:

3 Dokumentationsbögen sind für die anamnestischen Erhebungen vorgesehen, ein viertes für den „psychischen Befund" und ein fünftes für den „somatischen Befund". Befunde über die Interraterreliabilität (Woggon et al., 1978) und die Validität des AMDP (Baumann et al., 1975; Bente et al., 1974) liegen vor. Für das AMP-, bislang jedoch nicht für das AMDP-System, wurden von Baumann et al. (1975) faktorenanalytisch 12 Syndrome definiert: apathisches Syndrom, halluzinatorisch-desintegratives Syndrom, Hostilitäts-Syndrom, manisches Syndrom, somatisch-depressives Syndrom, paranoides Syndrom, katatones Syndrom, gehemmt-depressives Syndrom, hypochondrisches Syndrom, psychoorganisches Syndrom, vegetatives Syndrom und neurologisches Syndrom. Da diese Syndrome nur für das AMP – und nicht für das AMDP – vorliegen, wurde in den vorliegenden Untersuchungen bevorzugt mit diesem Dokumentationssystem gearbeitet. Die Einzelitems wurden entsprechend ihrer Skalierung „nicht vorhanden", „leicht", „mittel" und „schwer ausgeprägt" mit Punkten von 0 – 3 bewertet.

HAMD („Hamilton Psychiatric Rating Scale for Depression")

Die HAMD (Hamilton, 1960) wurde als Hamilton-Depressionsskala ins Deutsche übertragen (CIPS, 1981); sie dürfte bei Studien an affektiven Erkrankungen die am häufigsten angewandte Skala überhaupt sein. Darin liegt u. a. auch ihr größter Nutzeffekt. Nach einem freien Interview schätzt der Untersucher für insgesamt 21 Symptome den Schweregrad ein, der jeweils auf einer 3 bis 5stufigen Skala abgebildet wird. Zusätzliche Informationen von Verwandten, Freunden und Pflegepersonen können bei der Beurteilung berücksichtigt werden. Zur Erhöhung der Reliabilität der Beurteilung wurde pro Interview die Einschätzung durch 2 Untersucher empfohlen. Reliabilitäts- und Validitätsuntersuchungen liegen zwar für den angloamerikanischen, nicht aber für den deutschsprachigen Raum vor (Baumann, 1976). Faktorenstrukturen wurden aus englischsprachigen Interviews ermittelt; aufgrund der bekannten Labilität faktorenanalytischer Ergebnisse (Hamilton, 1960; Hamilton, 1967) werden diese bei klinischen Studien in der Regel nicht ausgewertet.

BPRS („Brief Psychiatric Rating Scale")

Die BPRS ist eine von Overall u. Gorham (1976) entwickelte Fremdbeurteilungsskala zur raschen Beurteilung erwachsener psychiatrischer Patienten. Sie besteht aus 18 Symptomkomplexen, die der Untersucher nach einem freien Interview entsprechend ihrem Schweregrad auf einer 7stufigen Skala einschätzt. Die Auswertung ist auf Einzelsymptomebene, als Globalbeurteilung (Summenrohwert) und auf Faktorenebene möglich. Folgende Faktorenstrukturen wurden analysiert: Angst/Depression, Anergie, Denkstörungen, Aktivierung und Feindseligkeit/Mißtrauen.

IMPS („Inpatient Multidimensional Psychiatric Scale")

Diese Skala wurde von Lorr et al. (1966) erarbeitet und zur psychopathologischen Beurteilung von psychotischen und schwer erkrankten neurotischen Patienten empfohlen; vorausgesetzt wird, daß die Patienten explorierbar sind. Als Dauer des halbstrukturierten Interviews, auf dem die Beurteilung basieren sollte, werden 45 min angegeben. Auf einer 9-stufigen Skala werden insgesamt 89 Kriterien eingeschätzt.

24

GAS („Global Assessment Scale")

Die GAS (Endicott et al., 1976) ist ein Beurteilungsinstrument zur Gesamteinschätzung der psychosozialen Befindlichkeit eines Individuums während eines bestimmten Zeitraums. Die Beurteilung kann auf einer kontinuierlichen Skala, die von 1 bis 100 reicht, abgebildet werden. Der Wert 100 entspricht dabei völliger psychischer Gesundheit und der Wert 1 würde einem psychiatrischen Patienten entsprechen, der einer Intensivüberwachung bedarf. In 10-Punktestufen sind jeweils globale Beurteilungen der psychosozialen Befindlichkeit zur Orientierung für den Untersucher vorgegeben. Reliabilitäts- und Validitätsuntersuchungen liegen vor (Endicott et al., 1976). Die GAS empfiehlt sich nicht zuletzt wegen ihrer Einfachheit insbesondere für Studien mit Untersuchern, bei denen eine geringe Interraterreliabilität zu erwarten ist.

2.3.3.2 Selbstbeurteilungsverfahren

Bf-S (Befindlichkeitsskala)

Diese von v. Zerssen (1976, 1981) entwickelte Selbstbeurteilungsskala erfaßt das Ausmaß momentaner Beeinträchtigung des subjektiven Befindens. Die Skala umfaßt den gesamten Bereich normaler und pathologischer Befindlichkeitsveränderungen und erscheint für psychiatrische Patienten mit affektiven Störungen besonders geeignet. Die Bf-S' liegt in der Bf-S auch als Parallelform vor. Sie enthält insgesamt 28 Gegensatzpaare von Eigenschaftswörtern, wobei die Patienten gehalten sind, jeweils die Eigenschaft anzugeben, die „ihrem augenblicklichen Zustand eher entspricht"; falls dem Betreffenden eine Entscheidung nicht möglich ist, kann die Antwort auch „weder noch" lauten. In die statistische Auswertung gehen als Rohwerte die Skalensummenscore ein. Reliabilitäts- und Validitätsprüfungen liegen vor (v. Zerssen, 1981).

AS (Angstskala)

Bei diesem ebenfalls von v. Zerssen (1979) aus der Zungschen Skala entwickelten Selbstbeurteilungsverfahren existiert keine Parallelform. Die aus 20 Items bestehende Zungsche Skala ist in der AS auf 10 Items reduziert. Der Patient kann die Ausprägung von verschiedenen Angstempfindungen auf einer 4stufigen Skala einschätzen. Die AS dient der subjektiven Erfassung der Angst als begleitendem Befund bei Depressionen. Ebenso wie die Bf-S kann sie die Depressionseinschätzung durch Fremdbeurteilungsskalen in wesentlichen Aspekten ergänzen.

MMPI („Minnesota Multiphasic Personality Inventory")

Neben dem Rorschach-Verfahren und dem Intelligenztest ist der MMPI das in der Psychiatrie am häufigsten angewandte Testverfahren überhaupt (Hathaway, 1972). Es wurde Ende der 30er Jahre an der Universität von Minnesota (USA) entwickelt und von Engel (1977) automatisiert und auf deutsche Verhältnisse adaptiert (Engel u. Kunze, 1979).

2.4 Sensibilität, Spezifität und prädiktive Aussagekraft laborchemischer Testbefunde

In der gesamten medizinischen Diagnostik besitzen laborchemische Testuntersuchungen seit vielen Jahren eine große Bedeutung. In neuerer Zeit finden diagnostische Tests auf pharmakokinetischer, neuroendokrinologischer, neuroradiologischer und metabolischer Grundlage auch in die Psychiatrie Eingang. Insbesondere bei affektiven Erkrankungen wurde für eine Reihe von laborchemischen Befunden eine differentialdiagnostische Bedeutung diskutiert (zur Übersicht s. Beckmann u. Goodwin, 1980; Loosen et al., 1976; Laakmann u. Benkert, 1978; Carroll, 1982 b; Matussek et al., 1980). Obwohl diese Testmethoden in der klinischen Routine großes Interesse finden, wurde den biostatistischen Grundlagen, die für die Beurteilung der Testaussagen von größter Bedeutung sind, bislang wenig Aufmerksamkeit geschenkt (Baldessarini et al., 1983; Griner u. Glaser, 1982; Young, 1982).

Der diagnostische Stellenwert eines biologischen Tests wie z. B. des DST wird in der Regel durch die Begriffe Sensibilität, Spezifität und prädiktive Aussagekraft charakterisiert. Letzterer Begriff ist gleichbedeutend mit diagnostischer Zuverlässigkeit oder Konfidenz und drückt die Wahrscheinlichkeit aus, mit der ein positives (d. h. pathologisches) Testergebnis mit der klinischen Diagnose übereinstimmt (Baldessarini et al., 1983):

$$\text{Prädiktive Aussagekraft} = \frac{P \times a}{(P \times a) + [(1-P) \times (1-b)]}$$

P = Prävalenz der Index-Erkrankung
a = Sensibilität
b = Spezifität

Mit dem Begriff Sensibilität wird die tatsächliche oder erwartete Trefferquote eines positiven (d. h. pathologischen) Testergebnisses bei Patienten mit der Indexerkrankung ausgedrückt. Der Begriff Spezifität dagegen definiert die Trefferquote von negativen (d. h. normalen) Testergebnissen bei Individuen, die nicht an der Indexerkrankung leiden.

Die Bedeutung der o. a. mathematischen Formel ist bei der praktischen Anwendung der laborchemischen Tests weitreichend. Hier soll nur auf einige wenige Implikationen hingewiesen werden: Die Abhängigkeit der diagnostischen Aussagekraft von der Prävalenz, von der Spezifität und von der Sensibilität ist nicht linear, sondern annähernd exponentiell (s. Abb. 7).

Auf die Belange des DST bei der Diagnostik der endogenen Depression bezogen bedeutet dies, daß eine relativ hohe prädiktive Aussagekraft des Tests, berechnet aufgrund von Ergebnissen, die z. B. von einem selektierten Patientengut eines psychiatrischen Fachkrankenhauses gewonnen wurden (z. B. mit einer Prävalenz von 60 % endogener Depressionen), unter den Routinebedingungen eines Allgemeinkrankenhauses (z. B. mit einer Prävalenz von 0,1 % endogener Depressionen) wertlos sein kann.

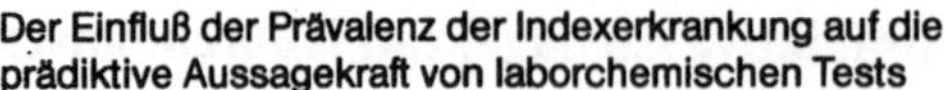

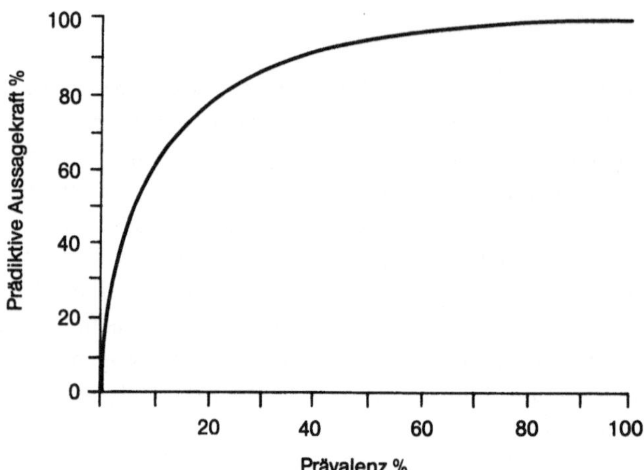

Abb. 7. Dieser Kurvenberechnung lag eine willkürlich angenommene Sensibilität von 70 % und eine Spezifität von 95 % zugrunde. (Modifiziert nach Baldessarini et al., 1983)

Die hier angeführten Einschränkungen bei der Beurteilung der diagnostischen Aussagekraft des DST sind prinzipieller Art und gelten für alle pathognostischen Testaussagen. Dabei soll auch verdeutlicht werden, daß nur Tests mit einer hohen Spezifität und Sensibilität bei einem unausgelesenen Patientengut diagnostisch hilfreich sein können.

2.5 Statistische Bearbeitung der Daten

Die hier berichteten Studien zielten methodisch auf eine möglichst geringe Selektion der Stichproben hin. In den in Kap. 4–6 dargestellten Untersuchungen war die konsekutive Patientenaufnahme in die Studie ein strikt eingehaltener Bestandteil des Studienprotokolls. Daraus resultiert eine große Streuung der Daten, wie aus den relativ hohen Standardabweichungen zu erkennen ist.

Die Homogenität der Varianzen wurde mittels F-Test überprüft; falls sich hier signifikante Unterschiede ergaben, wurden parametrische Verfahren nicht durchgeführt. Da im allgemeinen bei biochemischen Daten schiefe Verteilungen zu erwarten sind und große Standardabweichungen zudem die Annahme einer von der Normalität abweichenden Verteilung nahelegen, wurde in der vorliegenden Arbeit auf nonparametrische Verfahren, z. B. den Mann-Whitney-U-Test für unabhängige Stichproben oder den Wilcoxon-Test für abhängige Stichproben zurückgegriffen. Auf generelle Normalitätsprüfungen wurde verzichtet, da die dafür zur Verfügung stehenden Tests bei geringen Stichprobenumfängen wenig sensibel sind.

Zusammenhänge zwischen endokrinen Variablen (meist dichotomisiert) und psychopathologischen Daten wurden mit Hilfe von Korrelationsberechnungen (Pearson-Korrelationskoeffizient, punktbiserialer Korrelationskoeffizient, Spearman-Rangkorrelationskoeffizient) statistisch erfaßt. Im übrigen wurden folgende statistische Verfahren angewandt: Student-t-Test für abhängige und für unabhängige Stichproben, klassischer und modifizierter χ^2-Test für eine Vierfeldertafel, der Fisher-Exact-Probability-Test und die multifaktorielle Varianzanalyse.

2.6 Zusammenfassung

Das generelle Problem der Wissenschaft, Untersuchungsgegenstände meßbar zu machen, spielt in der Psychiatrie eine zentrale Rolle. Die Diskussion über die Reliabilität und Validität psychiatrischer Diagnostik, die mit unveränderter Intensität geführt wird, seitdem sich Psychiatrie als eigenständiges medizinisches Fachgebiet etabliert hat, kann als Beispiel für diese Problematik angeführt werden. Die bei unseren Untersuchungen angewandten standardisierten Diagnosesysteme, die im Falle der RDC von uns an deutsche Verhältnisse erstmals adaptiert wurden (vgl. Kap. 2.3.1.), bedeuten einen erheblichen Fortschritt in der psychiatrischen Diagnostik. Solche Standardisierungen sind eine unumgängliche Voraussetzung für die reliable und valide Bestimmung psychometrischer Variablen.

In rascher Folge wurden im letzten Jahrzehnt neuroendokrine Stimulations- und Suppressionstests entwickelt, denen diagnostische Bedeutung zugemessen wurde (s. 2.1. und 2.2.). Diese Hypothesen wurden meist von Befunden abgeleitet, die an einem hochselektierten Krankengut gewonnen wurden. Die Prävalenz einer Erkrankung beeinflußt jedoch erheblich die Spezifität und Sensibilität und damit die diagnostische Bedeutung eines biologischen Markers (s. 2.4.). Die daraus resultierenden Einschränkungen sind insbesondere bedeutsam, wenn biologische Marker in der Routinediagnostik eingesetzt werden sollen.

3 Postdexamethasoncortisol und Postdexamethasonprolactin bei gesunden Versuchspersonen

3.1 Literaturübersicht

Die bisherigen Untersuchungen zur dexamethasoninduzierten Hemmung der endogenen Cortisolsekretion weisen darauf hin, daß es sich hierbei nicht um ein „Alles-oder-Nichts-Geschehen" handelt, sondern um ein graduelles, kontinuierliches Phänomen.

Da die supprimierende Wirkung von Dexamethason stets – jedoch mit unterschiedlicher Ausprägung – nachweisbar ist, aber bei manchen depressiven Patienten zeitlich früher als z. B. bei nichtdepressiven nachläßt, wurde auch von einem sogenannten „early escape phenomenon" gesprochen (Carroll u. Mendels, 1976). Aus den o. g. Gründen ist es unumgänglich, daß unter standardisierten Bedingungen Grenzwerte definiert werden, die es ermöglichen, für den einzelnen Patienten DST-Ergebnisse als „normal" bzw. „negativ" zu befunden. Untersuchungen mit dieser Zielsetzung wurden an gesunden Versuchspersonen durchgeführt (s. Tabelle 3). Die Festlegung von allgemein gültigen Normgrenzen wird jedoch durch zahlreiche methodische Unterschiede in der Durchführung des DST erschwert; die in Tabelle 3 aufgeführten Arbeiten variieren nämlich in den Cortisolbestimmungsmethoden, Dexamethasonverabreichungszeiten und -dosierungen, den Blutabnahmezeiten, sowie auch in der Stichprobenziehung der freiwilligen Versuchspersonen.

Bei der Definierung von Normgrenzen pathognostischer Tests wird üblicherweise gefordert, daß der Test eine Spezifität von mindestens 95 % bei gesunden Kontrollpersonen erreicht, d. h., daß durch den Test weniger als 5 % dieser Kontrollen als „falschabnorm" oder „falschpositiv" eingeschätzt würden (Büttner et al., 1974). Während bei einigen Untersuchern die von Carroll et al. (1981) ursprünglich angegebene Spezifität erreicht wurde, fanden andere bei gesunden Versuchspersonen zwischen 11 und 15 % abnorme Testergebnisse (Amsterdam et al., 1982; Berger et al., 1984; Coppen et al., 1983). Im Durchschnitt wurden 6 % aller Testergebnisse bei einem Kollektiv von insgesamt 646 gesunden Versuchspersonen entsprechend den jeweiligen Definitionen als „abnorm" eingeschätzt. Eigene Untersuchungen (s. 9.4.) an insgesamt 46 Probanden erbrachten 7 % abnorme Testergebnisse (Klein u. Seibold, 1985).

3.2 Fragestellung

1. Normgrenzen von DST-Ergebnissen und ihre Abhängigkeit von experimentell veränderten Testbedingungen.
2. Zusammenhänge zwischen der Pharmakokinetik von Dexamethason und Postdexamethasoncortisolwerten.

Tabelle 3. DST-Ergebnisse bei gesunden Kontroll-Personen

Autoren	Dexamethason-dosis (mg)	Postdexamethason-Blutabnahme	Cortisol-Grenzwerte (μg/dl)	Probanden-zahl (gesamt)	abnormer DST	
					n	%
Amsterdam et al. (1982)	1	16.00	> 5	53	8	15
Asnis et al. (1982)	2	16.00	> 10	32	2	6
Berger et al. (1984)	10. 1.5	16.00, 23.00	≥ 5	75	9	12
Carroll et al. (1981)	1	16.00, 23.00	> 5	70	3	4
Charles et al. (1981)	1	16.00	> 5	11	0	0
Coppen et al. (1983)	1	16.00	> 5	79	9	11
Extein et al. (1982)	1	8.00, 16.00, 24.00	> 5	12	1	8
Graham et al. (1981)	2	16.00, 23.00	> 3,6	20	0	0
Klein u. Seibold et al. (1985)	1	16.00	> 6	46	3	7
Peselow et al. (1983)	1	16.00	> 5	49	2	4
Raskind et al. (1982)	1	8.00	> 6	15	0	0
Schatzberg et al. (1983)	1	16.00	> 5	31	1	3
Schlesser et al. (1980)	1	8.00	> 5	109	0	0
Tourigny-Rivard et al. (1981)	1	8.00	> 6	20	1	0.5
Winokur et al. (1982)[a]	1	16.00	> 2 x df	24	2	8
				Σ 646	Σ 41	6.4

[a] Postdexamethasoncortisolwerte oberhalb der doppelten Standardabweichung der Gesamtstichprobe gelten als nicht supprimiert.

3. Zusammenhänge zwischen Dexamethasondosis und Dexamethasonplasmaspiegel.
4. Übereinstimmung von DST-Ergebnissen an gesunden Probanden bei multizentrischer Cortisolbestimmung.
5. Wirkung von Dexamethason auf die basale Prolactinsekretion bei gesunden Probanden.

3.3 Methodik

Aufnahmekriterien: An gesunden Probanden beiderlei Geschlechts wurde den oben gestellten Fragen nachgegangen. Versuchspersonen mit einer relevanten körperlichen oder psychiatrischen Erkrankung waren von der Studie ausgeschlossen; ebenso solche, die unter einer wie auch immer gearteten Medikation einschließlich Anticonceptiva standen. Bei allen Probanden wurde zum Ausschluß von psychopathologischen Auffälligkeiten neben einem ärztlich-psychiatrischen Interview der MMPI erhoben s. 2.3.3.2.). Weitere Einschränkungen bestanden bei der Stichprobenziehung nicht.

Endokrinologische Befunderhebung: Entsprechend den unter 2.2.1. erläuterten Bedingungen wurde der DST durchgeführt. Die oral verabreichte Dexamethasondosis betrug bei jeder einzelnen Versuchsperson einmal 0,5, dann 1,0, 2,0 und schließlich 4,0 mg. Die Reihenfolge der unterschiedlich dosierten DST war randomisiert. Der Zeitabstand zwischen den Untersuchungen betrug mindestens 1 Woche. Blutproben für die Cortisol- und Prolactinbestimmung wurden jeweils um 16.00 Uhr am Tag 1 abgenommen; um 23.00 Uhr wurde die Dexamethasondosis verabreicht; am darauffolgenden Tag wurden um 8.00 Uhr und um 16.00 Uhr die Postdexamethasoncortisolwerte bestimmt.

Neben der unter Kap. 2.1 genannten käuflichen radioimmunologischen Cortisolbestimmungsmethode (J.125 Premix RIA von Biosigma), die im Labor der Psychiatrischen Klinik in München angewandt wird, kam eine von Haack et al. (1981) entwickelte radioimmunologische Methode zur Anwendung; mit der letztgenannten Methode wurde im Pharmakologischen Institut der Universität Heidelberg eine Doppelbestimmung der Cortisolplasmaspiegel durchgeführt. Vom gleichen Labor wurden ebenfalls mit einer radioimmunologischen Methode (Haack et al., 1981) die Dexamethasonplasmaspiegel bestimmt. Die medizintechnischen Assistenten, die in München und Heidelberg die Cortisolbestimmungen durchführten, waren bezüglich der gegenseitigen Ergebnisse „blind".

Allgemeine Befunderhebung: Von den Probanden wurden Alter, Gewicht, Geschlecht, Größe und bei weiblichen Versuchspersonen zudem auch der Zyklustag dokumentiert.

3.3.1 Stichprobe

Insgesamt wurden 20 freiwillige Versuchspersonen (9 weiblich, 11 männlich) in die Studie einbezogen. Das durchschnittliche Alter betrug 31,5 ± 11,1 Jahre; der älteste Proband war 55 und der jüngste 22 Jahre alt. Die männlichen Probanden waren mit durchschnittlich 35,6 Jahren älter als die weiblichen mit 26,3 Jahren (t = 2,16; p < 0.05).

Ebenso waren die männlichen Probanden mit 73,6 kg und 11,2 kg schwerer als die weiblichen (t = 2,7; p > 0.02), während die Körpergröße zwischen Männer und Frauen nicht unterschiedlich war.

Während bei den in München durchgeführten Bestimmungen bei Gabe von 0,5 mg Dexamethason um 16.00 Uhr des nachfolgendenTages 9 Probanden nicht ausreichend supprimiert waren, war nach den im Heidelberger Labor gewonnenen Ergebnissen nur 1 Patient zu diesem Zeitpunkt nicht ausreichend supprimiert (Postdexamethasoncortisol > 6 μg/dl).

Nach Gabe von 1 mg (Heidelberg) bzw. 2 mg (München) Dexamethason waren um 16.00 Uhr alle Postdexamethasoncortisolwerte ausreichend (< 6 μg/dl Postdexamethasoncortisol) supprimiert.

Tabelle 4. Vergleich der Ergebnisse der in zwei verschiedenen Labors (Heidelberg und München) gewonnenen Cortisolbestimmungen

Dexamethasondosis (mg)	Labor: München Nonsuppressoren (n) Postdexamethason > 6 μg/dl		Labor: Heidelberg Nonsuppressoren (n) Postdexamethason > 6 μg/dl	
	8.00	16.00	8.00	16.00
0,5	9	9	8	1
1	1	1	0	0
2	1	0	0	0
4	0	0	0	0

Auch die mittleren basalen und Postdexamethasoncortisolwerte waren nach der Heidelberger Bestimmungsmethode deutlich niedriger als im Vergleichslabor (s. Tabelle 5). Der varianzanalytische Vergleich aller Cortisolwerte von Heidelberg vs. München ergibt einen F-Wert von 39,0 (p < 0,001). Obwohl beide Labors radioimmunologische Bestimmungsmethoden verwendeten, waren die mittleren basalen Cortisolwerte in München doppelt so hoch. Bei den supprimierten Cortisolwerten waren die Unterschiede geringer und erreichten keine statistische Relevanz. Allerdings scheint im nied-

Tabelle 5. Mittelwerte und Standardabweichungen der basalen und Postdexamethasoncortisolwerte von zwei verschiedenen Labors (München vs. Heidelberg)

Dexamethasondosis (mg)	München Basales und Postdexamethasoncortisol; $\bar{x}$ u. SD, μg/dl			Heidelberg Basales und Postdexamethasoncortisol; $\bar{x}$ u. SD μg/dl		
	Basal	8.00	16.00	Basal	8.00	16.00
0,5	11,5	8,1	6,4	5,9	5,3	2,9
	± 5,6	± 7,9	± 6,3	± 3,4	± 4,9	± 2,0
1,0	8,9	1,5	1,5	4,9	1,2	1,1
	± 5,7	± 2,4	± 1,4	± 2,3	± 1,0	± 0,88
2,0	8,7	1,3	0,8	4,5	0,95	0,59
	± 4,9	± 1,8	± 0,18	± 1,9	± 0,94	± 0,46
4,0	10,1	1,0	0,9	5,1	0,98	0,63
	± 6,1	± 0,30	± 0,24	± 2,12	± 0,5	± 0,43

rigeren Cortisolbereich (etwa $< 1,0\ \mu\text{g/dl}$) auch die Grenze der Reliabilität der Bestimmungsmethoden erreicht zu sein; dafür spricht die in diesem Meßbereich fehlende Übereinstimmung der Doppelbestimmungen München vs. Heidelberg (s. Tabelle 6).

Die Regressionsanalyse der Beziehungen von Plasmacortisol einerseits zur Dexamethasonplasmakonzentration, den MMPI-Variablen und den biographischen Daten (Alter, Größe, Gewicht, Geschlecht, Menstruationszyklus) andererseits erbrachte unabhängig davon, ob die Münchner oder Heidelberger Cortisolwerte zugrundgelegt wurden, keine statistisch relevanten Beziehungen. Die basalen Cortisolwerte, die im Beginn aller 4 DST-Varianten von allen Probanden jeweils erhoben wurden, zeigten eine hohe Übereinstimmung der Laborbestimmungsmethoden von München und Heidelberg an; der kleinste Korrelationskoeffizient war $r = 0,83$ und der größte $r = 0,89$ (Pearson-Korrelation). Allerdings war die Übereinstimmung bei den Postdexamethasoncortisolwerten (s. Tabelle 6) auf den Dexamethasondosisbereich von 0,5 und 1,0 mg begrenzt, bei denen eine vollständige Suppression der basalen Cortisolsekretion noch nicht erreicht war. Die im weiteren gemachten Aussagen beziehen sich stets auf die in München erhobenen Cortisolwerte.

Tabelle 6. Die um 16.00 Uhr vor Dexamethasongabe erhobenen basalen Cortisolwerte und die 16.00 Uhr Postdexamethasoncortisolwerte, die jeweils in 2 verschiedenen Labors radioimmunologisch bestimmt wurden, wurden mittels Pearson-Korrelation auf ihre Übereinstimmung überprüft (n = 20)

Dosierung	Basales Cortisol (München) vs. Basales Cortisol (Heidelberg)		Postdexamethasoncortisol (München) vs. Postdexamethasoncortisol (Heidelberg)	
0,5 mg	r = 0.89	p < 0.001	r = 0.82	p < 0.001
1,0 mg	r = 0.82	p < 0.001	r = 0.86	p < 0.001
2,0 mg	r = 0.83	p < 0.001	r = 0.18	n. s.
4,0 mg	r = 0.87	p < 0.001	r = 0.09	n. s.

Da die männlichen Probanden – wie zu erwarten war – signifikant schwerer und älter waren, prüften wir mittels Wilcoxon-Test für unabhängige Stichproben auf geschlechtsbedingte Unterschiede der Dexamethasonplasma- und Cortisolkonzentrationen innerhalb der einzelnen Dosierungsgruppen.

Entgegen unseren Erwartungen waren die Dexamethasonplasmakonzentrationen in allen 4 Dosisbereichen sowohl um 8.00 Uhr und um 16.00 Uhr bei den männlichen Probanden höher als bei den weiblichen Probanden (Tabelle 7). Im Dosierungsbereich von 2,0 mg Dexamethason erreichen die geschlechtsabhängigen Differenzen nur die statistische Aussage einer Tendenz.

· Der Befund der geschlechtsabhängigen Differenzen der Dexamethasonplasmakonzentration wird dadurch gestützt, daß auch die Postdexamethasoncortisolwerte bei männlichen Probanden – als offensichtliche Folge der höheren Dexamethasonplasmakonzentration – signifikant niedriger waren. Diese Unterschiede erreichen nur im 0,5

Tabelle 7. Zwischen männlichen und weiblichen Probanden wurden die mittleren Dexamethason- und Postdexamethasoncortisolspiegel, die jeweils um 16.00 Uhr erhoben wurden, mittels Mann Whitney-U-Test (U) für unabhängige Stichproben verglichen

Dosierung (Dexamethason)		weibliche vs. männliche Probanden Dexamethasonplasmakonzentration (16.00 Uhr) [ng/dl]			Postdexamethasoncortisol (16.00 Uhr) [μg/dl]		
		$\bar{x}$ und SD	U	p <	$\bar{x}$ und SD	U	p <
0,5 mg	♀	27,6 ± 18,7	14.0	0.006	9,59 ± 7,2	21.0	0.03
	♂	52,8 ± 11,9			3,87 ± 4,6		
1,0 mg	♀	62,7 ± 20,3	19.0	0.02	2,25 ± 1,9	23.0	0.05
	♂	115,9 ± 51,3			0,89 ± 0,3		
2,0 mg	♀	138,4 ± 74,5	25	0.07	0,72 ± 1,7	36.0	n. s.
	♂	215,6 ± 107,1			0,83 ± 1,8		
4,0 mg	♀	144,3 ± 35,5	7.5	0.001	0,93 ± 0,3	44.0	n. s.
	♂	376,3 ± 185,7			0,83 ± 0,2		

und 1,0 mg Dosierungsbereich Signifikanz, da bei diesen Dosierungen bzw. daraus resultierenden Dexamethasonplasmakonzentrationen noch keine vollständige Suppression erreicht wurde (s. Tabelle 7). Aufgrund der geschlechtsabhängigen Unterschiede der Dexamethason- und Cortisolplasmakonzentrationen unterscheiden sich in unserer Stichprobe auch die Gruppe der Frauen und Männer bezüglich der Häufigkeit an Nonsuppressoren (s. Tabelle 8).

Die Werte der Validitätsskalen und der klinischen Skalen des MMPI lagen bei allen Probanden innerhalb der Normgrenzen.

Tabelle 8. Vergleich der Häufigkeiten von Nonsuppressoren vs. Suppressoren (d. h. >bzw.< 6 μg/dl Postdexamethasoncortisol) bei 0,5 mg Dexamethasondosierung

	8.00-Uhr-Postdexamethasoncortisolwerte		16.00-Uhr-Postdexamethasoncortisolwerte	
	Nonsuppressor	Suppressor	Nonsuppressor	Suppressor
♀	6	3	7	2
♂	3	8	2	9
	$\chi^2 = 3,1$	p < 0.1	$\chi^2 = 7,1$	p < 0.01

3.3.2 Postdexamethasoncortisolwerte:
Beziehung zu Dexamethasonplasmakonzentrationen und Dosierungen

Wie aus Tabelle 9 zu ersehen ist, besteht ein linearer Zusammenhang zwischen Dexamethasonplasmakonzentration und Cortisolsuppression. Dieser Zusammenhang ist allerdings nur im niedrigsten Dexamethasondosierungsbereich nachweisbar, da die daraus resultierenden Dexamethasonplasmakonzentrationen die Cortisolsekretion noch nicht völlig supprimieren. Diese Korrelationen weisen im Zusammenhang mit der großen interindividuellen Streuung der Dexamethasonplasmakonzentrationen darauf hin, daß auch bei Dosierungen, wie sie beim standardisierten DST üblich sind, pharmakokinetische Faktoren krankheitsunabhängig DST-Ergebnisse beeinflussen können.

Tabelle 9. Pearson-Korrelationskoeffizient; $\triangle$-Cortisol (= Postdexamethasoncortisolwert 16.00 Uhr minus basaler Cortisolwert 16.00 Uhr) vs. Dexamethasonplasmaspiegel 16.00 Uhr; getrennt nach den jeweiligen Dosierungen von Dexamethason (n = 20)

Dexamethasondosis (mg)	Labor: München		Labor: Heidelberg	
0.5 mg	r = 0.61	p < 0.01	r = −0.61	p < 0.01
1.0 mg	r = 0.27	n. s.	r = 0.21	n. s.
2.0 mg	r = 0.16	n. s.	r = −0.11	n. s.
4.0 mg	r = 0.25	n. s.	r = 0.31	n. s.

Die 4 von 0,5 – 4,0 mg ansteigenden Dexamethasondosierungsbereiche führten bei jedem Dosierungsschritt zu jeweils signifikant höheren Dexamethasonplasmakonzentrationen (Wilcoxon-Test, Z = 2,79, p < 0.01); diese Unterschiede waren sowohl für die 9 h und für die 17 h nach Dexamethasongabe bestimmten Werte nachweisbar. So waren die 16.00 Uhr Postdexamethasoncortisolwerte nach 0,5 mg signifikant niedriger (Z = 3,73; p < 0.001) als nach 1 mg Dexamethason, und die entsprechenden Cortisolwerte nach 1 mg waren signifikant niedriger als nach 2,0 mg Dexamethason (Z = 2,39; p < 0.03); aus den 2,0 und 4,0 mg Dosierungen resultierten keine sich signifikant unterscheidenden Postdexamethasoncortisolwerte, da in diesem Dosierungsbereich bereits eine weitgehende Suppression der basalen Cortisolsekretion erreicht war (Abb. 8).

Aus Abb. 8 ist erkennbar, daß trotz gleicher Dosierungen innerhalb der einzelnen DST eine erhebliche Streuung der Dexamethasonplasmakonzentration resultierte. Dies ist vermutlich die Folge der interindividuellen Unterschiede der Versuchspersonen bezüglich Gewicht, Körpergröße, Alter, Geschlecht und Metabolisierung. All diese Faktoren können somit über die Beeinflussung der Pharmakokinetik von Dexamethason prinzipiell zu falsch postiven oder falsch negativen DST-Ergebnissen bei diagnostischen Fragestellungen führen.

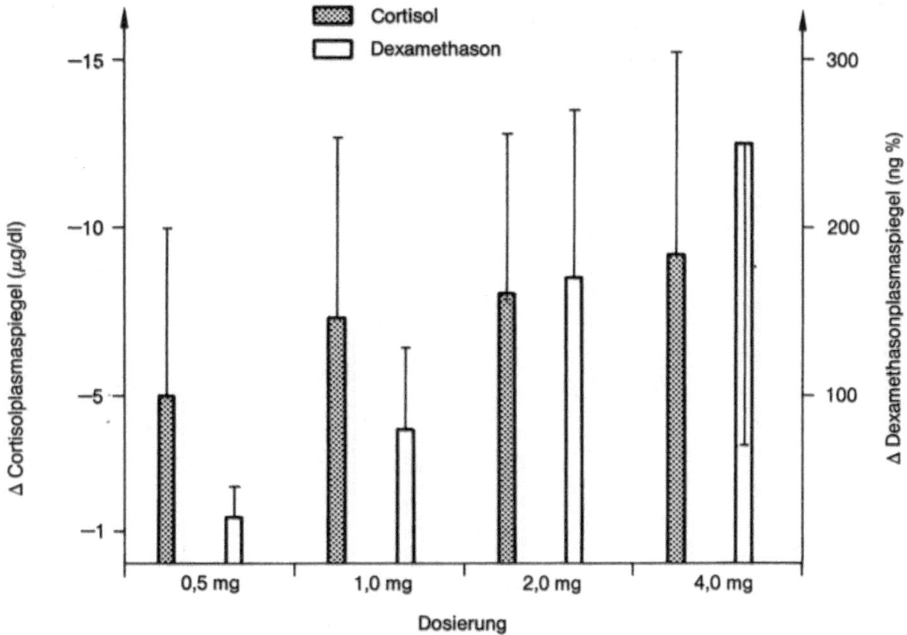

Abb. 8. Gegenüberstellung von Δ-Cortisol (Postdexamethasoncortisol minus Cortisolbasal-wert, jeweils um 16.00 Uhr) und Δ-Dexamethasonplasmaspiegel (16.00 Uhr). (n = 20)

3.3.3 Postdexamethasonprolactin:
Beziehung zu Dexamethasonplasmakonzentration und Dosierung

In Abb. 9 sind die Zusammenhänge zwischen Dexamethasonplasmakonzentration und Prolactinplasmakonzentration graphisch dargestellt. Daraus ergibt sich der Hinweis, daß die Postdexamethasonprolactinwerte mit zunehmender Dexamethasondosierung bzw. höheren Dexamethasonplasmakonzentrationen abnehmen. Allerdings weisen die Prolactinwerte eine große interindividuelle Streuung auf. Wenn allerdings die Postdexamethasonprolactinwerte nach Gabe von 0,5 mg Dexamethason denen nach 4,0 mg Dexamethason gegenübergestellt werden, so ergibt sich bei den 8.00-Uhr-Werten (Z = 3,73; p < 0.001) und bei den 16.00-Uhr-Prolactinwerten (Z = 2,67; p < 0.01) eine signifikante Abnahme (Wilcoxon-Test).

Bei einer statistischen Überprüfung mittels Pearson-Korrelation (s. Tabelle 9) ergeben sich Korrelationskoeffizienten, die eine umgekehrt lineare Beziehung zwischen Dexamethasonkonzentrationen und Prolactinwerten in allen Dosierungsbereichen anzeigen. Die prolactinsupprimierende Wirkung von Dexamethason konnte auch in einer weiteren Studie bestätigt werden (s. 4.3.).

Wie erwartet waren sowohl die basalen Prolactinwerte wie auch die Postdexamethasonprolactinwerte bei allen Dosierungen und zu allen Blutabnahmezeitpunkten bei männlichen Probanden niedriger als bei weiblichen Probanden.

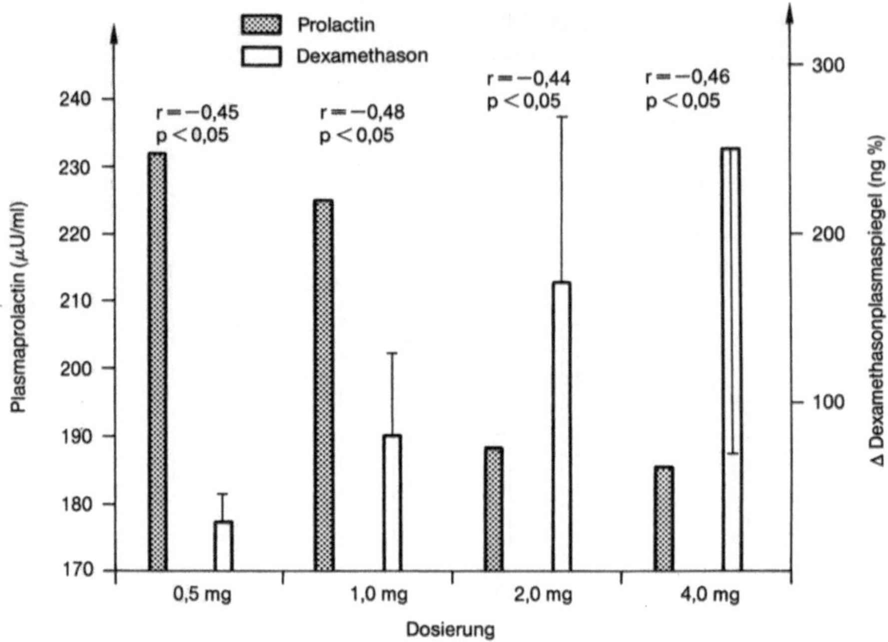

Abb. 9. Gegenüberstellung von Postdexamethasonprolactinwerten (16.00 Uhr) und $\triangle$ Dexamethasonplasmaspiegel (16.00 Uhr). (n = 20)

3.3.4 Beziehung von endokrinen Befunden zu Persönlichkeitsvariablen und Menstruationszyklus

Die Zusammenhänge zwischen Persönlichkeitsauffälligkeiten von sogenannten gesunden Versuchspersonen, wie sie mit dem MMPI (s. 2.3.3.2.) erfaßt werden können, und DST-Variablen wurden mittels einer Regressionsanalyse überprüft. Alle 10 klinischen Merkmalsausprägungen und die 3 Validitätsskalen des MMPI wurden den basalen und Postdexamethasoncortisolwerten gegenübergestellt. Wenn nur die Beziehungen, die mindestens ein Signifikanzniveau von $p < 0.01$ erreichten, in Betracht gezogen wurden, zeigte es sich, daß die Skalen, die depressive Merkmale erfaßten, am häufigsten mit den basalen und Postdexamethasoncortisolwerten korrelierten; allerdings waren diese Zusammenhänge nur im 0,5 bis 2,0 mg Dexamethasondosisbereich nachweisbar.

Überraschend war, daß alle 8.00-Uhr- und 16.00-Uhr-Postdexamethasonwerte im gesamten Dosierungsbereich von 0,5 bis 4,0 mg und zu allen 4 Untersuchungszeitpunkten einen engen Zusammenhang zu den MMPI-Merkmalen Maskulinität/Feminität erkennen ließen ($p < 0.001$); diese Skala mißt die Maskulinität bzw. Feminität, verstanden als Grad der Identifikation mit Interessen des eigenen Geschlechts. So erzielen z. B. Männer mit hyperästhetischen und femininen Interessen oder Frauen, die sich betont tatkräftig und aktiv darstellen, hohe Skalenwerte.

Zwischen weiblichem Menstruationszyklus einerseits sowie basalem und Postdexamethasoncortisol oder Prolactinwerten andererseits war regressionsanalytisch kein statistisch relevanter Zusammenhang zu erkennen.

3.4 Diskussion

Wie die in Tabelle 3 skizzierte Literaturübersicht erkennen läßt, kommt es unter den üblichen standardisierten DST-Bedingungen zu durchschnittlich 6,4 % abnormen Ergebnissen bei gesunden Versuchspersonen. In einer in 9.0. dargestellten Studie, in der die Wirkung des experimentellen Schlafentzugs bei Gesunden auf die DST-Variablen untersucht wurde, fanden wir bei den Kontroll-DST (n = 46) eine 7-%ige Rate von Nonsuppressoren (Grenzwert > 6μg/dl). Unter gleichen Testbedingungen waren in der vorliegenden Studie 5 % der gesunden Probanden nicht ausreichend supprimiert. Damit stimmen unsere Ergebnisse mit denen der Literatur gut überein (s. Tab. 3). Allerdings zeigen die in einem Heidelberger Labor durchgeführten Doppelbestimmungen, daß bei den üblichen Testbedingungen, d. h. 1 mg Dexamethasongabe um 23.00 Uhr und Blutabnahme um 16.00 Uhr des folgenden Tages ein Grenzwert von < 3,0 μg/dl hätte festgelegt werden müssen, um die Rate der Nonsuppressoren im 5 %-Bereich zu halten. Anders ausgedrückt: Bei einem üblichen Grenzwert von 6,0 μg/dl würden bei Cortisolbestimmungen nach der im Heidelberger Labor angewandten Methode viele DST als falsch negativ verkannt. Diese Ergebnisse unterstreichen die Forderung von Meltzer u. Fang (1983) sowie von Berger u. Klein (1984), daß jedes Labor anhand einer Stichprobe gesunder Probanden seine eigenen Postdexamethasoncortisolgrenzwerte ermitteln sollte.

Zu den bekannten Faktoren, die zur Varianz von DST-Ergebnissen beitragen können, fügt die hier dargestellte Untersuchung einige neue hinzu. Unter gleichen Dexamethasondosen kommt es innerhalb der 4 Dosierungsgruppen zu großen Streuungen der Dexamethasonplasmakonzentrationen. Dieser Befund ist weder durch die unterschiedlichen Körpergrößen noch durch die unterschiedlichen Körpergewichte erklärbar; zwischen diesen Variablen und den Dexamethasonplasmakonzentrationen bestehen keine regressionsanalytisch faßbaren signifikanten Beziehungen. Überraschenderweise erreichen jedoch in allen Dosierungsgruppen die männlichen Probanden wesentlich höhere Dexamethasonkonzentrationen, die auch mit einer ausgeprägteren Cortisolsuppression einhergehen. Derartige Befunde wurden bislang in der Literatur nicht berichtet bzw. Untersuchungen mit dieser Fragestellung nicht durchgeführt, da spezifische und empfindliche Methoden zur Dexamethasonbestimmung erst seit kurzem vorliegen (Haack et al., 1981; Vecsei u. Haack, 1983). In eigenen Studien, die an psychiatrischen Patienten durchgeführt wurden, ergaben sich keine geschlechtsspezifischen Unterschiede bei den basalen oder Postdexamethason-Cortisolwerten (s. 5.1.9.).

Allerdings konnte von Berger u. Klein (1984) nachgewiesen werden, daß die interindividuellen Unterschiede in der Dexamethasonkinetik auch bei depressiven Patienten zur Varianz von DST-Ergebnissen beitragen; in letztgenannter Studie wurde ebenfalls die von Haack et al. (1981) entwickelte Dexamethasonbestimmungsmethode angewandt. Es zeigte sich, daß auch bei depressiven Patienten Dexamethasonplasmakonzentrationen und Postdexamethasoncortisol eng korreliert waren (Spearman-Rangkorrelation, $r = -0.44$, $p < 0.001$), ein Zusammenhang, der sich auch für Gesunde nachweisen ließ ($r = -0.61$, $p < 0.01$, Pearson-Korrelation; s. Tab. 9). Voraussetzung für die Manifestierung solcher Beziehungen ist allerdings, daß die Dexamethasondosis in einem Bereich liegt, die nicht zu einer vollständigen Cortisolsuppression führt.

38

Diese an gesunden Versuchspersonen und an depressiven Patienten gewonnenen Befunde legen den Schluß nahe, daß geschlechtsabhängige und andere interindividuelle Differenzen der Dexamethasonresorption und -metabolisierung zumindest im 0,5 und 1,0 mg Dexamethasondosisbereich die Testergebnisse des DST entscheidend beeinflussen. Auch Meikle et al. (1975) fanden bei Patienten, die mittels DST wegen des Verdachts auf ein Cushing-Syndrom untersucht wurden, Unterschiede in den Dexamethasonplasmakonzentrationen; allerdings ist bei der von Meikle et al. (1975) angewandten Dexamethasonbestimmungsmethode nicht auszuschließen, daß auch endogene Glukocorticoide mit erfaßt wurden. In weitgehender Übereinstimmung mit den Befunden von Meikle et al. (1975) und Berger u. Klein (1984) weisen die hier dargestellten Ergebnisse darauf hin, daß bei gesunden Versuchspersonen der 8.00-Uhr-Dexamethasonplasmaspiegel etwa bei 250 ng/dl und der von 16.00 Uhr etwa bei 80 ng/dl liegen sollte, um eine zu niedrige Dexamethasonplasmakonzentration als Ursache eines abnormen DST ausschließen zu können. Im Gegensatz zu unseren Ergebnissen fanden Carroll et al. (1980) keinen Unterschied in den Dexamethasonplasmakonzentration, wenn Suppressoren und Nonsuppressoren verglichen wurden.

Ein weiterer bislang in der Literatur nicht berichteter Befund ist die durch Dexamethason induzierte dosisabhängige Suppression der basalen Prolactinsekretion. Eine indirekte Bestätigung dieser Befunde enthält ein Bericht von Meltzer et al (1982), die fanden, daß Prolactin nach Dexamethason bei DST-Nonsuppressoren und bei Gesunden erniedrigt wird. Allerdings war der Prolactinabfall nach Dexamethason bei Gesunden statistisch nicht signifikant (t = 1,4; n.s.; Student t-Test). Aufgrund der vielfältigen zentralen und peripheren Steuerungsmechanismen der Cortisolsekretion (s. 1.1.1.) und der Prolactinsekretion (s. 1.1.4) ist der gemeinsame Mechanismus für die Dexamethason induzierte Suppression von Cortisol und Prolactin schwierig interpretierbar. Die Befunde lassen jedoch an der Behauptung zweifeln, daß abnorme DST-Ergebnisse bei endogenen Depressionen spezifischer Ausdruck einer Störung in der limbisch-hypothalamischen Nebennierenrindenregulation seien; denn offensichtlich wird neben dem corticotropen Regulationssystem durch Dexamethason auch das lactotrope Regulationssystem beeinflußt. Diese Zusammenhänge legen die Annahme, daß abnorme und normale DST-Ergebnisse primärer Ausdruck einer hypophysären Regulationsstörung sind näher als die Hypothese einer limbisch-hypothalamischen Störung.

Der Zusammenhang zwischen basalen und Postdexamethasoncortisolplasmawerten einerseits und einigen klinischen Persönlichkeitsmerkmalen, wie sie im MMPI erfaßt werden, andererseits, deuten darauf hin, daß unabhängig von einer manifesten psychiatrischen Erkrankung auch diskrete Persönlichkeitsmerkmale, die unter dem Begriff „Depression" und unter dem Begriff „geschlechtliche Identifikation" subsummiert werden, neben einer Reihe von anderen Faktoren DST-Ergebnisse beeinflussen. Damit wird die vielfach belegbare Hypothese (s. 4.2.5., 5.1.7., 6.4.2., 7.4.3. und 8.4.2.) eines quantitativen Zusammenhangs zwischen psychopathologischen Merkmalen von depressiven Erkrankungen und DST-Befunden zusätzlich dadurch bestätigt, daß diese quantitativen Zusammenhänge auch innerhalb einer Stichprobe mit sogenannten gesunden Probanden bestehen.

Während für die clonidinabhängige Stimulation von HGH eine Beziehung zum Menstruationszyklus nachgewiesen werden konnte (Matussek et al., 1982; Merimee u. Fineberg, 1971; Frantz u. Rabkin, 1965), erwiesen sich die basalen und Postdexamethasoncortisol- und Prolactinwerte in unserer Stichprobe als nicht vom Menstruationszyklus abhängig.

3.5 Zusammenfassung

Aus einer Literaturübersicht von 15 verschiedenen Arbeitsgruppen, die insgesamt 646 gesunde Probanden untersuchten, ergibt sich, daß bei den üblichen standardisierten DST-Bedingungen eine Rate von 6,4 % abnormen DST-Ergebnissen resultiert. Dieser Prozentsatz stimmt mit eigenen Ergebnissen, die in einer Untersuchung 5 % (s. 3.0.) und in einer anderen 7 % (s. 9.0.) betrug, gut überein. Allerdings schwanken die Angaben in der Literatur trotz gleicher äußerer Testbedingungen zwischen 0 % (Graham et al., 1981; Raskind et al., 1982; Schlesser et al., 1980) und 15 % (Amsterdam et al., 1982). Die vorliegende Untersuchung sollte u. a. zur Klärung der Ursachen dieser Varianz von DST-Ergebnissen bei gesunden Versuchspersonen beitragen.

Die Untersuchungen zeigten, daß die Cortisolsuppression signifikant von der Dexamethasonpharmakokinetik abhängig ist. Während die erwarteten Einflußgrößen wie Körpergröße, Alter und Gewicht der Probanden statistisch nicht nachweisbar waren, erwies sich die Geschlechtszugehörigkeit für die Dexamethasonplasmakonzentration und für die daraus resultierende Cortisolsuppression als bedeutsam.

Ebenso waren die unter Blindbedingungen in 2 verschiedenen Labors ermittelten absoluten Cortisolwerte und die Rate der Nonsuppressoren signifikant unterschiedlich, obwohl jeweils die gleichen, nämlich radioimmunologische Bestimmungsmethoden angewandt wurden. Die regressionsanalytisch überprüfte Interessay-Reliabilität der in den beiden Labors ermittelten Cortisolwerte war jedoch gegeben.

Während bislang angenommen wurde, abnorme DST-Ergebnisse seien Ausdruck einer spezifischen HHNNR-Regulationsstörung, lassen die hier dargestellten Ergebnisse vermuten, daß nicht nur dieser hormonelle Regulationskreis durch Dexamethason beeinflußt wird; Dexamethason führt auch zu einer dosisabhängigen Verminderung der basalen Prolactinsekretion.

Die Untersuchung an 20 gesunden Probanden legt dringend nahe, daß die Kriterien für die Normgrenzen des DST für jedes einzelne Labor gesondert festgelegt werden müssen. Neben einer Reihe von anderen Einflußfaktoren, auf die an anderer Stelle dieser Monographie eingegangen wird, ist die geschlechtsabhängige Unterschiedlichkeit der Dexamethasonpharmakokinetik für DST-Ergebnisse bedeutsam.

4 Neuroendokrine Befunde bei Patienten mit „Major Depressive Disorder" (MDD)

4.1 Methodik

In einer prospektiv geplanten Untersuchung wurden 70 Patienten (54 ♀, 16 ♂) konsekutiv unmittelbar, d. h. am 1. bis 4. Tag nach der jeweiligen stationären Aufnahme in die Klinik, in die Studie einbezogen. Alle Patienten sollten die Kriterien einer MDD gemäß RDC (Spitzer et al., 1982) erfüllen. Ausgeschlossen waren alle Patienten mit endokrinen Erkrankungen und Patienten, die unter einer hormonellen Behandlung standen (z. B. Anticonceptiva). Ebenso wurden nur Patientinnen nach negativem Schwangerschaftsnachweis in die Studie einbezogen.

Der DST wurde wie unter 2.2.1. beschrieben mit 1 mg Dexamethason (Decadron) durchgeführt. Bei 66 Patienten wurden gleichzeitig mit den Cortisolblutabnahmen auch Blutproben zur Prolaction-Bestimmung jeweils vor und nach Dexamethason entnommen (s. 2.2.1.3.). Die Grenze, oberhalb der ein Postdexamethasoncortisolwert als abnorm eingeschätzt wurde, war mit > 5 μg/dl und mit > 6 μg/dl definiert.

Bei fünfzehn Patienten der Gruppe wurde gleichzeitig ein Wachstumshormonstimulationstest mit Clonidin (2 μg/kg KG) durchgeführt, wie unter 2.2.3. methodisch beschrieben.

Bei siebzehn Patienten dieser Gruppe erfolgte der unter 2.2.2. methodisch näher beschriebene TRH-TSH-Test.

Bei sechs Patienten wurden nach einer medikamentenfreien Woche elektroenzephalographisch Nachtschlafableitungen durchgeführt. Als REM-Latenz wurde die Zeitspanne zwischen erstmaligem Schlafstadium II mit mindestens 2minütiger Dauer entsprechend der Definition nach Rechtschaffen u. Kales (1968) bis zur ersten REM-Phase definiert.

Zur diagnostichen Charakterisierung wurde das ICD (in der 9. revidierten Fassung), das RDC und die Newcastle-Skala herangezogen wie unter 2.3.1. näher beschrieben.

Psychopathologische Einschätzungen wurden mit dem HAMD-Fragebogen der BPRS, der SADD und der GAS vorgenommen; diese Skalen sind unter Kap. 2.3.2. beschrieben.

4.2 Der Dexamethasonsuppressionstest bei Patienten mit „Major Depressive Disorder"

4.2.1 Literaturübersicht

Sowohl das RDC wie auch das DSM-III definiert eine diagnostische Untergruppe, die mit dem Begriff „Major Depressive Disorder" bzw. „Major Depressive Episode" benannt ist. Die beiden Begriffe sind durch Kriterien, die inhaltlich z. T. im Wortlaut übereinstimmen, operationalisiert, sie stellen gleichzeitig Überbegriffe für eine Reihe von diagnostischen Untergruppen dar wie z. B. die „Primary Major Depressive Disorder", die „Secondary Major Depressive Disorder" oder die „Major Depressive Disorder, Endogenous Subtype". Während die Gruppe der „Major Depressive Disorder", die im Rahmen von endokrinologischen Fragestellungen an psychiatrischen Patienten die am häufigst untersuchteste Gruppe ist, sind „Primary" und „Secondary Depressive Disorder" die am häufigst einander gegenübergestellten Untergruppen.

Berger et al. (1982) untersuchten den DST – neben anderen endokrinen Variablen – auch bei der Untergruppe „Primary und Secondary Major Depressive Disorder". Während diese Arbeitsgruppe keine signifikanten Unterschiede in der Häufigkeit von abnormen DST-Ergebnissen fand, wurden von anderen Autoren z. T. hoch signifikante Unterschiede berichtet (s. Tabelle 10; Brown u. Shuey, 1980; Brown u. Qualls, 1982; Coryell et al., 1982; Papacostas et al., 1981; Schlesser et al., 1980). Allerdings konnten die Ergebnisse von Berger et al. (1982) in einigen anderen Studien durchaus bestätigt werden (Carroll et al., 1980; Reus et al., 1982; Rush et al., 1982).

Die in Tabelle 10 gegebene Übersicht zeigt, daß in allen Studien der Prozentsatz an abnormen DST-Ergebnissen bei der Gruppe der „Primary Depressive Disorder" höher ist als in der Vergleichsgruppe. Wenn die Ergebnisse aller Untersuchungen zusammengefaßt werden, ergibt sich für die als „Primary Depressive" diagnostizierte Gruppe ein Prozentsatz von 39 % und für die als „Secondary Depressive" diagnostizierte ein Prozentsatz von 17 % abnormen Testergebnisse; dieser Unterschied erreicht bei einem gesamten Stichprobenumfang von n = 793 hohe Signifikanz (χ^2-Test; p < 0.001 s. Tabelle 10).

4.2.2 Fragestellung

1. Diese Untersuchung sollte klären, inwieweit Patienten, die die klinisch definierten Kriterien einer MDD erfüllten, gleichzeitig durch verschiedene endokrine Befunde charakterisiert sind, und
2. ob ein quantitativer Zusammenhang zwischen der Ausprägung von klinischen Symptomen bei Patienten mit Major Depressive Disorder und endokrinen Befunden besteht.

Tabelle 10. Vergleichende Untersuchungen des DST bei Patienten mit „Primary" und „Secondary Depressive Disorders"

Autoren	Dexamethason-dosis (mg)	Postdexamethason-Blutentnahme	Cortisol-Grenzwert (μg/dl)	„Primary" Patienten-zahl	abnormer DST n	%	„Secondary" Patienten-zahl	abnormer DST n	%	χ^2-Test
Berger et al. (1982)	1,5	9^{00}, 15^{00}, 16^{00}	≥ 5	36	8	22	9	1	11	n. s.
Brown u. Shuey (1980)	2	24^{00}	> 6	49	9	18	49	2	4	p < 0.05
Brown u. Qualls (1982)	2	24^{00}	> 6	18	9	50	31	2	6	p < 0.0005
Carroll et al. (1980)	1	16^{00}	> 6	62	19	31	10	1	10	n. s.
Coryell et al. (1982)	1	8^{00}, 16^{00}	> 5	50	22	44	15	0	0	p < 0.005
Papacostas et al. (1981)	2	8^{00}, 16^{00}, 23^{00}	> 7	20	17	85	16	2	13	p < 0.0001
Reus et al. (1982)	1	16^{00}, 23^{00}	> 5	29	22	91	41	25	61	n. s.
Rush et al. (1982)	1	16^{00}	> 4	58	10	17	12	5	42	n. s.
Schlesser et al. (1980)	1	8^{00}	> 5	146	65	45	42	0	0	p < 0.0001
				468	181	39	225	38	17	p < 0.0001

4.2.3 Dexamethasonsuppressionstest und nosologische Zuordnung

Entsprechend den oben formulierten Kriterien zur Aufnahme in die Studie erfüllten alle Patienten die RDC-Kriterien einer Major Depressive Disorder (MDD). Die weiblichen Patienten waren mit einem durchschnittlichen Alter von 49 Jahren etwas älter als die männlichen Patienten mit 43 Jahren. Diese Hauptgruppe ließ sich entsprechend den im RDC definierten Untergruppen in 37 Patienten unterteilen, die die Kriterien der „endogenen Untergruppe" und 23 andere Patienten, die irgendeine oder mehrere der weiteren 9 Untergruppen der MDD erfüllten.

Andererseits standen 7 nach RDC-Kriterien als „psychotisch" definierte Patienten 57 „nicht psychotischen" Patienten gegenüber. Bei der diagnostischen Zuordnung in endogene und nicht endogene Depressionen bestand die größte Übereinstimmung zwischen ICD und RDC, während die beiden Systeme mit der Newcastle-Skala weniger gut übereinstimmten (Tabelle 11).

Tabelle 11. Übereinstimmung der diagnostischen Systeme RDC, ICD und Newcastle-Depression-Scale bezüglich der Unterscheidung endogene bzw. neurotische Depression

Diagnostische Kategorien	Korrelations- koeffizient	Signifikanz	Fallzahl
	r	p	n
RDC – ICD	r = 0,86	p < 0,001	n = 59
ICD – Newcastle	r = 0,78	p < 0,001	n = 68
RDC – Newcastle	r = 0,68	p < 0,001	n = 60

Bei 34 (49 %) der insgesamt 70 Patienten war der Postdexamethasoncortisolwert nicht unter 5 μg/dl und bei 31 (44 %) nicht unter 6 μg/dl supprimiert (Nonsuppressoren). Patienten, die nach der RDC oder nach der ICD als endogen depressiv diagnostiziert waren, hatten häufiger als die nicht endogen depressiven abnorme Postdexamethasoncortisolkonzentrationen.

Allerdings erreicht dieser Unterschied nur für die endogene vs. nichtendogene Dichotomisierung innerhalb des ICD- und RDC-Systems bei einem Postdexamethasoncortisolgrenzwert von 6 μg/dl Signifikanz (Tabelle 12).

Die einzelnen Untergruppen innerhalb der verschiedenen diagnostischen Systeme unterscheiden sich nicht in den Cortisolbasalwerten; die Postdexamethasoncortisolwerte jedoch und die prozentuale Erniedrigung durch Dexamethason unterscheiden sich zwischen endogener und nicht endogener Depression sowohl innerhalb des ICD- als auch des RDC-Systems signifikant (Tabelle 12). Dabei erweist sich der prozentuale Cortisolwert, berechnet als Quotient von Postdexamethasoncortisol und basalem Cortisol, als trennschärfer. Die höheren Postdexamethasoncortisolwerte bei den psychotischen im Vergleich zu den nicht-psychotischen Patienten führt bei einer punktbiseriellen Korrelationsberechnung zu einem r = 0,32 (p < 0.01). Keine der Cortisolvariablen läßt einen Unterschied zwischen unipolarer oder bipolarer Depression entsprechend der ICD-Zuordnung erkennen.

Tabelle 12. Die Vierfeldertafeln zeigen die Zahlen normaler und abnormer DST-Ergebnisse (Postdexamethasongrenzwert 5 und 6 μg/dl Cortisol) bei den jeweiligen diagnostischen Untergruppen nach Newcastle, ICD und RDC

	Newcastle		ICD				RDC			
	≥ 6 endogen	≤ 5 neurotisch	endogen	nicht endogen	unipolar	bipolar	endogen	nicht endogen	psycho-tisch	nicht psychotisch
	n = 42	n = 28	n = 47	n = 21	n = 35	n = 12	n = 37	n = 23	n = 7	n = 57
abnormer DST ($>5\,\mu$g/dl) n	23	11	27	7	22	5	21	9	4	26
normaler DST ($<5\,\mu$g/dl) n	19	17	20	14	13	7	16	14	3	31
	$\chi^2 = 1{,}61$ n. s.		$\chi^2 = 3{,}38$ n. s.		$\chi^2 = 1{,}64$ n. s.		$\chi^2 = 1{,}76$ n. s.		$\chi^2 = 0{,}33$ n. s.	
abnormer DST ($>6\,\mu$g/dl) n	22	9	26	5	21	5	21	7	4	23
normaler DST ($<6\,\mu$g/dl) n	20	19	21	16	14	7	16	16	3	34
	$\chi^2 = 2{,}79$ n. s.		$\chi^2 = 5{,}81$ p $<0{,}05$		$\chi^2 = 1{,}22$ n. s.		$\chi^2 = 3{,}95$ p $<0{,}05$		$\chi^2 = 0{,}72$ n. s.	

4.2.4 Quantitative Beziehung von Psychopathologie und nosologischer Zuordnung

Die Ausprägung der depressiven Symptomatik wurde von den Untersuchern mit Hilfe der HAMD-Skala, der BPRS, der SADD und der GAS beurteilt. Der Vergleich der Gesamtmittelwerte dieser Skalen zeigte, daß alle signifikanten Unterschiede für eine schwerere Krankheitsausprägung bei den endogenen Depressionen sprechen (s. Abb. 10).

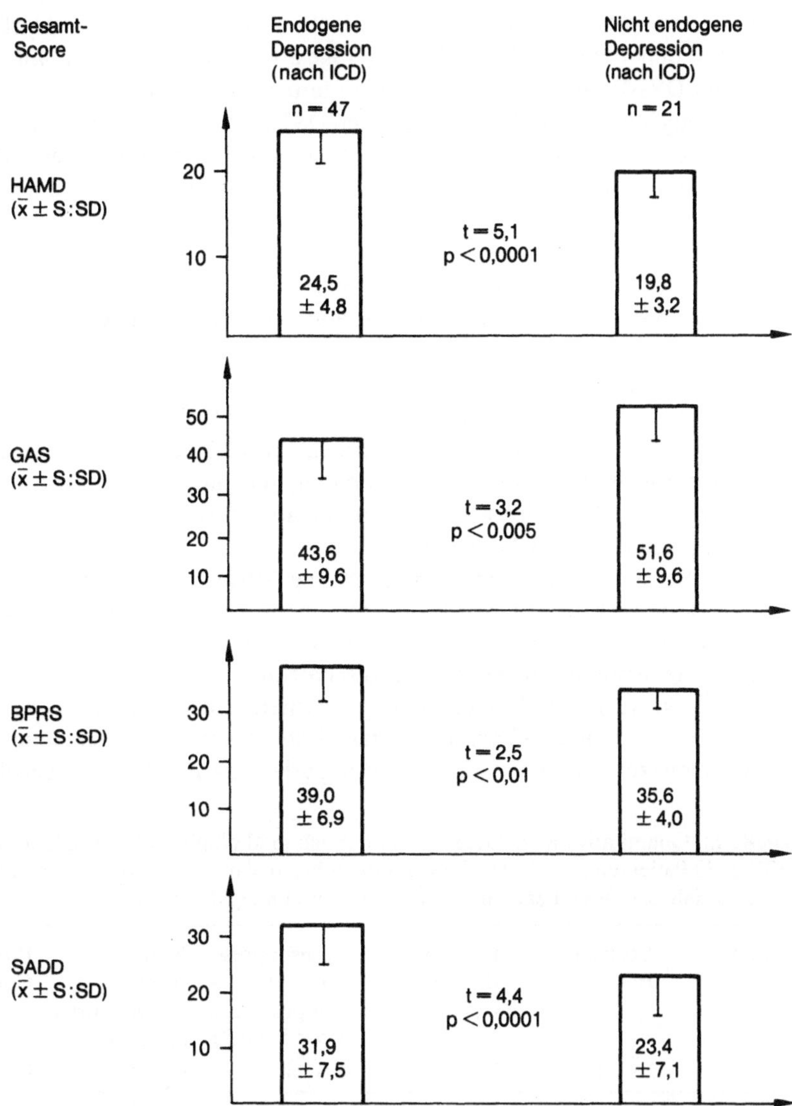

Abb. 10. Psychopathologische Ausprägung der endogenen vs. nicht endogenen Depressionen nach ICD. Die verschiedenen diagnostischen Untergruppen wurden mit HAMD, BPRS, SADD und GAS beurteilt. Die Gesamt-Scores dieser Skalen wurden mit dem ungepaarten t-Test verglichen

Die weitere Unterteilung der Gesamtstichprobe entsprechend den Kriterien der RDC und der ICD führt zu zahlenmäßig unterschiedlichen diagnostischen Untergruppen; die unterschiedliche Größe der diagnostischen Untergruppen ist einmal Folge der in den einzelnen diagnostischen Systeme (RDC, ICD, Newcastle) unterschiedlichen Anzahl der jeweils vorgegebenen Untergruppierungsmöglichkeiten und andererseits der unterschiedlichen Definition von Kriterien z. B. für eine endogene Depression.

Wie die Darstellung in Abb. 10 zeigt, können Patienten mit einer „Major Depressive Disorder" in unserer Stichprobe qualitativ bezüglich einer kategoriellen Zuordnung innerhalb eines diagnostischen Systems (z. B. ICD) unterschieden werden; diese so definierten Untergruppen lassen jedoch auch quantitative Ausprägungsunterschiede erkennen. Daraus leitet sich die Frage ab, auf welchen dieser Unterschiede die jeweiligen DST-Befunde zu beziehen sind; unter endokrinologischem Aspekt könnte die Frage auch lauten: Weist ein abnormes DST-Ergebnis auf eine endogene Depression hin oder auf eine besonders schwere Depression? Im nachfolgenden Abschnitt soll zunächst dem quantitativen Aspekt dieser Frage weiter nachgegangen werden.

4.2.5 Quantitative Beziehung von Dexamethasonsuppressionstestbefunden einerseits und Psychopathologie und nosologischen Gruppierungen andererseits

Zwischen den basalen Cortisolwerten und den verschiedenen Psychopathologieskalen ergibt sich keine signifikante Beziehung (s. Tabelle 13). Hohe Summenscores auf der HAMD- und auf der SADD-Skala sind jedoch überzufällig häufig mit hohen Postdexamethasoncortisolwerten verknüpft. Patienten, die durch einen Postdexamethasongrenzwert > 5 μg/dl als Nonsuppressoren klassifiziert sind, wiesen auch hohe SADD-Gesamt-Scores auf ($r = 0{,}23$; $p > 0.05$).

Diese Befunde weisen darauf hin, daß die Schwere der Erkrankungen in einer linearen Beziehung zu den Postdexamethasoncortisolwerten steht. Diese Beziehung erreicht nur für die Meßinstrumente statistische Relevanz, die darauf ausgelegt sind, insbesondere depressive Symptome einzuschätzen.

Um den korrelativen Zusammenhang zwischen dem Schweregrad der Erkrankung und den verschiedenen DST-Variablen statistisch erfassen zu können, muß als methodische Voraussetzung die Streuung der psychopathologischen Befunde gegeben sein. In

Tabelle 13. Quantitative Beziehung zwischen Psychopathologie und endokrinen Befunden des DST bei 70 Patienten mit MDD. Für die aufgeführten Variablen und Kovariablen wurde eine punktbiseriale bzw. eine Pearson-Korrelationsberechnung durchgeführt

Gesamt-Scores	Cortisol Baseline		Postdexame-thason-Cortisol		Nonsuppressoren vs. Suppressoren ($><5\,\mu$g/dl)		Nonsuppressoren vs. Suppressoren ($><6\,\mu$g/dl)		Prozentuales Cortisol	
	r	p	r	p	r	p	r	p	r	p
HAMD	0,08 n. s.		0,31 $p<0{,}01$		0,21 n. s.		0,22 n. s.		0,23 $p<0{,}05$	
GAS	0,10 n. s.		0,15 n. s.		0,11 n. s.		0,07 n. s.		0,10 n. s.	
BPRS	0,11 n. s.		0,11 n. s.		0,08 n. s.		0,20 n. s.		0,01 n. s.	
SADD	0,09 n. s.		0,30 $p<0{,}01$		0,23 $p<0{,}05$		0,20 n. s.		0,30 $p<0{,}01$	

der vorliegenden Studie wurden diese Voraussetzungen durch eine konsekutive Patientenaufnahme in die Untersuchung geschaffen. Allerdings sind die so festgestellten Zusammenhänge zwischen DST-Variablen und Psychopathologie – wie die niedrigen Korrelations-Koeffizienten erkennen lassen – gering. Die unterschiedliche Depressionsschwere kann somit nur einen kleinen Teil der Varianz der DST-Befunde erklären.

In Tabelle 14 werden die verschiedenen diagnostischen Dichotomisierungen, die entsprechend den Richtlinien von 3 unterschiedlichen diagnostischen Systemen gebildet wurden, bezüglich ihrer endokrinen Befunde verglichen. Während die basalen Cortisolwerte keine regressionsanalytisch faßbare Beziehung zu den jeweiligen diagnostischen Gruppierungen erkennen lassen, zeigen die Postdexamethasoncortisolwerte, die prozentuale Cortisolsuppression nach Dexamethason und das Kriterium Suppressor vs. Nonsuppressor eine statistisch signifikante Beziehung zu einigen diagnostischen Kategorien des ICD- und RDC-Systems; dabei weisen die korrelativen Beziehungen stets darauf hin, daß die endogen- bzw. psychotisch-depressiven Patienten höhere Postdexamethasoncortisolwerte erreichen bzw. öfters als Nonsuppressoren definiert wurden als die nichtendogen bzw. nichtpsychotisch-depressiven Patienten.

Tabelle 14. Beziehung der DST-Ergebnisse zu den diagnostischen Untergruppen von 70 Patienten mit MDD. Für die aufgeführten Variablen und Kovariablen wurden punktbiseriale Korrelationsberechnungen durchgeführt

	Newcastle endogen/ neurotisch >6 <5 (n = 70)		ICD endogen/ nicht endogen (n = 68)		unipolar/ bipolar (n = 47)		RDC endogen/ nicht endogen (n = 60)		psychotisch/ nicht psychot. (n = 64)	
	r	p	r	p	r	p	r	p	r	p
Basales Cortisol	0,00	n.s.	0,06	n.s.	0,05	n.s.	0,14	n.s.	0,05	n.s.
Postdexamethason-Cortisol	0,16	n.s.	0,25	p < 0,05	0,02	n.s.	0,27	p < 0,05	0,32	p < 0,01
Nonsuppressoren vs. Suppressoren ($><5\,\mu g/dl$)	0,15	n.s.	0,22	n.s.	0,19	n.s.	0,17	n.s.	0,07	n.s.
Nonsuppressoren vs. Suppressoren ($><6\,\mu g/dl$)	0,20	n.s.	0,29	p < 0,05	0,16	n.s.	0,26	p < 0,05	0,11	n.s.
% Cortisol	0,07	n.s.	0,26	p < 0,05	0,04	n.s.	0,29	p < 0,05	0,34	p < 0,01

4.2.6 Interdependenz von Dexamethasonsuppressionstestergebnissen, nosologischer Kategorie und psychopathologischen Variablen

Die vorangehend dargestellten Ergebnisse zeigen:

1. Endogene Depressionen verschiedener diagnostischer Systeme gehen gehäuft mit abnormen DST-Ergebnissen (Nonsuppression) einher (s. Tabellen 12 und 14).

Tabelle 15. Psychopathologische Ausprägung der endogenen vs. nicht-endogenen Depressionen in den verschiedenen diagnostischen Systemen. Die psychopathologische Ausprägung der verschiedenen diagnostischen Untergruppen wurde mit HAMD, BPRS, SADD und GAS beurteilt. Die Gesamtscores dieser Skalen wurden mit dem ungepaarten t-Test verglichen. Die Gesamtzahl der Patienten in den einzelnen diagnostischen Systemen differiert aufgrund der unterschiedlichen Zahl der Untergruppierungen

Gesamt-Scores		ICD endogen/nicht endogen		t/p	RDC endogen/nicht endogen		t/p	Newcastle endogen/nicht endogen		t/p	alle Patienten
		$n = 47$	$n = 21$		$n = 37$	$n = 23$		$n = 42$	$n = 28$		$n = 70$
HAMD	$\bar{x}$	24,8	19,8	t = 5,1	24,9	20,3	t = 3,7	25,0	20,2	t = 4,9	23,1
	SD	± 4,8	± 3,2	p < 0,0001	± 5,0	± 4,2	p < 0,005	± 5,0	± 3,2	p < 0,0001	± 5,0
GAS	$\bar{x}$	43,6	51,6	t = 3,2	41,4	53,5	t = 5,3	42,2	52,2	t = 4,7	46,3
	SD	± 9,6	± 9,6	p < 0,005	± 8,4	± 8,8	p < 0,0001	± 8,9	± 9,1	p < 0,0001	± 10,2
BPRS	$\bar{x}$	39,0	35,6	t = 2,5	38,9	36,1	t = 1,8	39,4	35,6	t = 2,8	37,9
	SD	± 6,9	± 4,0	p < 0,01	± 7,5	± 4,4	n. s.	± 6,9	± 4,4	p < 0,01	± 6,3
SADD	$\bar{x}$	31,9	23,4	t = 4,4	32,7	23,4	t = 4,7	32,7	23,3	t = 5,4	29,0
	SD	± 7,5	± 7,1	p < 0,0001	± 7,0	± 8,1	p < 0,0001	± 7,4	± 6,6	p < 0,0001	± 8,4

2. Die endogen Depressiven in unseren Stichproben sind in allen diagnostischen Kategorien erheblich schwerer erkrankt als die nicht endogen depressiven oder neurotischen oder nicht-psychotischen Patienten (s. Abb. 10 und Tabelle 15).
3. Bei einer Gegenüberstellung der endokrinen Variablen des DST einerseits und der Psychopathologie, eingeschätzt nach HAMD und SADD und den nosologischen Kategorien des ICD- und RDC-Systems andererseits, ergeben sich signifikante korrelative Zusammenhänge (s. Tabellen 13 und 14).

Es stellt sich deshalb weiterhin die Frage, inwieweit die unterschiedlichen endokrinen Befunde bei den jeweiligen diagnostischen Kategorien tatsächliche nosologische Unterschiede markieren oder aber Ausdruck einer unterschiedlichen Erkrankungsausprägung sind.

Um die oben genannten Zusammenhänge zwischen endokrinen Befunden sowie qualitativen und quantitativen diagnostischen Variablen zu ergründen, wurde ein rechnerisches Verfahren, nämlich das der partiellen Korrelation, zuhilfegenommen. Dadurch können zwei Variablen auf ihren korrelativen Zusammenhang geprüft werden, wobei eine dritte Einflußgröße rechnerisch eliminiert wird. Mit Hilfe dieses mathematischen Kunstgriffes kann rechnerisch auch für unsere Stichprobe die unterschiedliche Erkrankungsschwere zwischen endogen und nichtendogen Depressiven auspartialisiert werden.

Die in Tabelle 16 aufgeführten Korrelationskoeffizienten zeigen, daß sich Gruppen von endogen und nichtendogen Depressiven (nach ICD- und RDC-Zuordnung) bei rechnerisch gleicher Erkrankungsschwere hinsichtlich der DST-Befunde nicht (mehr) signifikant voneinander unterscheiden.

Der enge Zusammenhang des Schweregrads der Erkrankungen und endokrinen Variablen wird auch durch weitere partielle Korrelationsberechnungen bestätigt. Wie

Tabelle 16. Partielle Korrelation: Beziehung der DST-Befunde zu den nosologischen Kategorien nach rechnerischer Elimination der unterschiedlichen Erkrankungsschwere. Aufgeführt sind jeweils in der linken Spalte die punktbiserialen Korrelationen zwischen DST-Befunden und diagnostischen Untergruppen endogen und nicht endogen Depressiver. In der jeweils rechten Spalte sind die Korrelationen zwischen den gleichen Variablen unabhängig vom HAMD-Score (partielle Korrelation) aufgeführt

| | ICD
endogen/nicht endogen | | | | RCD
endogen/nicht endogen | | | |
| | Korrelation | | Partialkorrelation
Ausschluß von
HAMD-Score | | Korrelation | | Partialkorrelation
Ausschluß von
HAMD-Score | |
	n = 68		n = 68		n = 70		n = 60 (bzw. 70)	
	r	p	r	p	r	p	r	p
Postdexamethason-cortisol	0,25	p < 0,05	0,13	n. s.	0,27	p < 0,05	0,16	n. s.
Nonsuppressoren vs. Suppressoren (> < 6 μg/dl)	0,29	p < 0,05	0,22	n. s.	0,26	p < 0,05	0,19	n. s.
Prozentuale Cortisolsuppressionen	0,26	p < 0,05	0,18	n. s.	0,29	p < 0,05	0,22	n. s.

Tabelle 17. Partielle Korrelation: Beziehung der diagnostischen Kategorien (endogen vs. nicht endogen) zum Schweregrad der Depression nach rechnerischer Eliminierung der unterschiedlichen DST-Befunde. Es wird von dem korrelativen Zusammenhang (punktbiseriale Korrelation) zwischen diagnostischer Zuordnung (endogen vs. nicht endogen) und Schweregrad, eingeschätzt nach HAMD, ausgegangen. Aus diesen Korrelationskoeffizienten wurde der Einfluß der DST-Variablen rechnerisch eliminiert

Newcastle Diagnose – HAMD-Score:	$r = 0{,}47$	$p < 0{,}001$	$(n = 70)$
Partielle Korrelation unter Ausschluß von:			
Postdexamethasoncortisol	$r = 0{,}45$	$p < 0{,}001$	$(n = 70)$
Postdexamethasoncortisol $>< 6$	$r = 0{,}45$	$p < 0{,}001$	$(n = 70)$
% Cortisolsuppression	$r = 0{,}47$	$p < 0{,}001$	$(n = 70)$
ICD-Diagnose – HAMD-Score:	$r = 0{,}47$	$p < 0{,}001$	$(n = 68)$
Partielle Korrelation unter Ausschluß von:			
Postdexamethasoncortisol	$r = 0{,}43$	$p < 0{,}001$	$(n = 68)$
Postdexamethasoncortisol $>< 6$	$r = 0{,}44$	$p < 0{,}001$	$(n = 68)$
% Cortisolsuppression	$r = 0{,}44$	$p < 0{,}001$	$(n = 68)$
RDC-Diagnose – HAMD-Score:	$r = 0{,}43$	$p < 0{,}001$	$(n = 60)$
Partielle Korrelation unter Ausschluß von:			
Postdexamethasoncortisol	$r = 0{,}38$	$p < 0{,}01$	$(n = 60)$
Postdexamethasoncortisol $>< 6$	$r = 0{,}40$	$p < 0{,}01$	$(n = 60)$
% Cortisolsuppression	$r = 0{,}39$	$p < 0{,}01$	$(n = 60)$

r = Pearson-Korrelationskoeffizient
p = Signifikanz
n = Fallzahl

bereits ausgeführt (s. Tabelle 15), besteht andererseits auch ein enger Zusammenhang zwischen der jeweiligen nosologischen Kategorie und dem Schweregrad. Endogen Depressive erwiesen sich in der Mehrzahl der geprüften Ausprägungsvariablen als schwerer erkrankt als nicht endogen Depressive. Mit den nachfolgend aufgeführten partiellen Korrelationsberechnungen sollte geprüft werden, ob die erwähnten Zusammenhänge zwischen Schweregrad und nosologischer Zuordnung auch nach Auspartialisierung der unterschiedlichen DST-Befunde erhalten bleiben. Die berechneten partiellen Korrelationskoeffizienten zeigen, daß diese nach mathematischem Ausschluß der DST-Befunde nur geringfügig abgeschwächt werden und ein signifikanter Zusammenhang in allen Fällen bestehen bleibt (Tabelle 17).

4.2.7 Diskussion

Die diagnostische Bedeutung des DST wurde bislang bereits in einer großen Anzahl von Studien untersucht. Die im Zusammenhang der hier diskutierten Ergebnisse relevanten Untersuchungen wurden jeweils in den Literaturübersichten (3.2 und 4.2.1) aufgeführt. Die in diesen Studien dargestellten Befunde können zu folgenden zwei kontroversen Hypothesen zusammengefaßt werden:

1. Der DST ist ein spezifisches Instrument, um klinisch-nosologisch definierte Diagnosen zu markieren (Carroll, et al. 1981; Brown et al., 1979; Schlesser et al., 1979;

Hwu et al., 1981; Rothschild et al., 1982; Schatzberg et al., 1983; Papacostas et al., 1981).

2. Der DST ist kein diagnostischer Marker. Abnorme DST-Befunde sind ein unspezifisches Streßkorrelat bei einer Reihe von psychiatrischen Patienten und gesunden Versuchspersonen (Shopsin u. Gershon, 1971; Stokes et al., 1976; Shulman u. Diewold, 1977; Amsterdam et al., 1982; Berger et al., 1982; Meltzer et al., 1982).

Die hier dargestellten Ergebnisse bei Patienten mit ,,Major Depressive Disorder" befinden sich in Übereinstimmung mit Befunden, die in einer weiteren in dieser Monographie dargestellten Studie (s. 5.0.) bei Patienten mit depressiven Syndromen gewonnen wurden. Die nach definierten RDC-Kriterien selektierten Patienten mit MDD unterscheiden sich in ihren DST-Ergebnissen, wenn sie weiter entsprechend der ICD- und der RDC-Klassifikation in endogen und nicht endogen depressiv subklassifiziert werden: Die endogen Depressiven wiesen eine Rate von 52 % abnormen DST-Ergebnissen auf bei einem Postdexamethasongrenzwert $< 6\ \mu g/dl$, während sich bei den neurotisch Depressiven nur eine Rate von 32 % abnormer Testergebnisse fand ($\chi^2 = 5,81$, p $> 0,05$). Die positiv lineare Beziehung zwischen vielen psychopathologischen Schweregrad-Parametern und DST-Ergebnissen (s. 4.2.5) einerseits und die unterschiedliche Depressionsschwere in den nosologischen Kategorien (s. 4.2.4) andererseits legen die Vermutung nahe, daß die DST-Ergebnisse nur scheinbar nosologische Gruppen definieren, tatsächlich jedoch mit dem Schweregrad der Erkrankung zusammenhängen. Durch die Auspartialisierung der Depressionsschwere durch eine partielle Korrelation konnte diese Vermutung bestätigt werden. Die naheliegende Annahme, daß eine endokrine Zustandsvariable wie der DST entscheidend durch quantitative Parameter bestimmt wird, kann durch eine Reihe von Befunden in der Literatur gestützt werden. So fanden folgende Autoren einen Zusammenhang zwischen Schweregrad und dem Kriterium Suppression/Nonsuppression: Davis et al., 1981; Papacostas et al., 1981; Reus et al., 1982; Rush et al., 1982; Stokes et al., 1976. Voraussetzung für eine solche positive Korrelation zwischen Schweregradparametern der Depressionen und DST-Variablen scheint allerdings ein breites Spektrum unterschiedlicher Depressionsschweregrade in der untersuchten Stichprobe zu sein (v. Zerssen et al., 1983). So fanden Berger et al. (1982, 1984) bei einer Gruppe von neurotischen und endogen depressiven Patienten mit annähernd gleichem Schweregrad der Depression keinen Zusammenhang zwischen Depressionsausprägung und DST-Ergebnis, aber auch keine unterschiedliche Rate von abnormen DST-Ergebnissen zwischen den diagnostischen Gruppen. Ebensowenig war in der vorliegenden Studie ein Zusammenhang zwischen Erkrankungsausprägung und DST-Befunden erkennbar, wenn die Korrelationsberechnung innerhalb der diagnostischen Gruppe endogene Depressionen bzw. neurotische Depression durchgeführt wurde. Hervorzuheben bleibt, daß der Postdexamethasoncortisolwert als Befund eines dynamischen Tests des HHNNR-Regelkreises als objektive Zustandsvariable für die Erkrankungsschwere aussagekräftiger ist als der Cortisolbasalwert. Postdexamethasoncortisolwerte sind somit nicht als das statische Ergebnis einer linearen Suppression von Basalwerten zu verstehen, sondern enthalten eine darüber hinausgehende Information. Von der Anzahl und Kontrollierbarkeit der zusätzlichen Variablen, die DST-Ergebnisse beeinflussen können, wird es abhängen, inwieweit diese Information praktisch nutzbar ist.

4.3 Dexamethasonprolactintest bei Patienten mit „Major Depressive Disorder" (MDD)

4.3.1 Literaturübersicht

Verschiedene Ergebnisse in der Literatur (zur Übersicht s. Berger u. Klein, 1984; Klein u. Berger, 1986) und eigene experimentelle Ergebnisse weisen darauf hin, daß die vermutete spezifische limbisch-hypothalamische Störung (Carroll et al., 1976) weder auf eine bestimmte diagnostische Kategorie wie z. B. die endogene Depression noch auf ein bestimmtes endokrines System wie z. B. die HHNNR-Achse beschränkt ist. Rossier et al. (1980) berichteten über eine Abnahme von basalem und streßinduziertem Corticotropin und Prolactin im Plasma nach Dexamethasongaben bei Ratten. Weitere Untersuchungen am Menschen haben gezeigt, daß sowohl die Prolactin- wie die Corticotropinantwort auf Hypoglykämiestreß durch vorherige Gabe von Dexamethason unterdrückt werden kann (Copinschi et al., 1975; Ostermann et al., 1977). In neuerer Zeit berichteten Meltzer et al. (1982), daß Nonsuppressoren höhere Postdexamethasonprolactinwerte aufwiesen als Suppressoren.

4.3.2 Fragestellung

Im folgenden soll deshalb der Frage nachgegangen werden, ob die bei der MDD berichteten endokrinen Störungen auf das HHNNR-Regulationssystem beschränkt sind oder ob auch andere endokrine Funktionen wie z. B. die Prolactinsekretion zusätzlich beeinträchtigt sind.

4.3.3 Dexamethasonprolactintest (DPT) bei gesunden Versuchspersonen

Die methodischen Gegebenheiten dieser Studie wurden unter 4.2. bereits dargestellt. Zusätzlich wurden im Rahmen der oben angegebenen Fragestellung auch 23 gesunde Versuchspersonen in die Studie mit einbezogen.

Tabelle 18. Beziehung zwischen Cortisol- und Prolactinwerten vor und nach Dexamethason bei depressiven Patienten mit MDD

	Basales Prolactin n = 66		Postdexamethason- Prolactin n = 66		Prozentuales Prolactin n = 66	
	r	p	r	p	r	p
Basales Cortisol	0,01	n. s.	0,07	n. s.	−0,05	n. s.
Postdexamethasoncortisol	0,04	n. s.	0,48	p < 0.001	0,54	p < 0.001
Prozentuales Cortisol	0,01	n. s.	0,43	p < 0.001	0,48	p < 0.001

r = Pearson-Korrelationskoeffizient.

Tabelle 19. Prolactin und Cortisol im Plasma (16.00) bei depressiven Patienten mit Major Depressive Disorder und bei 23 gesunden Kontrollpersonen, jeweils vor und nach Dexamethason (Mittelwerte und Standartabweichungen)

	Basales Prolactin (mU/ml)		Postdexamethasonprolactin (mU/ml)		Basales Cortisol (μg/dl)		Postdexamethasoncortisol (μg/dl)	
	$\bar{x}$	SD	$\bar{x}$	SD	$\bar{x}$	SD	$\bar{x}$	SD
ICD								
endogen (n = 47)	407.2	± 378.8	510.5	± 591.5	14.6	± 5.8	9.4	± 10.9
nicht endogen (n = 21)	354.6	± 319.6	383.7	± 419.4	15.4	± 7.0	4.3	± 4.1
RDC (Major Depressive Disorder) endogen (n = 37)	455.5	± 414.7	592.6	± 646.4	14.0	± 5.3	10.1	± 12.0
nicht endogen (n = 23)	274.5	± 215.3	262.9	± 150.7	15.7	± 7.0	4.7	± 4.2
Newcastle								
endogen (n = 42)	439.6	± 396.2	549.7	± 623.8	14.6	± 5.7	8.8	± 10.4
nicht endogen (n = 28)	303.6	± 280.8	336.5	± 266.6	14.7	± 7.0	5.8	± 7.9
Kontrollpersonen (n = 23)	291.1	± 296.2	253.9 (199.4)	± 194.8 (± 84.5)[a]	11.7	± 7.0	2.23 (1.53)	± 2.29 (± 0.8)[a]

[a] 8.00 Uhr Postdexamethason-Werte.

Während bei gesunden Kontrollpersonen (n = 23) Prolactin nach mitternächtlicher Dexamethasongabe um durchschnittlich 13 % erniedrigt ist, wird durch Dexamethason in 5 von insgesamt 6 Depressionsuntergruppen Prolactin erhöht (Tabelle 19). Während das basale Prolactin bei den weiblichen Kontrollen wie erwartet mit 330,9 ± 394,7 mE/ml deutlich höher ist als bei den männlichen Probanden (238,5 ± 135,4 mE/ml), war die prozentuale Abnahme der Prolactinspiegel nach Dexamethason bei beiden Geschlechtern etwa gleich, nämlich 12 % bei Frauen und 14 % bei den Männern. Basales Prolactin und Postdexamethasonprolactin waren bei den gesunden Probanden signifikant korreliert (r = 0,89; p < 0,001); ebenso waren bei gesunden Probanden basales Cortisol und basales Prolactin (r = 0,63; p < 0,01), jedoch nicht Postdexamethasoncortisol und Postdexamethasonprolactin, miteinander korreliert. Drei der gesunden Versuchspersonen hatten Postdexamethasoncortisolwerte > 6 μg/dl (Nonsuppression).

4.3.4 Dexamethasonprolactintest und nosologische Zuordnung

Während Dexamethason zwar quantitativ variierend, aber stets supprimierend auf die Cortisolsekretion wirkt, scheint Dexamethason den Plasmaprolactinspiegel bei einigen diagnostischen Gruppen zu erhöhen (s. Tabelle 19).

Die Postdexamethasonprolactinwerte sind signifikant positiv korreliert mit den Gesamtscores der Newcastle-Skala (r = 0,27; p < 0.05), mit der RDC-Diagnose MDD Untergruppe ,,endogen depressiv" (r = 0,3; p < 0.05) und der Untergruppe ,,psychotisch" (r = 0,26; p < 0.05) (Tabelle 20).

Ferner zeigte sich ein linearer Zusammenhang zwischen Postdexamethasonprolactin und Postdexamethasoncortisolwerten für die Gesamtgruppe der MDD (r = 0,48, p < 0.001, n = 66 (vgl. Tabelle 18); bezogen auf den einzelnen Patienten bedeutet dies, daß eine deutliche Stimulierung bzw. Erniedrigung von Prolactin nach Dexamethasongabe jeweils verknüpft ist mit einer mangelhaften Cortisolsuppression (Nonsuppression) bzw. mit einer deutlichen Suppression (s. Tabelle 20). Bemerkenswerterweise waren weder basales Prolactin noch basales Cortisol mit irgendeiner diagnostischen Untergruppe der Depression innerhalb des ICD-, des RDC-Systems oder der Newcastle-Skala korreliert.

In der Gegenüberstellung der durchschnittlichen Prolactin- und Cortisol-Basalwerte vor und nach Dexamethason (s. Tabelle 20) wird die gegensätzliche Wirkung von Dexamethason auf die beiden Hormone deutlich. Während die mittlere prozentuale Änderung der gesamten Gruppe (n = 66) einen Anstieg des basalen Prolactins auf 134 ± 121 % nach Dexamethasongabe erkennen läßt, sinkt das basale Cortisol nach Dexamethason auf 61 ± 92 % seines Ausgangswertes ab. In den nicht endogen depressiven Untergruppen nach Zuordnung durch die Newcastle-Skala (n = 28) oder durch die ICD (n = 21) kommt es nach Dexamethason nur zu einem geringen Anstieg. Die nach RDC als ,,nicht-endogen-depressiv" diagnostizierte Gruppe (n = 23) zeigt sogar eine geringe Prolactinabnahme nach Dexamethason (s. Tabelle 20).

Aufgrund der großen interindividuellen Unterschiede der basalen und Postdexamethasoncortisolwerte erreichen die Mittelwertunterschiede vor und nach Dexamethason keine statistische Signifikanz. Während von den basalen Hormonwerten nur

Tabelle 20. Beziehung zwischen DST-Befunden und diagnostischen Dichotomien (punktbiseriale Korrelationen)

	Basales Prolactin (mU/ml)		Postdexamethasonprolactin (mU/ml)		Basales Cortisol (μg/dl)		Postdexamethasoncortisol (μg/dl)	
	r	p	r	p	r	p	r	p
ICD endogen/ nicht endogen (n = 68)	0.24	n. s.	−0.11	n. s.	0.06	n. s.	0.25	0.05
RDC endogen/nicht endogen (n = 60)	0.24	n. s.	0.30	0.05	0.14	n. s.	0.27	0.05
Newcastle endogen/nicht endogen bzw. $\geq 6 \leq 5$ (n = 70)	0.18	n. s.	0.20	n. s.	0.00	n. s.	0.16	n. s.

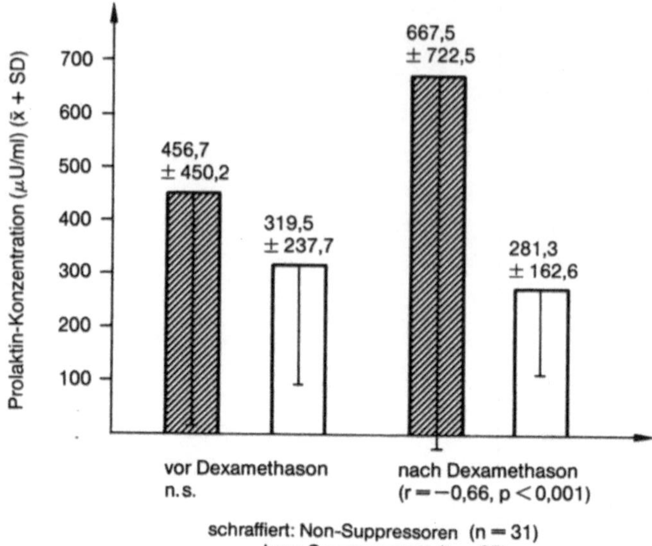

Abb. 11. Prolaktinkonzentration vor und nach Dexamethason bei 66 Patienten mit MDD. Mittelwerte und Standardabweichungen der Prolactinkonzentration vor und nach Dexamethasongabe bei Cortisolnonsuppressoren (> 6 µg/dl, schraffierte Fläche) und Cortisolsuppressoren (< 6 µg/dl, leere Fläche)

Prolactin zwischen endogener und nichtendogener Depression unterschiedlich war, sind die Postdexamethasonprolactinwerte innerhalb der RDC-Dichotomie und die Postdexamethasoncortisolwerte innerhalb der Dichotomie nach ICD und RDC signifikant unterschiedlich (s. Tabelle 20).

In Abb. 11 sind die unterschiedlichen Prolactinkonzentration bei Suppressoren und Nonsuppressoren vor und nach Dexamethason dargestellt. Während die ausreichend supprimierten Patienten niedrige basale Prolactinwerte aufweisen, sind die entsprechenden Werte bei Nonsuppressoren höher; dieser Unterschied erreicht jedoch keine statistische Signifikanz. Die Postdexamethasonprolactinwerte von Suppressoren und Nonsuppressoren unterscheiden sich jedoch deutlich (s. Abb. 11). Der Zusammenhang zwischen Postdexamethasoncortisol und Postdexamethasonprolactin läßt sich auch im Spearman-Rangkorrelationskoeffizienten erkennen ($r = -0{,}66$, $p < 0.001$). Das gegensätzliche Verhalten von basalen Cortisol- und Prolactinwerten wie auch die unterschiedliche Antwort dieser beiden Hormone auf Dexamethason legt die Vermutung nahe, daß beide Regulationssysteme durch die gleichen biogenen Transmittersysteme gesteuert werden, die jeweils tonische und inhibitorische Wirkungen auf diese Hormone ausüben.

4.3.5 Quantitative Beziehung von Psychopathologie und Dexamethasonprolactintest (DPT)

Wie bereits erwähnt, ergeben sich zwischen den basalen Cortisolwerten und den Gesamtscores der verschiedenen Psychopathologieskalen keine signifikanten Zusammenhänge. Ebenso finden sich auch zwischen basalen Prolactinwerten und psychopathologischen Variablen keine statistisch signifikanten Beziehungen. Hohe Signifikanz erreichen jedoch die Beziehungen von Postdexamethasonprolactinwerten und den Schätzwerten auf den Psychopathologieskalen (Tabelle 21). Auf die einzelnen Patienten bezogen bedeutet dies, daß ein hoher Postdexamethasonprolactinwert überzufällig häufig mit einer besonders schweren Depression einhergeht. Andererseits waren in unserer Stichprobe die endogen Depressiven in allen psychopathologischen Einschätzungen signifikant schwerer erkrankt als die nicht endogen Depressiven (s. 4.2.6.).

Tabelle 21. Beziehung von basalen und Postdexamethasoncortisol und -prolactinwerten mit verschiedenen Beurteilungsskalen. Für die oben aufgelisteten Variablen und Kovariablen wurden die Pearson-Korrelationskoeffizienten berechnet. P-Werte ≥ 0.05 wurden als nicht signifikant (n. s.) angegeben

Gesamt-Scores	Basales Cortisol		Postdexame-thasoncortisol		Basales Prolactin		Postdexame-thasonprolactin	
	r (n = 79)	p	r (n = 70)	p	r (n = 66)	p	r (n = 66)	p
HAMD	0.08	n. s.	0.31	0.01	0.26	n. s.	0.46	0.001
GAS	−0.1	n. s.	−0.15	n. s.	−0.25	n. s.	−0.39	0.001
SADD	0.09	n. s.	0.30	0.01	0.29	n. s.	0.41	0.001
Newcastle	0.00	n. s.	0.30	0.01	0.18	n. s.	0.27	n. s.

In gleicher Weise wie die unter 4.2. dargestellten Befunde der HHNNR-Achse veranlassen auch die Postdexamethasonprolactinwerte zu den Fragen:

1. Beinhalten hohe Postdexamethasonprolactinwerte eine qualitative diagnostische Aussage im Sinne der Markierung einer bestimmten nosologischen Kategorie wie z. B. der endogenen bzw. nichtendogenen Depression?
2. Sind diese endokrinen Auffälligkeiten Kennzeichen einer endokrin definierten Untergruppe der Depression, nämlich der Cortisolsuppressoren bzw. der Cortisolnonsuppressoren?
3. Sind hohe Prolactinwerte nur das endokrine Korrelat einer besonders schweren Depression?

4.3.6 Interdependenz von Dexamethasonprolactintestergebnissen, nosologischen Kategorien und psychopathologischen Ausprägungen

Um die Zusammenhänge zwischen endokrinen Befunden sowie qualitativen und quantitativen diagnostischen Variablen zu ergründen, wurde eine partielle Korrelation durchgeführt. Damit können die korrelativen Zusammenhänge von jeweils zwei Variablen der oben genannten Art geprüft werden, während eine dritte Variable rechnerisch auspartialisiert wird. Ziel dieses Vorgehens ist es, die bezüglich der Erkrankungsschwere inhomogene Stichprobe für eine Gegenüberstellung der endokrinen Befunde von endogen depressiven und nichtendogen depressiven Patienen vergleichbarer zu machen.

Während die Zusammenhänge zwischen Postdexamethasonprolactinwerten und endogen Depressiven nach RDC sowie die Postdexamethasoncortisolwerte und endogene Depression nach ICD und RDC statistische Signifikanz erreichen (s. Tabelle 20) sind diese Zusammenhänge nach der Auspartialisierung der unterschiedlichen Depressionsschwere (HAMD-Skala) nicht mehr nachweisbar (Tabelle 22).

Tabelle 22. Korrelationen und partielle Korrelationen zwischen Postdexamethasonprolactin, Postdexamethasoncortisol, Diagnosen und Erkrankungsausprägung. (Punktbiseriale Korrelationskoeffizienten; die partiellen Korrelationskoeffizienten – in Klammern angegeben – sind durch die Auspartialisierung der unterschiedlichen Depressionsschwere – eingeschätzt nach der HAMD-Skala – entstanden)

	ICD endogen vs. nicht endogen $n = 68$	RDC endogen vs. nicht endogen $n = 60$
Postdexamethason- prolactin	$r = 0.11$ n. s.	$r = 0.30$ $p < 0.05$ $(r = 0.13)$ n. s.
Postdexamethason- cortisol	$r = 0.25$ $p < 0.05$ $(r = 0.13)$ n. s.	$r = 0.27$ $p < 0.05$ $(r = 0.16)$ n. s.

4.3.7 Diskussion

Die im Vergleich zu gesunden Kontrollen bei Depressiven erhöhten basalen und Postdexamethasonprolactinwerte weisen darauf hin, daß bei depressiven Erkrankungen nicht nur der HHNNR-Regelkreis gestört ist. Während über den Prolactin-Releasing-Faktor bislang nur Vermutungen angestellt werden können (Forsyth, 1972; Jacobs u. Daughaday, 1973), ist seit langem gesichert, daß dopaminerge Neurone eine tonisch inhibitorische Wirkung auf die Prolactinsekretion ausüben (s. 1.1.4). Andererseits wird Prolactin, ähnlich wie Cortisol, zu den sogenannten Streßhormonen gezählt (Selye, 1950; Rossier et al., 1980); damit wird zum Ausdruck gebracht, daß unterschiedliche körperliche oder psychische Belastungen ihre Regulation beeinflussen können. Unter diesem Aspekt wäre die Erhöhung der basalen Prolactinwerte bei depressiven Patienten erklärlich, wobei die relativ geringen oder nicht nachweisbaren Prolactinerhöhungen bei nicht endogen Depressiven (s. Tabelle 19) auf die geringere Erkrankungsschwere bei diesen Patienten zurückgeführt werden könnte.

Die Prolactinantwort auf Dexamethason ist jedoch nicht im Sinne dieser Hypothese interpretierbar. Hier ergeben sich in Abhängigkeit zur Psychopathologie gegensätzliche Wirkungen von Dexamethason auf die Prolactinsekretion. Während nach Dexamethasongabe bei gesunden Versuchspersonen erniedrigte Prolactinkonzentrationen gemessen werden, bleibt die Prolactinsekretion bei nicht endogen Depressiven nahezu unverändert oder steigt bei endogen Depressiven nach Dexamethasongabe deutlich an. Während die Unterschiede der Prolactinkonzentrationen zwischen den nach RDC als endogen depressiv bzw. als nicht endogen depressiv Klassifizierten und ebenso zwischen Suppressoren und Nonsuppressoren statistisch abgesichert werden können, erreichen die Differenzen der Basal- vs. Postdexamethasonprolactinwerte keine statistische Signifikanz (s. Tabelle 19).

Auf die Interaktion von Cortisolsekretion und Melatoninausschüttung wurde von Beck-Friis et al. (1983) hingewiesen. Während bei Gesunden die circadiane Sekretionsrhythmik von Melatonin um Mitternacht ihren Gipfelpunkt erreicht, werden bei der Mehrzahl von Patienten mit affektiven Erkrankungen um Mitternacht nur vergleichsweise niedrige Plasmakonzentrationen gemessen; diese niedrigen Werte waren überdurchschnittlich häufig mit abnormen Postdexamethasoncortisolwerten verknüpft (Wetterberg et al., 1981). Der gemeinsame Faktor für die obengenannte Hormonregulationsstörung wurde in einer Veränderung der pinealen β-adrenergen Rezeptorempfindlichkeit gesehen (Beck-Friis et al., 1983). Allerdings zeigte sich die abnorme Melatoninrhythmik – im Gegensatz zu den abnormen DST-Befunden – nicht zustandsabhängig, sondern war auch in depressionsfreien Intervallen nachweisbar. Die genannten Befunde stimmen mit den von Meltzer et al. (1982) berichteten überein; die Autoren untersuchten die Wirkung von Dexamethason auf die basalen Cortisol- und Prolactinkonzentrationen bei psychiatrischen Patienten mit unterschiedlichem Erkrankungsspektrum und bei gesunden Versuchspersonen. Während durch Dexamethason die Cortisol- und Prolactinplasmakonzentrationen bei gesunden Versuchspersonen supprimiert wurden, wiesen jene psychiatrischen Patienten, die sich als Cortisolnonsuppressoren erwiesen, im Vergleich zu den Cortisolsuppressoren signifikant höhere Postdexamethasonprolactinwerte auf (Meltzer et al., 1982). Dies wurde von den vorgenannten Autoren dahingehend interpretiert, daß abnorme DST-Ergebnisse bei manchen psychiatrischen Patienten eher mit einer hypophysären und weniger mit einer hypothalamischen Störung im Zusammenhang stünden. Die durch Dexamethason induzierte Prolactinerhöhung scheint aufgrund einiger in Tierversuchen gewonnenen Ergebnisse nicht als Streßphänomen interpretierbar; denn Rossier et al. (1980) fanden, daß eine streßinduzierte Prolactinerhöhung durch Vorbehandlung mit Dexamethason blockiert wird; Copinschi et al. (1975) berichteten, daß die durch Hypoglykämie induzierten Prolactinerhöhungen bei gesunden Versuchspersonen durch Dexamethasonvorbehandlung nicht verändert würden. Aus beiden Untersuchungen ist also ein dexamethasoninduzierter Anstieg von erhöhten Prolactinwerten unter Streßbedingungen nicht erkennbar. Während bei Patienten mit Demenz (Balldin et al., 1983; Raskind et al., 1982; Spar u. Gerner, 1982) sowie bei Alkoholikern (Müller et al., 1983; Oxenkrug, 1978; Swartz u. Dunner, 1982) häufiger abnorme DST-Ergebnisse erhoben werden, fanden Balldin et al. (1983) Prolactin bei dementen Patienten im Normbereich. Eigene Untersuchungen bei Alkoholikern (s. 6.4.2.) ergaben dexamethasoninduzierte Erniedrigungen von basalem Prolactin in einer ähnlichen Größenordnung wie bei gesunden Versuchspersonen. Diese Befunde geben zur Vermutung Anlaß, daß die dexamethasoninduzierte Prolactinerhöhung (DPT) geeigneter ist als der DST, quantitative und qualitative Variablen der Depression zu diagnostizieren. Da Dexamethason bei gesunden Versuchspersonen und bei nichtendogen depressiven Patienten Prolactin erniedrigt und bei endogen Depressiven erhöht, ist anzunehmen, daß durch eine höhere Dexamethasondosis die vermutete diagnostische Aussagekraft erhöht werden könnte und Spezifität sowie auch Sensitivität verbessert würden.

Als pathophysiologischer Mechanismus für die erhöhten basalen und Postdexamethasonprolactinwerte wäre ein zentraler hypodopaminerger Funktionszustand bei endogenen Depressionen zu postulieren. Dies wäre mit der klinischen Erfahrung der depressiogenen Wirkung von antidopaminergen Pharmaka vereinbar. Andererseits konnte von Laakmann (1980) gezeigt werden, daß Antidepressiva Prolactin stimulieren können; die Mehrzahl unserer Patienten waren jedoch mit Antidepressiva vorbehandelt. Es kann somit nicht ausgeschlossen werden, daß die zwischen gesunden Probanden und Depressiven unterschiedliche Prolactinantwort auf die Vorbehandlung mit Antidepressiva zurückzuführen ist.

Wiederholte Untersuchungen dieser Variablen im Verlauf von Erkrankungen sind jedoch notwendig, um die mit der Klinikaufnahme verbundenen unspezifischen Streßfaktoren von denen des typischen Krankheitsgeschehens zu trennen. In diesem Zusammenhang sei auch auf die von Loosen u. Prange (1980) vermuteten Zusammenhänge zwischen akuter Alkoholentgiftung und zentraler Hyperaktivität von dopaminergen Funktionen hingewiesen. Die für Alkoholismus und Depressionen angenommene gemeinsame genetische Wurzel (Winokur et al., 1971) könnte in der Störung dopaminerger Funktionen auch einen gemeinsamen pathophysiologischen Nenner haben. Aufgrund der multifaktoriellen Steuerungsmechanismen im ZNS sowohl der Cortisol- wie auch der Prolactinsekretion (s. 1.1.4 und 1.2.0) können jedoch auch Störungen anderer Transmittersysteme als gemeinsame Ursache dieser endokrinen Befunde in Frage kommen. Für plausible Hypothesen zu der dexamethasoninduzierten Prolactinantwort bei Gesunden und Depressiven sind die derzeit vorliegenden Befunde noch nicht ausreichend.

4.4 Clonidinstimuliertes HGH bei „Major Depressive Disorder"

4.4.1 Literaturübersicht

Seit etwa 10 Jahren hat die HGH-Regulation bei affektiven Erkrankungen besonderes Interesse in der psychoendokrinologischen Forschung gewonnen. Die HGH-Sekretion kann durch eine Vielzahl von unterschiedlichen Stimuli angeregt werden; bislang wurde die stimulierende Wirkung von Dopamin (Sachar et al., 1973; Sachar, 1975), D-Amphetamin (Langer et al., 1976), Hypoglykämie (Mueller et al., 1969; Endo, 1970; Sachar et al., 1971; Czernik u. Klecsiek, 1980), Apomorphin (Mendels et al., 1974; Maany et al., 1979; Balldin, 1981) und Clonidin (Matussek et al., 1980; Checkley et al., 1981; Charney et al., 1982 b) unter standardisierten Bedingungen untersucht. Die bislang vorliegenden Befunde lassen den Schluß zu, daß sowohl noradrenerge als auch dopaminerge und serotonerge Neurone die HGH-Sekretion beeinflussen können. Eine Reihe von Untersuchungen legt die Vermutung nahe, daß bei bestimmten diagnostischen Untergruppen der Depression die Wachstumshormonausschüttung vermindert ist (Matussek et al., 1980; Checkley et al., 1981). Die stimulierte HGH-Sekretion wurde deshalb als biologischer Marker zur Abgrenzung von Gesunden und Depressiven sowie zur Differentialdiagnostik endogen vs. nichtendogen vorgeschlagen (Langer et al., 1976; Siever et al., 1981; Boyer et al., 1981).

Allerdings ist die Interpretation der unterschiedlichen HGH-Antworten dadurch erschwert, daß – ähnlich wie bei anderen hormonellen Regulationssystemen – auch HGH durch zahlreiche weitere Stimuli, die schwer kontrollierbar sind, ebenfalls beeinflußt wird. Bislang bekannte intervenierende Faktoren bei der HGH-Sekretion sind: Schlaf, körperliche Belastungen, Streß, 5-OH-Tryptophan, Antidepressiva, Alkoholanamnese und Östrogene (Carroll u. Mendels, 1976; Sachar, 1975; Matussek, 1982; Laakmann u. Benkert, 1978). Die Abhängigkeit der HGH-Stimultion vom Monatszyklus bzw. der Menopause der Frau ist bereits seit längerem bekannt (Frantz u. Rabkin, 1965; Merimee u. Fineberg, 1971) und wurde eingehender in neuerer Zeit durch Matussek (1982) untersucht.

In diesem Zusammenhang ist zu betonen, daß die fehlende oder abgeschwächte HGH-Response z. B. auf den α_2-Rezeptoragonisten Clonidin bei endogenen Depressionen auf den Krankheitszustand beschränkt bleibt und während des freien Intervalls einer Depression nicht nachweisbar ist. Dagegen ist die verringerte oder fehlende HGH-Response auf Insulin beim Morbus Cushing unabhängig von der Akuität der Erkrankung gegeben (Krieger, 1973). Aus der Vielzahl der bislang geprüften HGH-Stimuli hat sich neben Desmethylimipramin (Laakmann, 1980) Clonidin aufgrund seiner weitgehend spezifischen α_2-adrenergen Wirkung als besonders geeignet erwiesen (Matussek et al., 1980).

4.4.2 Fragestellung

Welcher Zusammenhang besteht zwischen clonidinstimulierter HGH-Ausschüttung und den diagnostischen Untergruppen der ,,Major-Depressive-Disorder"?

4.4.3 Clonidintestergebnisse in Beziehung zu nosologischen Gruppen und psychopathologischen Variablen

Aufgrund der äußeren methodischen Testbedingungen ist eine weitgehende Kooperationsbereitschaft des Patienten eine unabdingbare Voraussetzung, um brauchbare Testergebnisse zu gewinnen. Andererseits forderten die protokollarischen Kriterien, ausschließlich schwerdepressive Patienten in die Studie aufzunehmen; daraus resultierte, daß insgesamt nur bei 15 Patienten der Clonidintest durchgeführt werden konnte. Als Maß für die clonidinstimulierte Hormonausschüttung wurde jeweils die Fläche unter der Response-Zeit-Kurve vom Zeitpunkt 0 (Zeitpunkt der Clonidininjektion) bis 120 min herangezogen. Beim visuellen Vergleich der HGH-Kurven von MDD-Patienten, die nach ICD weiter als endogen (n = 8) oder als nichtendogen (n = 7)

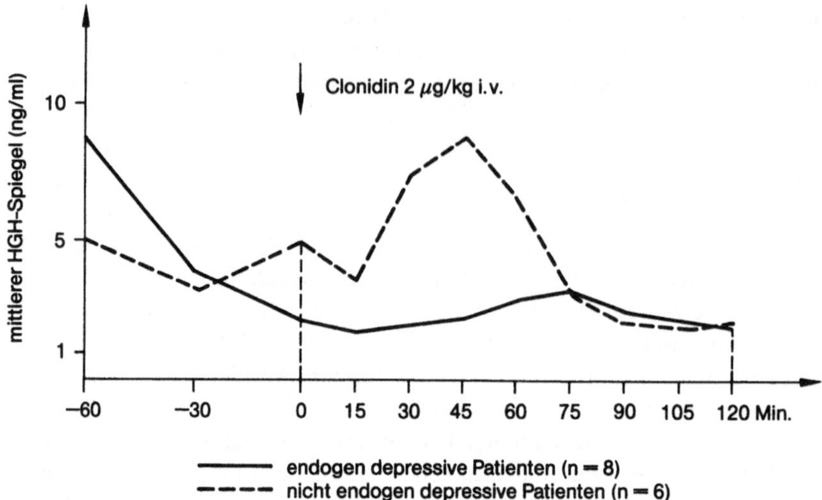

Abb. 12. Zeitlicher Verlauf der mittleren HGH-Spiegel nach intravenöser Clonidininjektion (2 µg/kg) bei endogen und nicht endogen depressiven Patienten (nach ICD). Die Standardabweichungen bewegten sich zwischen 0,67 und 13,05 ng/ml (endogene Depressionen) bzw. zwischen 0,73 und 11,22 ng/ml (nicht endogene Depressionen) und wurden wegen der Übersichtlichkeit nicht in die Abbildung aufgenommen

unterteilt wurden, zeigte sich eine deutliche Abflachung der HGH-Antwort bei den endogendepressiven Patienten (Abb. 12).

Allerdings war dieser Unterschied statistisch nicht abzusichern (t = 1,51; p < 0.18). Bei einer getrennten Betrachtung von Prä- und Postmenopause ergab sich diesbezüglich kein anderer Gesichtspunkt. Ferner ergab sich zwischen den psychopathologischen Einschätzungen nach SADD (Gesamtscore) und der HGH-Ausschüttung nur eine korrelative Tendenz (r = −0,43; p < 0.1). Das negative Vorzeichen des Korrelationskoeffizienten weist darauf hin, daß eine geringe HGH-Ausschüttung mit ausgeprägteren Depressionsformen verknüpft ist. Die durch Clonidin induzierten Cortisolwerte wiesen im Vergleich zur HGH-Antwort eine umgekehrte Tendenz auf. Die Fläche unter der Antwort-Zeit-Kurve war bei endogenen im Vergleich zu den nicht endogenen Depressionen größer (t = 1,55; p < 0.15) und die Beziehung zwischen Cortisolwerten und SADD-Score war positiv (r = 0,43; p < 0.1).

4.4.4 Diskussion

Wie von Matussek (1982) in Verlaufsuntersuchungen an 7 weiblichen Patienten mit endogenen Depressionen gezeigt werden konnte, scheint die clonidininduzierte HGH-Stimulation eine zustandsabhängige Variable („state variable") und keine über die phänomenologisch faßbare Krankheitsepisode hinaus nachweisbare Störung („trait variable") zu sein. Dies impliziert jedoch, daß der Zustand, der mit einer abnormen HGH-Antwort verknüpft ist, auch quantifizierbar sein sollte, selbst wenn abnorme Befunde spezifisch für eine diagnostisch-nosologisch definierbare Entität sein sollten, denn wie die klinische Erfahrung zeigt, gibt es leichte und schwere endogene Depressionen und ebenso unterschiedlich ausgeprägte neurotisch-reaktive Depressionen. Obwohl weder die Unterschiede zwischen endogen und nichtendogen depressiven Patienten noch die Korrelation Schweregrad und Clonidinantwort bei unserer Stichprobe statistische Signifikanz erreichten, sprechen doch verschiedene Beziehungstendenzen dafür, daß der Schweregrad der Erkrankung ein entscheidender Faktor bei unterschiedlichen clonidininduzierten HGH-Antworten sein könnte. In diesem Zusammenhang ist zu erwähnen, daß bereits gesunde Kontrollpersonen bei wiederholter HGH-Stimulation z. B. durch Hypoglykämie eine erhebliche intraindividuelle Varianz zeigen (Greenwood et al., 1966). Von den bereits erwähnten Faktoren dürften unterschiedliche Oestrogenspiegel am erheblichsten zur Varianz der Befunde beitragen. In unserer Stichprobe waren 4 endogen depressive Patientinnen in der Postmenopause, während nur eine neurotisch-depressive Patientin ebenfalls in der Postmenopause war. Die verminderte HGH-Antwort bei endogen Depressiven in unserer Stichprobe könnte somit auf die Überrepräsentierung von Postmenopausepatientinnen zurückzuführen sein.

Während von Checkley et al. (1981) und Charney et al. (1982 b) unterschiedliche clonidininduzierte HGH-Stimulierbarkeit nur zwischen endogen Depressiven und gesunden Kontrollen nachgewiesen werden konnte, fand Matussek et al. (1980) solche Unterschiede auch zwischen neurotischen und endogen depressiven Patienten. Da in der letztgenannten Studie 5 der 12 als reaktiv-neurotisch diagnostizierten Patienten ambulante Patienten waren, während die restlichen Patienten stationär aufgenommen waren, kann eine unterschiedliche Schwere der Depression zwischen den beiden diagnostischen Gruppen vermutet werden. Allerdings erfüllten alle Patienten in dieser Studie das Aufnahmekriterium von 16 Punkten auf der Hamilton-Depressionsskala. In unserer Stichprobe waren nur stationäre Patienten mit schwerdepressiven Verstimmungen aufgenommen; dadurch könnte sich der über den ansonsten unterschiedlichen Schweregrad vermittelte, vermeintlich nosologisch bedingte Unterschied bei den clonidinstimulierten HGH-Werten auflösen.

Patienten mit einer sogenannten Prästimulation, die üblicherweise von der weiteren Auswertung ausgeschlossen werden (Sachar et al., 1980; Checkley et al., 1981; Matussek, 1982) wurden von uns in die weitere Untersuchung einbezogen; dies könnte weiter dazu beigetragen haben, daß sich tatsächliche Unterschiede zwischen den diagnostischen Gruppen nicht mehr darstellten. Ebenso wurden Menopausefrauen, die häufig nicht ausreichend HGH-stimulierbar sind (Matussek et al., 1980), in die Studie aufgenommen; allerdings waren in unserer Studie weibliche Patienten, die sich in der Prämenopause und in der Menopause befanden, auf beide miteinander verglichene diagnostische Gruppen gleichmäßig verteilt. Die ungenügende HGH-Stimulierbarkeit von Frauen in der Menopause wird auf den verringerten Oestrogenspiegel zurückgeführt (Frantz u. Rabkin, 1965; Merimee u. Fineberg, 1971). Von Matussek wurde deshalb auch auf die Zyklusabhängigkeit der HGH-Stimulierbarkeit aufmerksam gemacht, die, ebenso wie der Einfluß von Alkoholtrinkgewohnheiten auf die HGH-Response, bei gesunden Probanden nachgewiesen werden konnte. Auch die letztgenannten Faktoren – Alkoholanamnese und Zyklusabhängigkeit – fanden in der vorliegenden Studie keine Berücksichtigung. Eine weitergehende Kontrolle der gesamten intervenierenden Variablen sowie homogenere und umfangreichere Stichproben sind erforderlich, um auf die Frage der differentialdiagnostischen Bedeutung der clonidininduzierten HGH-Sekretion klarere Antworten zu erhalten.

4.5 TRH-stimuliertes TSH bei „Major Depressive Disorder"

4.5.1 Literaturübersicht

Das Oligopeptid TRH wurde in hypothalamischen und anderen Hirnarealen nachgewiesen (Burgus et al., 1969; Jackson u. Reichlin, 1977); es stimuliert, über das Portalvenensystem an die Hypophyse herangebracht, sowohl TSH, wie Prolactin und unter
bestimmten Umständen auch HGH (Fleischer et al., 1970). Obwohl Patienten mit
Schilddrüsenunterfunktion häufig auch unter depressiven Verstimmungen leiden,
konnten bislang bei endogenen Depressionen keine klinischen oder laborchemischen
Befunde für eine Schilddrüsenfunktionsstörung erhoben werden (Prange et al., 1972).
Andererseits wurde von vielen Arbeitsgruppen über eine mangelhafte TRH-induzierte TSH-Antwort bei bestimmten Untergruppen von depressiven Erkrankungen
berichtet (Sachar et al., 1980; Kirkegaard, 1981; Kirkegaard et al.; 1975; Maeda et al.,
1975; Prange et al., 1972). Bei näherer diagnostischer Charakterisierung der genannten Gruppen werden allerdings Widersprüche deutlich. So wurden von Gold et al.
(1980 b) und Mendlewicz et al. (1979 a) gehäuft abnorme TSH-Antworten bei unipo-
lar-depressiven Patienten im Vergleich zu bipolar depressiven gefunden; Sachar et al.
(1980) fanden öfters abnorme TSH-Reaktionen bei als „Primary Unipolar Depressive" im Vergleich zu „Secondary" und „Bipolar Depressive" diagnostizierten Patienten. Ramseier et al. (1980) fanden ungenügende TSH-Antworten bei endogenen vs.
psychogenen Depressionen. Schlienger et al. (1981) fanden deutlich verringerte oder
fehlende TSH-Antworten bei manisch-depressiven Psychosen, unabhängig davon, ob
diese behandelt waren oder nicht. Bei Patienten mit „Major Depressive Disorder" fanden Targum et al. (1982 a) in 34 % der Fälle verminderte TRH-induzierte TSH-Stimu-
lationen. Die gleichen Autoren berichteten andererseits auch über gesteigerte TRH-
induzierte TSH-Sekretion bei weiteren 8 depressiven Patienten. Kallner (1981) dagegen fand TRH-abhängiges TSH auch bei Alkoholikern verringert. Loosen u. Prange
(1982) faßte die Befunde von insgesamt 41 Arbeiten mit insgesamt 917 Patienten in
einer sehr vollständigen Übersichtsarbeit zusammen; sie stellten abschließend fest,
daß die ersten Berichte aus den 70er Jahren (Prange et al., 1972) über häufige mangelhafte TRH-abhängige TSH-Antworten bei euthyreoten depressiven Patienten in den
nachfolgenden Studien bestätigt werden konnten.
Die Ursache der mangelhaften TSH-Stimulierbarkeit bei Depressiven ist unklar.
Da ähnliche endokrine Auffälligkeiten bei Cushing-Patienten gefunden wurden und
auch nach exogener Glucocorticoidgabe auftreten (Sachar et al., 1980), vermutete man
auch einen Zusammenhang mit dem bei vielen depressiven Patienten erhöhten Cortisolspiegel (Loosen u. Prange, 1982; Sachar et al., 1980). Während die übrigen endokrinen Störungen, die bei Depressiven bislang gefunden wurden, auf eine limbisch-hypothalamische Störung hinweisen, liegt diese Vermutung bei der abnormen TSH-Antwort
nicht nahe; denn der TRH-TSH-Test prüft ausschließlich die Hypophysenfunktion. Es
wäre allerdings denkbar, daß neben TRH zentrale Transmitter die TSH-Sekretion
modulieren und somit die bei Depressiven oft gestörte TSH-Stimulierbarkeit verur-
sacht wird. Darüber, auf welche Weise man sich dieses Zusammenwirken vorzustellen
hätte, gibt es bislang noch keine konkreten Hypothesen.

4.5.2 Fragestellung

1. Besteht ein Zusammenhang zwischen TRH-stimuliertem TSH einerseits und nosologischen Untergruppen der „Major Depressive Disorder" andererseits?
2. Welche Beziehung besteht zwischen den endokrinen Variablen des TRH-TSH-Tests und der quantitativen Einschätzung der Psychopathologie?

4.5.3 TRH-TSH-Testergebnisse in Beziehung zu nosologischen Gruppen und psychopathologischen Variablen

Bei insgesamt 16 Personen (7 ♀, 9 ♂) mit MDD wurde die TSH-Stimulation nach TRH untersucht. Während bei 2 Patienten die TSH-Antwort völlig fehlte, blieb sie bei weiteren 5 Patienten unter 5 μE/ml. Insgesamt fanden wir bei 44 % (n = 7) der Patienten mit MDD eine „blunted response". 11 Patienten mit abnormen TRH-TSH-Testergebnissen waren nach ICD als endogen depressiv und 5 als nichtendogen depressiv diagnostiziert (χ^2 = 0,04, n.s.). Weder die mittlere Fläche unter der TSH-Kurve (t = 0,15; n.s.), noch die mittleren TSH-Maxima (t = 0,18, n.s.) unterscheiden endogen Depressive signifikant von nichtendogen Depressiven.

In der Gruppe der endogenen Depression waren 9 Patienten als unipolar und 1 Patient als bipolar (ICD 9) diagnostiziert. Letzterer Patient zeigte eine fehlende TSH-Antwort. Es ergab sich kein statistisch signifikanter Zusammenhang zwischen TRH-TSH-Testergebnissen einerseits und DST-Variablen oder Ausprägungsgrad der depressiven Symptomatik andererseits.

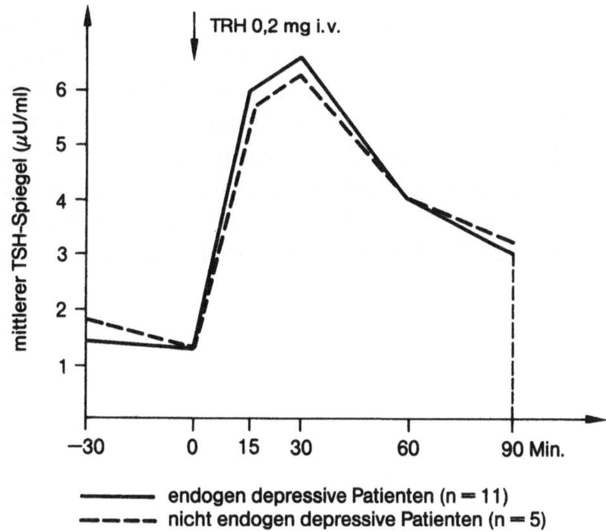

Abb. 13. Zeitlicher Verlauf der mittleren TSH-Spiegel nach intravenöser Injektion von 0,2 mg TRH bei endogen und nicht endogen depressiven Patienten (nach ICD). Die Standardabweichungen lagen zwischen 0,53 und 0,54 μU/ml (endogene Depressionen) bzw. zwischen 0,19 und 2,30 μU/ml (nicht endogene Depressionen) und wurden wegen der Übersichtlichkeit nicht in Abbildung aufgenommen

4.5.4 Diskussion

In Übereinstimmung mit bislang veröffentlichten Befunden fanden wir bei einem beträchtlichen Anteil unserer Patienten (44 %) mit MDD eine verminderte TSH-Stimulation nach TRH, wenn als Testkriterium ein Grenzwert von 5 μE/ml – wie von Loosen et al. (1976) vorgeschlagen – angenommen wurde. Sachar et al. (1980) fanden bei Patienten mit MDD, Untergruppe endogen (RDC), eine Rate von 52 % abnormen Testergebnissen. In einer nicht näher definierten Gruppe von Patienten mit MDD fanden Targum et al. (1982) bei 34 % der Gesamtstichprobe ungenügende TSH-Antworten. Es ist unklar, wie die diagnostische Untergruppe klinisch-nosologisch zu charakterisieren wäre, die mit einem abnormen TRH-TSH-Testergebnis einhergeht; andererseits konnte in vielen Studien gezeigt werden, daß viele depressive Patienten dieses endokrine Merkmal aufweisen. Allerdings fand eine weitere Arbeitsgruppe weder zwischen den diagnostischen Untergruppen unipolar vs. bipolar und „Sporadic Depressive Disease" vs. „Familial Pure Depressive Disease" statistisch relevante Unterschiede noch zwischen Depressiven vs. gesunden Probanden (Coppen et al., 1980).

Auch in der hier dargestellten Studie unterschieden sich weder die Flächen unter der TSH-Kurve noch die Häufigkeiten der „blunted response" zwischen endogen vs. nichtendogen Depressiven signifikant. Ebenso wie bei anderen endokrinen Variablen, wie sie durch den DST, DPT oder HGH-Stimulationstest erfaßt werden, können eine Reihe von intervenierenden Faktoren das TRH-TSH-Testergebnis beeinflussen und damit die Interpretation der Ergebnisse sehr erschweren. Bislang bekannte Störfaktoren sind höheres Lebensalter, akuter Hungerzustand, Alkoholismus sowie die Pharmaka L-Dopa und die Glucocorticoide (Loosen, 1981).

Da die mit dem TRH-TSH-Test offenkundig werdende Störung zunächst nur als hypophysäre Funktionsbeeinträchtigung zu interpretieren ist, endogene Depressionen jedoch primär als Erkrankung des ZNS mit vermutlich limbisch-hypothalamischer Lokalisation aufzufassen sind, wurde Cortisol als biologische Brücke zwischen Depression und Schilddrüsenfunktionsstörung vermutet (Loosen, 1981). Da basales Cortisol bei depressiven Erkrankungen häufig erhöht ist und andererseits eine hemmende Wirkung von Glucocorticoiden auf die TSH-Ausschüttung bekannt war (Sachar et al., 1980), wurden diese endokrinen Variablen auf ihre korrelativen Zusammenhänge bei depressiven Patienten untersucht. Während zwei Arbeitsgruppen fanden, daß erhöhte Cortisolspiegel häufig mit einer verminderten TRH-induzierten TSH-Ausschüttung verknüpft sind, konnte dies von Sachar et al. (1980) und auch durch unsere Ergebnisse nicht bestätigt werden. Die großen Standardabweichungen der TSH-Konzentrationen lassen vermuten, daß neben den oben aufgeführten intervenierenden Variablen eine Reihe von zusätzlichen, bislang noch nicht näher charakterisierbaren Störfaktoren zur Varianz der TRH-TSH-Testergebnisse beitragen.

4.6 Rapid-Eye-Movements (REM) bei Patienten mit „Major Depressive Disorder"

4.6.1 Literaturübersicht

Eine Reihe von überzeugenden Hypothesen zur Pathophysiologie der affektiven Erkrankungen nehmen in ihrem Kernpunkt Störungen der circadianen Rhythmik an (Wirz-Justice et al., 1979; Papousek, 1975). In neuerer Zeit rückte die REM-Latenz als bedeutsamer Parameter des gestörten Schlafes in den Vordergrund von verschiedenen Hypothesen. 1966 wurde erstmals von Hartmann et al. über eine verkürzte REM-Latenz bei einem depressiven Patienten berichtet, die sich mit der klinischen Besserung normalisierte. 1968 berichtete Hartmann über 6 zyklothyme Patienten, deren REM-Phasen während der depressiven Episoden deutlich kürzer waren als während der manischen Phasen. Im gleichen Jahr berichtete Snyder (1968) über erheblich verkürzte REM-Latenzmittelwerte bei 4 von 14 depressiven Patienten. Hauri u. Hawkins (1971) fanden ebenfalls bei depressiven Patienten verkürzte REM-Latenzen, jedoch ohne die vordem beobachtete mit der Besserung der Depression einhergehende Normalisierung. Diese Befunde wurden auch von Coble et al. (1979) bestätigt, der bei depressiven Patienten eine verkürzte REM-Latenz fand, die sich trotz sinkender HAMD-Scores nicht normalisierte. Andererseits fand Snyder (1972) einen linearen Zusammenhang zwischen Ausprägung der depressiven Verstimmung und Schweregrad der Schlafstörung. Später fanden Spiker et al. (1978) und Kupfer et al. (1980) eine korrelative Beziehung zwischen Verkürzung der REM-Latenz und Ausprägung der depressiven Verstimmung.

4.6.2 Fragestellung

Die oben zitierten Befunde über Verkürzungen der REM-Latenz bei depressiven Syndromen und über ihren Zusammenhang mit der Schwere der Depression waren für uns Anlaß, die REM-Latenzen als elektrophysiologische Variable in unsere Untersuchung einzubeziehen.

4.6.3 Die REM-Latenz in Beziehung zu nosologischen Gruppen und psychopathologischen Variablen

Für 6 Patienten der Stichprobe war es möglich, eine Woche ohne medikamentöse Behandlung zu bleiben. Diese Auswaschperiode wurde als Mindestzeitraum für die nachfolgenden Nachtschlafableitungen angesehen. Aufgrund des Studienprotokolls, das nur Patienten zuließ, die die Kriterien einer „Major Depressive Disorder" erfüllten, war es nur in diesen wenigen Fällen möglich, Patienten medikamentös für diesen relativ langen Zeitraum unbehandelt zu lassen. Nach der Auswaschperiode wurde, wie unter Kap. 4.1. näher erläutert, eine elektroencephalographische Nachtschlafableitung zur Bestimmung der REM-Latenz durchgeführt. Bei einem Patienten kam es während der gesamten Beobachtungsperiode zu keiner eindeutigen REM-Phase.

Tabelle 23. Ergebnisse der elektrophysiologischen und endokrinologischen Untersuchung von 6 Patienten mit MDD

Patienten-nummer	ICD-Diagnose	HAMD-Score	GAS-Wert	REM-Latenz (min)	Cortisol-Baseline	Postdexame-thasoncortisol	Prozentuales Cortisol
1	296,1	27	50	55	20,80	10,94	52,6 %
2	296,1	36	20	184	12,07	27,87	230,9 %
3	300,4	17	45	86	18,19	5,35	27,4 %
4	296,1	17	60	keine REM-Phase	13,61	23,08	169,3 %
5	296,1	24	45	50	22,36	2,53	11,3 %
6	300,4	15	45	81	20,21	3,34	16,5 %

Aufgrund der geringen Fallzahlen wurde auf eine umfangreichere statistische Auswertung verzichtet. Vier Patienten waren der Gruppe der unipolar-endogen Depressiven (ICD: 296,1) und zwei der Gruppe der neurotisch Depressiven (ICD: 300,4) zuzuordnen. Die beiden letztgenannten Patienten (Nr. 3 und Nr. 6) wiesen mit 86 und 81 min eine annähernd normale REM-Latenz auf (Tabelle 23). Bei den endogen depressiven Patienten waren die REM-Latenzen sowohl verkürzt wie verlängert, wenn als normale REM-Latenz etwa 90 min zugrunde gelegt wird.

Die Patienten Nr. 2 und Nr. 4 mit der längsten REM-Latenz – beide endogendepressiv – wiesen die niedrigsten basalen und die höchsten Postdexamethasoncortisolwerte auf. Besonders bemerkenswert ist, daß die Postdexamethasoncortisolwerte etwa doppelt so hoch sind wie die dazugehörigen Basalwerte. Für die Gesamtgruppe ergibt sich eine signifikante Beziehung zwischen Verkürzung der REM-Latenz und Höhe der basalen Cortisolwerte ($r = 0{,}85$, $p < 0.05$) und andererseits zwischen verlängerter REM-Latenz und Höhe der prozentualen Suppression ($r = 0{,}83$, $p < 0.05$). Eine lineare Beziehung der REM-Latenz zur TRH-stimulierten TSH-Antwort sowie zur clonidinstimulierten HGH und Cortisolantwort war nicht festzustellen (Tab. 23).

4.6.4 Diskussion

Der von Kupfer et al. (1980) berichtete Zusammenhang zwischen Schwere der Depression und Verkürzung der REM-Latenz konnte an unseren kleinen Fallzahlen weder bestätigt noch widerlegt werden. Zwei unserer Patienten wiesen eine verkürzte und zwei weitere eine verlängerte REM-Latenz auf. Allerdings waren die von Kupfer et al. untersuchten Patienten im Unterschied zum hier untersuchten Patientengut als psychotische Depression klassifiziert. Zwei Patienten mit der längsten REM-Latenz wiesen basale Cortisolwerte auf, die etwa um die Hälfte niedriger waren als die Postdexamethasoncortisolwerte. Dieses überraschende Ergebnis könnte als eine überschießende Rebound-Reaktion auf Dexamethason bei einer gestörten HHNNR-Regulation interpretiert werden. Der gemeinsame biologische Nenner für die bei diesen Patienten besonders ausgeprägten Schlafstörungen einerseits und die genannten endokrinen Auffälligkeiten andererseits könnte in der Störung der circadianen Rhythmik vermutet werden. Störungen der circadianen, ultradianen und infradianen Zeitrhythmen wurden von Papousek (1975) als grundlegender pathophysiologischer Mechanismus für affektive Erkrankungen angenommen. Andererseits kann nicht ausgeschlossen werden, daß es sich um ein zufälliges Zusammentreffen von Schlafstörungen einerseits und endokrinen Auffälligkeiten anderersetis handelt. Da im Rahmen des DST nur jeweils 2 Cortisolwerte bestimmt werden, ist die Varianz der Einzelbefunde aufgrund der unregelmäßigen, intermittierend auf die circadiane Cortisolkurve aufgelagerten Sekretionsspitzen vergleichsweise groß und damit das Risiko von Fehlinterpretationen bei Einzelbefunden hoch. Eine kontinuierliche Bestimmung der circadianen Cortisolsekretion während mehrerer Schlafableitungen wäre für die weitere Klärung dieser Zusammenhänge erforderlich.

4.7 Zusammenfassung

Insgesamt wurden 70 Patienten, die alle die Kriterien einer „Major Depressive Disorder" erfüllten, in die Studie einbezogen. Während 52 % der nach ICD als endogen depressiv diagnostizierten Patienten abnorme DST-Ergebnisse (Postdexamethasoncortisol > 6 μg/dl) aufwiesen, betrug diese Rate bei den nicht endogen Depressiven nur 32 %. Durch das endokrine Kriterium „Postdexamethasoncortisol > oder < 6 μg/dl" konnten endogen depressive von nicht endogen depressiven Patienten signifikant unterschieden werden. Ebenso unterscheiden sich die mittleren Postdexamethasonwerte zwischen endogenen und nicht endogenen Depressionen, wenn diese nach den Kriterien der ICD und RDC diagnostiziert wurden (s. 4.2.3). Für die Interpretation dieser Ergebnisse ist es bedeutsam, daß sich endogene und nicht endogene Depressionen auch in allen angewandten psychopathometrischen Skalen unterschieden; die endogen depressiven Patienten erwiesen sich jeweils als schwerer erkrankt als die entsprechenden Vergleichsgruppen (s. 4.2.4). Die unterschiedlichen Erkrankungausprägungen der vorgenannten dichotomen Gruppierungen waren jeweils unabhängig davon nachweisbar, ob diese nach den Maßgaben der ICD-9, der RDC oder der Newcastle-Skala gebildet wurden. Andererseits zeigte sich eine enge lineare Korrelation zwischen den psychopathometrischen Skalenwerten und endokrinen Befunden (s. 4.2.5). Durch das mathematische Verfahren der partiellen Korrelation wurden die unterschiedlichen Erkrankungsausprägungen der verglichenen Krankheitskategorien auspartialisiert; dabei zeigte sich, daß die zunächst vermutete diagnostische Aussagekraft der DST-Variablen dann nicht mehr nachweisbar waren (s. 4.2.6).

Während die Mittelwerte der basalen Plasmaprolactinkonzentration bei gesunden Probanden durch eine mitternächtliche Dexamethasongabe um durchschnittlich 13 % erniedrigt wurde (s. 4.3.3), führte Dexamethason bei Patienten mit MDD zu einem Anstieg des Mittelwertes um 34 % (s. 4.3.4 und 4.3.5). Dieser Anstieg kann auf die Untergruppe der endogenen Depressionen innerhalb der als MDD-Patienten diagnostizierten Gesamtstichprobe zurückgeführt werden; denn bei nicht endogen Depressiven blieb der basale Prolactinspiegel unverändert oder es kam – ähnlich wie bei gesunden Probanden – zu einem geringen dexamethasoninduzierten Prolactinabfall. Bemerkenswert ist ferner, daß die Postdexamethasonprolactinwerte, nicht jedoch die basalen Prolactinwerte eine enge lineare Beziehung zu mehreren psychopathometrischen Skalenwerten erkennen ließen (s. 4.3.5). Aufgrund der gegensätzlichen Wirkungen von Dexamethason auf Prolactin bei endogenen und nicht endogenen Depressionen erscheint für diagnostische Zwecke der Prolactin-Suppressions-Stimulations-Test geeigneter als der DST.

Bei einer kleinen Gruppe (n = 15) der als MDD definierten Stichprobe wurde zusätzlich das clonidinstimulierte HGH bestimmt. Die HGH-Sekretion der endogen Depressiven war durch Clonidin weniger stimulierbar als die der nicht endogen Depressiven; ferner zeigte sich eine lineare Abhängigkeit zwischen abgeschwächter HGH-Stimulierbarkeit und Schwere der Erkrankung (s. 4.4). Allerdings erreichten diese Befunde keine statistische Signifikanz.

Die TRH-stimulierte TSH-Antwort konnte die endogenen vs. nicht endogenen Depressionsdichotomien nicht voneinander unterscheiden. Allerdings zeigte ein hoher Prozentsatz (44 %) der Patienten eine sog. „blunted response", die jedoch innerhalb der einzelnen Subgruppen der als MDD definierten Stichprobe keine diagnostische Spezifität erkennen ließ (s. 4.5).

5 Neuroendokrine Befunde bei konsekutiv aufgenommenen Patienten mit depressiven Syndromen

5.1 Der Dexamethasonsuppressionstest bei Patienten mit depressiven Syndromen

5.1.1 Literaturübersicht

Psychopathologische Kriterien haben sich bei der Definition von diagnostisch-nosologischen Gruppen häufig als unzuverlässig erwiesen. Die diagnostischen Probleme in der Psychiatrie sind wahrscheinlich ein wesentlicher Grund für zahlreiche Widersprüche und für viele nicht reproduzierbare Ergebnisse in der biologisch-psychiatrischen Forschung. Um die diagnostische Validität und Reliabilität der psychiatrischen Diagnostik zu erhöhen, wurden einerseits standardisierte diagnostische Systeme geschaffen wie das ICD-9 der WHO, das RDC von Spitzer et al. (1975) und das DSM-III der American Psychiatric Association; in zugehörigen Manualen sind diagnostisch relevante Kriterien operationalisiert. Andererseits werden in den letzten Jahren vermehrt biologische Kriterien auf ihre diagnostische Aussagekraft hin geprüft. Einige Autoren berichteten über eine abgeschwächte TRH-induzierte TSH-Antwort bei bestimmten Untergruppen von affektiven Erkrankungen und bei Alkoholismus (Loosen u. Prange, 1980; Gold et al., 1980 a). Die clonidin- und desmethylimipramininduzierte Wachstumshormonantwort scheint endogene Depressionen von anderen Depressionen zu unterscheiden (Matussek et al., 1980; Laakmann u. Benkert, 1978).

Ebenso konnte eine Reihe von anderen Wachstumshormonstimulationstests Unterschiede zwischen endogenen und anderen Depressionsformen aufzeigen (Checkley, 1979; Czernik u. Klecsiek, 1980). In neuerer Zeit konnte bei depressiven Patienten eine verminderte Bindungskapazität für (^{3}H)-Imipramin an Thrombozyten nachgewiesen werden (Langer et al., 1982). Am intensivsten ist bislang der DST hinsichtlich seiner diagnostischen Aussagekraft bei affektiven Erkrankungen untersucht worden. Liddle fand 1960 den DST hilfreich bei der Cushing-Diagnostik. 1968 fanden Carroll et al. gehäuft abnorme DST-Ergebnisse bei psychiatrischen Patienten mit schweren depressiven Syndromen. Die meisten der bislang berichteten Ergebnisse scheinen zu bestätigen, daß ein abnormes DST-Ergebnis auf eine endogene Depression hinweist (Tabelle 25).

Bei der in Tabelle 25 erstellten Literaturübersicht sind alle bislang publizierten Untersuchungen, in denen Gruppen, die im weiteren Sinne den endogenen Depressionen zuzurechnen sind und mit nicht endogenen Depressionen verglichen wurden, aufgeführt. Nur drei Arbeitsgruppen finden einen signifikant höheren Prozentsatz abnormer DST-Ergebnisse bei endogen Depressiven. Eine Arbeitsgruppe fand einen signifikant höheren Prozentsatz bei nicht endogen depressiven Patienten (Coryell et al.,

Tabelle 25. Studien, in denen diagnostische Gruppen mit höheren Raten abnormer DST-Ergebnisse mit anderen Gruppen, die niedrigere Raten aufweisen, verglichen wurden

Autoren	Dexame-thason-dosis (mg)	Zeitpunkte der Postdexamethason-blutentnahme	Cortisol-grenzwert (μg/dl)	Diagnostische Gruppen (abnorme DST, Gesamtzahl; %)	Diagnostische Gruppen (abnorme DST, Gesamtzahl; %)	χ^2-Test
Berger et al. (1984)	1,5	9.00, 16.00, 23.00	5	primary depressive 8/22 (36 %)	secondary depressive 1/9 (11 %)	n. s.
Brown and Shuey (1980)	2	24.00	6	primary depressive 9/49 (18 %)	secondary depressive 2/49 (4 %)	$\chi^2 = 11.28$, p < 0.001
Caroff et al. (1983)	1	8.00, 16.00, 23.00	5	psychotic depressive 9/11 (82 %)	non-psychotic depressive 10/18 (56 %)	n. s.
Caroll et al. (1980)	1	16.00	6	endogenous depressive 19/47 (40 %)	non-endogenous 1/42 (2 %)	$\chi^2 = 18.4$, p < 0.0001
Coppen et al. (1983)	1	16.00	5	neurotic depressive 63/78 (81 %)	endogenous depressive 20/41 (49 %)	$\chi^2 = 13.03$, p < 0.001
Corryell et al. (1982)	1	8.00	5	primary unipolar depressive 22/50 (44 %)	secondary depressive 0/15 (0 %)	$\chi^2 = 8.12$, p < 0.005
Greden et al. (1981)	1	16.00	5	endogenous depressive (RDC) 25/46 (54 %)	schizoaffect depressive 6/25 (24 %)	n. s.
Klein et al. (1984)	2	16.00	5	endogenous depressive 13/49 (22 %)	non-endogenous 5/28 (18 %)	n. s.
				endogenous subtype (RDC) 11/44 (25 %)	minor depressive disorder 3/17 (18 %)	n. s.
Mendlewicz et al. (1982)	1	16.00	5	psychotic depressive 30/37 (81 %)	non-psychotic depressive 21/58 (36 %)	$\chi^2 = 4.76$, p < 0.05
Papacostas et al. (1981)	2	8.00, 16.00, 23.00	7	primary unipolar depressive 17/20 (85 %)	secondary depressive 2/16 (13 %)	$\chi^2 = 6.5$, p < 0.025
Reus et al. (1982)	1	16.00, 23.00	5	primary depressive 29/22 (91 %)	secondary depressive 25/41 (61 %)	n. s.
Rothschild et al. (1982)	1	16.00	14	psychotic unipolar 8/14 (0 %)	psychotic unipolar 0/20 (0 %)	$\chi^2 = 8.98$, p < 0.005
Rudorfer et al. (1982)	1	8.00, 16.00, 23.00	5	psychotic subtype 10/15 (67 %)	endogenous depressive 3/16 (19 %)	$\chi^2 = 7.39$, p < 0.01

Tabelle 25. Fortsetzung

Autoren	Dexame-thason-dosis (mg)	Zeitpunkte der Postdexamethason-blutentnahme	Cortisol-grenzwert (μg/dl)	Diagnostische Gruppen (abnorme DST, Gesamtzahl; %)		Diagnostische Gruppen (abnorme DST, Gesamtzahl; %)		χ^2-Test
Rush et al. (1982)	1	16.00	4	endogenous depressive	13/32 (41 %)	non-endogenous	2/38 (5 %)	$\chi^2 = 12.91$, p < 0.0003
				FPDD	7/23 (30 %)			
				SDD	1/22 (5 %)			n. s.
				DSD	2/14 (14 %)			
Schatzberg et al. (1983)	1	16.00	5	major unipolar depressive	23/45 (62 %)	bipolar depressive	7/20 (35 %)	$\chi^2 = 30.0$, p < 0.001
Schlesser et al. (1979)	1	8.00	5	FPDD	23/28 (82 %)	DSD	1/23 (4 %)	$\chi^2 = 31.01$, p < 0.0005
Schlesser et al. (1980)	1	8.00	5	primary unipolar depressive	65/146 (45 %)	secondary depressive	0/42 (0 %)	$\chi^2 = 17.41$, p < 0.0001
Stokes et al. (1976)	1	8.00	5	endogenous subtype (DSM-III)	18/38 (47 %)	neurotic/reactive subtype	9/21 (43 %)	n. s.
Summe der Patienten				n = 631		n = 588		
abnorme DST-Ergebnisse (%)				n = 353 (56 %)		n = 135 (23 %)		n = 488(40%)
Gesamtzahl der Patienten : n = 1219								

1982). Faßt man die Ergebnisse aller diagnostischen Gruppen zusammen, findet sich ein mittlerer Prozentsatz von nicht supprimierten Patienten von 40 %, während der Prozentsatz abnormer DST-Ergebnisse bei nicht endogenen Depressionsformen 23 % beträgt.

Bei der Mehrzahl der Studien kamen die DSM-III- und RDC-Kriterien als operationale Diagnostikverfahren zur Anwendung.

5.1.2 Fragestellung

1. Diese Untersuchung sollte klären, inwieweit klinisch als depressiv eingeschätzte, konsekutiv in die Studie aufgenommene Patienten bezüglich des Dexamethasonsuppressionstests einerseits und ihrer Zuordnung zu einer klinisch-nosologisch definierten Gruppe andererseits übereinstimmen.
2. Es sollte geprüft werden, welcher quantitativer Zusammenhang zwischen depressiven Syndromen und endokrinen Befunden besteht.
3. Durch die Wiederholung der klinischen Befunde und des DST nach einem definierten Zeitraum sollten auch Verlaufsaspekte der Erkrankung und ihre Beziehung zum DST untersucht werden.

5.1.3 Methodik

Während eines zusammenhängenden Zeitraums wurden alle depressiven Patienten, die in die Psychiatrische Klinik der Universität München aufgenommen wurden, konsekutiv in die Studie einbezogen. Die konsekutive Aufnahme sollte als wesentliche methodische Vorbedingung gewährleisten, daß eine möglichst unausgelesene Stichprobe vorliegt. Als Aufnahmekriterium galt eine Mindestpunktzahl von 16 oder mehr auf der Hamilton-Depressionsskala; ferner war eine Altersbegrenzung nach unten von 18 und nach oben von 65 Jahren vorgegeben. Der DST wurde innerhalb von 3 Tagen nach Klinikaufnahme durchgeführt und jeweils 6 Wochen später oder bei Entlassung – falls dieser Zeitpunkt früher war – wiederholt. Patienten, die in irgendeiner Weise hormonell einschließlich Anticonceptiva behandelt wurden oder die an bekannten endokrinen Erkrankungen oder bedeutsamen somatischen Erkrankungen litten, waren von der Untersuchung ausgeschlossen. Ebenso war ein negativer Schwangerschaftstest Vorbedingung.

Der DST wurde wie unter 2.2.1.1 beschrieben mit jeweils 2 mg Dexamethason (Fortecortin) durchgeführt. Die Grenze, oberhalb der jeweils Postdexamethasoncortisolwerte als abnorm eingeschätzt wurden, war sowohl mit $> 5\ \mu g/dl$ und mit $> 6\ \mu g/dl$ definiert.

Zur diagnostischen Kategorisierung wurde das ICD (8. Revision), die RDC und die Newcastle-Skala herangezogen wie unter 2.3.1 näher beschrieben.

Psychopathologische Fremdbeurteilungen wurden mit dem HAMD-Fragebogen, dem AMP (Bogen 3 und 4), der IMPS und der GAS vorgenommen (s. 2.3.3.1). Die Selbstbeurteilung erfolgte durch den MMPI, die Angstskala (AS) und die Befindlichkeitsskala (Bf-S; Bf-S') nach v. Zerssen (s. 2.3.3.2).

Durch eine selbst zusammengestellte standardisierte Erhebung wurden Angaben über psychiatrische Vorerkrankungen, familiäre Belastung mit psychiatrischen Erkrankungen und das Ansprechen auf frühere und gegenwärtige Therapie erhoben; ferner wurde die Medikation unmittelbar vor und während des DST sowie Änderungen des Körpergewichtes vor dem ersten DST dokumentiert.

Die Studie wurde insofern kontrolliert, als den klinischen Untersuchern nicht die Ergebnisse der Laborbestimmungen und dem Labor nicht die klinischen Befunde bekannt waren. Der psychiatrische Befund wurde von jeweils zwei unabhängigen Untersuchern mit mehrjähriger klinisch-psychiatrischer Erfahrung erhoben.

5.1.4 Psychiatrische und endokrine Grunddaten der Stichprobe

Insgesamt wurden 102 Patienten (71 ♀, 31 ♂) in die Studie aufgenommen. Bei 81 Patienten konnte die Wiederholungsuntersuchung durchgeführt werden. Das durchschnittliche Lebensalter der Patienten betrug 43 Jahre. Zwanzig der Patienten waren bei Klinikaufnahme der Gruppe der Nonsuppressoren zuzuordnen, wenn nicht ausreichende Suppression mit einem Postdexamethasoncortisolwert von $> 5\ \mu g/dl$ definiert wurde; 16 Patienten wiesen einen Postdexamethasonwert von $> 6\ \mu g/dl$ auf. Bei Wiederholungs-DST 6 Wochen später bzw. bei Entlassung fanden sich noch 2 Patienten (2,5 %) mit einem Postdexamethasoncortisolwert von $> 5\ \mu g/dl$ und noch 1 Patient (1,2 %) mit einem Postdexamethasoncortisolwert von $> 6\ \mu g/dl$ (Tabelle 24).

Tabelle 24. Zahl der Nonsuppressoren zu den beiden Untersuchungszeitpunkten

	insgesamt	Postdexamethason-cortisol $> 5\ \mu g/dl$	Postdexametason-cortisol $> 6\ \mu g/dl$
Aufnahme-DST (n)	102	20 (20 %)	16 (16 %)
Wiederholungs-DST (n) (nach 6 Wochen oder Entlassung)	81	2 (2,5 %)	1 (1,2 %)

Der basale Plasmacortisolwert betrug bei der Aufnahme $14{,}25 \pm 6{,}56\ \mu g/dl$ (n = 100) und bei der Wiederholungsuntersuchung $11{,}31 \pm 5{,}34\ \mu g/dl$ (n = 77). Die Postdexamethasoncortisolwerte betrugen bei Aufnahme $3{,}54 \pm 4{,}55\ \mu g/dl$ (n = 102) und bei der zweiten Untersuchung $1{,}85 \pm 2{,}09\ \mu g/dl$ (n = 81). Bei der Aufnahme, nicht jedoch bei der nachfolgenden Untersuchung, waren basales Cortisol und Postdexamethasoncortisolwert signifikant miteinander korreliert (r = 0,34; p < 0.001).

5.1.5 Der Dexamethasonsuppressionstest und seine Beziehung zu diagnostischen Gruppen

Nach dem Diagnoseschlüssel der WHO waren von den insgesamt 102 Patienten 59 als endogen depressiv (ICD: 296,0 und 296,2), 33 als neurotisch depressiv (ICD: 300,0 und 300.4) und 10 als schizophren (ICD: 295) einzuordnen.

Wenn ein Postdexamethasoncortisolwert von > 6 μg/dl als Grenze angenommen wurde, waren 19 % und bei einer Grenze von > 5 μg/dl sogar 22 % der nach ICD (8. Revision) als endogen depressiv definierten Patienten Nonsuppressoren. In der Gruppe der als neurotisch depressiv diagnostizierten Patienten (ICD-8: 300,0 und 300,4) waren 8 % (Postdexamethasoncortisolwert > 6 μg/dl) bzw. 12 % (Postdexamethasoncortisolwert > 5 μg/dl) Nonsuppressoren. Die Gruppen der endogenen und neurotischen Depressionen unterschieden sich nicht in der Häufigkeit der Suppressoren vs. Nonsuppressoren (Tabelle 26).

Ein depressiver Patient aus der Gruppe der nosologisch als schizophren (ICD 295) Klassifizierten war nicht ausreichend supprimiert (Postdexamethasoncortisolwert > 6 μg/dl). Der mittlere Postdexamethasoncortisolwert betrug bei den endogen Depressiven 4,1 ± 5,0 μg/dl, bei den neurotisch Depressiven 3,1 ± 4,2 μg/dl (n.s.; Mann-Whitney-U-Test). Gemäß den RDC-Kriterien waren 48 Patienten als ,,Major Depressive Disorder" zu klassifizieren. Wenn ein Postdexamethasoncortisolwert von > 6 μg/dl als Grenze angenommen wurde, waren 19 % und bei einer Grenze von 5 μg/dl 23 % der gemäß der RDC als ,,Major Depressive Disorder", Untergruppe ,,endogen", eingestuften Patienten Nonsuppressoren. Bei der Gruppe der ,,Minor Depressive Disorder" fanden wir 12 % mit Postdexamethasoncortisolwerten > 6 μg/dl, und 18 % der Patienten hatten Werte > 5 μg/dl. Die beiden Gruppen unterschieden sich nicht signifikant bezüglich der Häufigkeit von Suppressoren vs. Nonsuppressoren (Tabelle 26). Der mittlere Postdexamethasoncortisolwert betrug bei den nach RDC als endogen

Tabelle 26. Häufigkeit der Suppressoren vs. Nonsuppressoren in den verschiedenen diagnostischen Kategorien. Mit dem χ^2-Test wurde die Übereinstimmung der Kategorie Suppressor vs. Nonsuppressor mit den verschiedenen klinisch-nosologisch definierten Gruppen geprüft

| | Postdexamethasoncortisol (μg/dl) | | | | Postdexamethasoncortisol (μg/dl) | | | |
	< 5	> 5			< 6	> 6		
Diagnose	n	n	χ^2	p	n	n	χ^2	p
ICD								
296.0 296.2	46	13			48	11		
			0.64	n. s.			0.66	n. s.
300.0 300.4	28	5			29	4		
RDC								
Endogenous Untergruppe	37	11			39	9		
			0.21	n. s.			0.44	n. s.
Minor Depressive Disorder	14	3			15	2		
Newcastle Punktwert								
≥ 6	25	11			28	8		
			3.11	n. s.			1.52	n. s.
≤ 5	48	8			49	7		

depressiv klassifizierten Patienten 3,38 ± 5,2 μg/dl, bei den neurotisch depressiven dagegen 3,12 ± 3,72 μg/dl (n.s.; Mann-Whitney-U-Test).

In der Newcastle-Skala erreichten 42 Patienten einen Summenwert von ≥ 6 und waren somit als endogen depressiv definiert. 60 Patienten mit einem Summenwert von ≤ 5 waren der Gruppe der neurotisch Depressiven zuzuordnen. Bei der nach Newcastle als endogen depressiv diagnostizierten Gruppe wiesen 21 % (n = 9) einen Postdexamethasoncortisolwert von > 6 μg/dl und 26 % (n = 11) von > 5 μg/dl auf. Die Häufigkeit der Suppressoren vs. Nonsuppressoren in den verschiedenen diagnostischen Kategorien nach Newcastle unterschied sich ebenfalls nicht signifikant (s. Tabelle 26).

Bei den Patienten, die nach der Newcastle-Skala als endogen depressiv klassifiziert waren, betrug der Postdexamethasoncortisolwert 4,5 ± 5,4 μg/dl, bei denen, die als neurotisch-depressiv eingeschätzt wurden, 3,0 ± 3,8 μg/dl.

Die punktbiserialen Korrelationen zwischen den endogenen vs. nicht endogenen Gruppen innerhalb der diagnostischen Systeme der ICD, oder RDC und der Newcastle-Skala einerseits und basalen Cortisol- sowie Postdexamethasoncortisolwerten andererseits ergab keine statistisch signifikanten Zusammenhänge. Wenn allerdings die Einzelwerte der Newcastle-Skala und nicht die Zugehörigkeit zu einer der dichotomen Gruppierungen endogen oder neurotisch zugrundgelegt werden, ergab sich zu den Postdexamethasoncortisolwerten ein Korrelationskoeffizient von r = 0,24 (p < 0.05). Ferner wiesen die als Nonsuppressoren definierten Patienten (Postdexamethasoncortisol > 5 oder > 6 μg/dl) höhere Gesamtwerte auf der Newcastle-skala auf als die Suppressoren (r = 0,25, p > 0.05).

5.1.6 Psychopathologische Charakterisierung der diagnostischen Gruppen

Die in Tabelle 27 zusammengefaßten Werte der HAMD, der GAS sowie der AMP- und der IMPS-Faktoren zeigen, daß innerhalb aller in dieser Untersuchung zugrundegelegten diagnostischen Systeme, die jeweils als endogen depressiv subsummierten Patienten eine schwerer ausgeprägte Psychopathologie aufweisen als die nicht endogen Depressiven. 10 Patienten, die nach ICD nosologisch als schizophren klassifiziert waren, sind nicht in die nach Newcastle beurteilte Gruppe aufgenommen.

Da die Gegenüberstellung der diagnostischen Gruppen zeigt, daß sie bezüglich der psychopathologischen Ausprägung inhomogen sind, stellt sich die Frage, inwieweit die größere Häufigkeit der Nonsuppressoren innerhalb der Gruppe der endogenen Depressionen bzw. die in diesen Gruppen höheren Basal- und Postdexamethasoncortisolwerte damit im Zusammenhang stehen.

5.1.7 Quantitative Beziehung zwischen Psychopathologie und Dexamethasonsuppressionstest

Wenn die Patienten nicht primär aufgrund psychopathologischer und nosologischer Merkmale gruppiert wurden, sondern nach endokrinen Kriterien als Suppressoren bzw. Nichtsuppressoren definiert wurden, so unterschieden sie sich in einer Reihe von klinischen Beurteilungen (Tabelle 28). Wenn immer psychopathologische Unter-

Tabelle 27. Endogene vs nicht endogene Depression, eingeschätzt mit HAM-D, AMP, IMPS und GAS. Unterschiede wurden mittels ungepaartem Student-t-Test analysiert

Psychopatholo-gische Ausprägung	ICD (8. Revision) 296.0		300.4				RDC Untergruppe endogen		Minor Depressive Disorder				Newcastle-Skala endogen ≥ 6		neurotisch/reaktiv ≤ 5			
	n = 59		n = 28		df = 85		n = 48		n = 17		df = 63		n = 36		n = 56		df = 90	
	$\bar{x}$	SD	$\bar{x}$	SD	t	p	$\bar{x}$	SD	$\bar{x}$	SD	t	p	$\bar{x}$	SD	$\bar{x}$	SD	t	p
HAM-D	26.66	6.41	22.39	4.8	3.13	<0.005	27.23	5.28	19.35	3.28	5.76	<0.001	29.8	5.6	23.1	5.0	5.84	<0.001
AMP																		
apathisches S.	4.82	3.31	3.00	3.19	2.42	<0.02	5.46	3.82	1.47	1.33	4.20	<0.001	5.98	3.97	2.87	2.34	2.34	<0.001
gehemmt depr. S.	6.56	3.75	5.00	3.22	1.89	n. s.	7.0	3.53	2.71	1.79	4.78	<0.001	7.23	3.62	4.96	3.14	3.09	<0.005
IMPS																		
gehemmt depr. S.	48.28	10.38	44.82	6.28	1.62	n. s.	49.35	10.73	41.35	3.66	3.00	<0.005	51.1	10.7	44.4	6.8	3.35	<0.005
depr. Stimmg.	37.19	14.67	33.04	15.82	1.20	n. s.	38.27	14.93	25.88	11.41	3.11	<0.005	42.1	15.1	33.0	14.3	2.88	<0.005
GAS	38.65	11.0	46.04	10.54	2.97	<0.005	37.52	7.84	52.35	7.68	-6.73	<0.001	33.4	10.2	44.8	8.9	-5.49	<0.001

Tabelle 28. Psychopathologische Unterschiede, eingeschätzt nach HAM-D, AMP, IMPS und Angst-Skala – zwischen Suppressoren und Nicht-Suppressoren. Die Mittelwerte der psychopathologischen Einschätzungen wurden auf statistische Unterschiede mit dem ungepaarten Student t-Test geprüft. Der Pearson Korrelationskoeffizient wurde für die Variablen Basal- und Postdexamethasoncortisolwerte und die Kovariablen der psychopathologischen Einschätzung errechnet

Psychopathologische Ausprägung	$<6\,\mu g/dl$ Suppressor n = 86		$>6\,\mu g/dl$ Nonsuppressor n = 16		df = 100		$<5\,\mu g/dl$ Suppressor n = 82		$>5\,\mu g/dl$ Nonsuppressor n = 20		df = 100		Basale Cortisolwerte		Postdexamethason- cortisolwerte	
	$\bar{x}$	SD	$\bar{x}$	SD	t	p	$\bar{x}$	SD	$\bar{x}$	SD	t	p	r	p	r	p
HAM-D	24.14	4.92	29.31	6.46	−3.66	<0.001	24.02	4.9	28.75	6.24	−3.66	<0.001	0.0885	n.s.	0.3	0.01
AMP																
hypochondrisches Syndrom	3.83	2.42	5.13	2.36	−1.98	0.05	3.79	2.44	5.00	2.27	−2.01	0.05	0.016	n.s.	0.206	0.05
apathisches Syndrom	3.95	3.06	5.44	4.55	−1.64	n.s.	3.93	3.05	5.05	4.17	−1.36	n.s.	0.086	n.s.	0.244	0.05
katatones Syndrom	0.84	1.00	1.44	1.82	−1.89	n.s.	0.83	1.00	1.35	1.69	−1.79	n.s.	0.013	n.s.	0.288	0.01
IMPS																
gehemmt-depressives Syndrom	45.95	7.23	54.13	14.41	−3.45	<0.001	45.72	7.08	53.42	13.58	−3.55	<0.001	0.063	n.s.	0.394	0.001
Angst-Skala (v. Zerssen)	11.28 (n = 76)	5.67	8.59 (n = 13)	5.37	1.76	n.s.	11.06 (n = 72)	5.7	6.54 (n = 17)	3.95	3.35	0.005	0.111	n.s.	−0.26	0.01

schiede eruierbar waren, so zeigte sich, daß stets die Gruppe der Nonsuppressoren schwerer erkrankt war als die Gruppe der Patienten, deren Cortisolausschüttung durch Dexamethason ausreichend supprimiert wurde.

Im rechten Abschnitt von Tabelle 28 werden die Variablen basales Cortisol sowie Postdexamethasoncortisol den Kovariablen HAMD- und Angstskala sowie einigen AMP- und IMPS-Faktoren gegenübergestellt. Während die basalen Cortisolwerte nicht mit der psychopathologischen Ausprägung der Erkrankung korrelieren, ergeben sich mit den Postdexamethasoncortisolwerten eine Reihe von statistisch signifikanten Beziehungen. Die entsprechenden Korrelationskoeffizienten zwischen psychopathologischen Syndromen und den Variablen Suppressoren und Nonsuppressoren sind erheblich kleiner. Die AMP- und IMPS-Faktoren, die positiv mit den Postdexamethasoncortisolwerten korreliert sind, haben die Symptome der motorischen, affektiven und vitalen Hemmung gemeinsam. Andererseits ist der Faktor Angst, eingeschätzt nach der AS nach v. Zerssen, umgekehrt mit den Postdexamethasoncortisolwerten ($r = -0,26$; $p < 0.05$) bzw. mit dem Unterscheidungskriterium Suppression vs. Nonsuppression (> 6 μg/dl, $r = -0,24$; $p < 0.01$) verknüpft. Angst ist ein häufiges Symptom bei neurotischen Erkrankungen und ist auf der Newcastle-Skala auch als neurotisches Symptom gewichtet.

Da sich sowohl zwischen den Werten der Newcastle-Skala sowie der RDC (Untergruppe endogen) einerseits und den Postdexamethasoncortisolwerten andererseits korrelative Tendenzen ergeben ($r = 0,22$ bzw. $r = 0,17$), könnte darin eine diagnostische Bedeutung vermutet werden. Allerdings wurde bereits auf die unterschiedliche Erkrankungsausprägung der diagnostichen Gruppen hingewiesen (s. 5.1.6.), die sich in allen Fremd- und Selbstbeurteilungsskalen abbildete. Dabei zeigte sich stets, daß die Patienten, die in den verschiedenen diagnostischen Systemen (ICD, 8. Revision, RDC und Newcastle-Skala) als endogen depressiv klassifiziert wurden, schwerer erkrankt waren als die Patienten, die als neurotisch oder reaktiv depressiv kategorisiert wurden. Andererseits zeigte sich auch ein enger Zusammenhang zwischen psychopathologischer Symptomausprägung und Postdexamethasoncortisol. Um nun Gruppen der endogenen (ICD 8: 296,0 und 296,2) und neurotisch depressiven (ICD 8: 300,4) Patienten bezüglich ihrer endokrinen Variablen vergleichbar zu machen, wurden retrospektiv Patientenpaare mit jeweils gleicher HAMD-Beurteilung zusammengestellt. Dabei zeigte sich, daß die diagnostischen Gruppen sich weder in der Höhe der basalen und Postdexamethasoncortisolwerte noch in der Häufigkeit des Kriteriums Nonsuppression vs. Suppression signifikant unterschieden.

5.1.8 Der Dexamethasonsuppressionstest im Verlauf von depressiven Erkrankungen

Bei 81 Patienten konnte nach 6 Wochen oder bei Entlassung – falls diese früher war – der Dexamethasonhemmtest wiederholt werden. Die zu den entsprechenden Zeitpunkten erneut erhobenen psychopathologischen Beurteilungen zeigten sowohl nach der HAMD- wie auch der GAS-Beurteilung im Durchschnitt eine erhebliche Besserung, wobei die Standardabweichungen große individuelle Unterschiede erkennen lassen. Gleichläufig mit der psychopathologischen Besserung verringerte sich auch der durchschnittliche Plasmacortisolwert vor und nach Dexamethasongabe.

Tabelle 29. Prognostische Bedeutung des DST und endokrinologische und psychopathologische Variablen im Krankheitsverlauf. Die Variablen der klinischen Verlaufsbeurteilung „HAM-D und GAS" wurden den Kovariablen „Postdexamethasoncortisolwert bei stationärer Aufnahme", dem Kriterium „> oder < 5 μg/dl" bzw. „> oder < 6 μg/dl" und „$\triangle$ Cortisol" sowie „$\triangle$ Postdexamethasoncortisol" gegenübergestellt (* Pearson-Korrelation, ** Punktbiseriale Korrelation)

	bei Aufnahme* Postdexamethason-cortisol	bei Aufnahme** Cortisol > oder < 5 μg/dl	bei Aufnahme** Cortisol > oder < 6 μg/dl	$\triangle$* Cortisol (Basalwert)	$\triangle$* Cortisol (Postdexamethason)
n	81	81	81	76	80
$\triangle$ HAM-D	r = 0,148	r = 0.317	r = 0,235	r = 0,129	r = 0,239
	n. s.	p < 0,01	p < 0,05	n. s.	p < 0,05
$\triangle$ GAS	r = 0,126	r = 0,209	r = 0,136	r = 0,239	r = 0,179
	n. s.	n. s.	n. s.	p < 0,05	n. s.

Um die prognostische Bedeutung des DST zu prüfen, wurden die zu Beginn der stationären Aufnahme gewonnenen DST-Ergebnisse den klinischen Veränderungen während der Beobachtungszeit gegenübergestellt. Dabei fanden wir keinen Zusammenhang von Postdexamethasoncortisolwerten bei der Aufnahme und der nachfolgenden Besserung, eingeschätzt nach HAM-D (r = 0,148) und GAS (r = 0,126). Wenn jedoch Nonsuppressoren vs. Suppressoren verglichen wurden, zeigte sich, daß sich die Nonsuppressoren (> 5 und > 6 μg/dl) deutlicher besserten (Tab. 29). Wenn jedoch die klinische Besserung mit den endokrinen Veränderungen korreliert wurde, zeigte sich ein signifikanter Zusammenhang sowohl mit der HAM-D (r = 0,239; p < 0.05) wie auch mit dem AMP-Faktor „halluzinatorisch" (r = 0,224; p < 0.05). Allerdings können die relativ niedrigen Korrelationskoeffizienten nur einen kleinen Teil der Varianz der Cortisolwerte durch die psychopathologischen Veränderungen klären.

5.1.9 Zusammenhänge zwischen Dexamethasonsuppressionstest, Alter, Erkrankungsbeginn und -dauer sowie Menopause

Das Durchschnittsalter der an dieser Studie beteiligten Patienten betrug 43 Jahre und ihr durchschnittliches Alter bei der Ersterkrankung 36 Jahre. Von insgesamt 102 Patienten waren 71 (69,6 %) weiblichen und 31 (30,4 %) männlichen Geschlechts. Dies entspricht etwa der durchschnittlichen Geschlechtsverteilung von affektiven Erkrankungen in der Psychiatrischen Klinik der Universität München.

Die Cortisolsekretion zeigte keinen Zusammenhang mit der Geschlechtszugehörigkeit und der Dauer der derzeitigen Erkrankungsepisode. Die Cortisolbasalwerte ließen mit zunehmendem Lebensalter eine rückläufige Tendenz erkennen (r = 0,183, p < 0.1). Wenn weibliche Patienten vor der Menopause (n = 34) mit jenen nach der Menopause (n = 35) verglichen wurden, waren die Cortisolbasalwerte vor der Menopause, nicht jedoch die Postdexamethasoncortisolwerte signifikant höher (r = 0,244, p < 0.05).

5.1.10 Die Beziehung zwischen Dexamethasonsuppressionstest und medikamentöser Behandlung

Da bei vielen psychiatrischen Patienten bereits vor der stationären Aufnahme eine psychopharmakologische Behandlung begonnen wird, stellt sich die Frage, ob dadurch DST-Befunde beeinflußt werden. Für einen Zeitraum von 2 Wochen vor dem jeweiligen DST wurde eine sorgfältige Erhebung der medikamentösen Therapie durchgeführt. Während Cortisolbasal- und Postdexamethasonwerte von Patienten, die mit Neuroleptica oder Antidepressiva vorbehandelt waren, sich nicht von denen der Gesamtgruppe unterschieden, waren Nonsuppressoren (Postdexamethasoncortisol > 6 μg/dl) seltener mit Tranquilizern vorbehandelt (χ^2 = 12,79, p < 0.001). Ferner war der mittlere Cortisolbasalwert in der mit Tranquilizern behandelten Patientengruppe (n = 49) im Vergleich zur Gesamtgruppe signifikant niedriger (U = 7,6; p < 0.001, Mann-Whitney-U-Test).

5.1.11 Diskussion

Insbesondere von angloamerikanischen Autoren wurden enge Beziehungen von DST-Ergebnissen und diagnostischen Kategorien berichtet (Carroll, 1982 a, b; Schlesser et al., 1979; Hwu et al., 1981; Brown et al., 1979; Brown u. Shuey, 1980; Papacostas et al., 1981; Coryell et al., 1982; Coppen et al., 1983; Mendlewicz et al., 1982; Rothschild et al., 1982; Rudorfer et al., 1982; Rush et al., 1982; Schatzberg et al., 1983). Am häufigsten wurden abnorme DST-Ergebnisse für Patientengruppen berichtet, die als endogen depressiv klassifiziert werden konnten, entsprechend der ICD 296,0 und 296,2 oder auch als „Major Depressive Disorder" entsprechend der DSM-III (296,2 und 296,3) oder für Patienten, deren Diagnose als „Primary Depression" angegeben wurde.

In einigen Arbeiten wurde auch über positiv lineare Beziehungen zwischen dem Schweregrad der depressiven Erkrankung und den DST-Ergebnissen berichtet. Carroll (1972) fand eine positive Beziehung zwischen abnormen DST-Ergebnissen und der Ausprägung von somatisch-depressiven Symptomen. Diese Befunde wurden von der gleichen Arbeitsgruppe später bestätigt (Carroll u. Curtis, 1976; Carroll et al., 1976). Während Sachar et al. (1970) ursprünglich annahmen, die bei abnormen DST-Befunden beobachteten erhöhten Cortisolwerte seien ein Ausdruck eines unspezifischen Streßphänomens, vermutete er später, daß es sich hierbei um eine Dysfunktion im limbischen System handle, das klinisch einhergehe mit Störungen im Bereich der Gestimmtheit, des Affektes, des Appetits, des Schlafs, des Antriebs, der Sexualität und der Funktion des autonomen Nervensystems (Sachar et al., 1973).

Bei der weiteren Abklärung der diagnostischen Bedeutung des DST verglichen Carroll et al. (1982) endogen depressive Patienten, die nach Kriterien des DSM-III kategorisiert waren, mit nicht endogen depressiven Patienten. In dieser Untersuchung wurde festgestellt, daß sich die beiden Gruppen bezüglich der nach HAMD eingeschätzten Depressionsschwere signifikant unterschieden (p < 0.001). Dieser Unterschied im Schweregrad der Erkrankung wurde von den Autoren als klinisch nicht bedeutsam eingeschätzt und die größere Häufigkeit von abnormen DST-Ergebnissen bei den endogen depressiven Patienten wurde auf die Zugehörigkeit zu dieser diagnostischen Kategorie und nicht auf die Schwere der Erkrankung bezogen. Andererseits fanden auch Brown u. Shuey (1980) das Symptom „Hilflosigkeit" bei Nonsuppressoren ausgeprägter. Brown et al. (1979) fanden bei 50 % der Nonsuppressoren eine „schwere Depression", während nur 11 % der Patienten, die ein unauffälliges DST-Ergebnis zeigten, diesen so definierten Schweregrad aufwiesen.

Greden et al. (1980), die im Rahmen einer Therapiestudie an endogen Depressiven den Dexamethasontest durchführten, fanden, daß am Ende der Studie die Nonsuppressoren eine ausgeprägtere depressive Symptomatik aufwiesen und signifikant schlechtere Leistungen im Handlungsbereich erbrachten. Shulman u. Diewold (1977) berichteten über abnorme DST-Ergebnisse bei Patienten, die mit „primary depression", als manisch und als akut schizophren diagnositziert waren; während innerhalb der Gruppe der Depressionen der DST nicht zwischen endogen Depressiven und nicht-endogen Depressiven unterschied, zeigt sich, daß die Nonsuppressoren bei Klinikaufnahme häufiger suizidal waren.

Papacostas et al. (1981) berichteten eine Häufigkeit von 85 % abnormer DST-Ergebnisse bei unipolarer Depression und 13 % bei „secondary depression"; die als

,,unipolar depressiv" kategorisierten Patienten erwiesen sich in der Einschätzung nach HAMD und ,,Clinical Global Impression" als schwerer depressiv. Wenn immer in Untersuchungen von psychopathologischen Schweregradunterschieden zwischen Nonsuppressoren und Suppressoren berichtet wurde, so zeigte sich stets, daß die Nonsuppressoren als schwerer erkrankt eingeschätzt wurden; die gegenteilige Beziehung wurde niemals berichtet. Allerdings sind die bislang festgestellten Schweregradunterschiede zwischen Suppressoren und Nonsuppressoren nur gering und manifestieren sich nur in einigen psychopathologischen Befunden aus einer großen Zahl von Beurteilungskriterien. Die Tatsache, daß einige Untersucher keine Beziehung zwischen abnormen DST-Ergebnissen und Schweregrad der depressiven Erkrankung finden konnten, dürfte u. a. auch an den relativ kleinen Stichproben gelegen haben, die dazu beitragen, daß geringe psychopathologische Unterschiedlichkeiten von Gruppen keine statistische Signifikanz erreichen. In Untersuchungen, die eine größere Stichprobe umfassen wie Carrolls Verbundstudie (n = 368) aus dem Jahre 1981 und die hier vorliegende Untersuchung (n = 102) mit einer umfänglichen standardisierten Depressionsbeurteilung erreichen Unterschiede zwischen Suppressoren und Nonsuppressoren hohe Signifikanz. Durch eine konsekutive Aufnahme von Patienten in die Studie wird ein weiteres methodisches Erfordernis erfüllt, um korrelative Beziehungen zwischen psychopathologischen und biologischen Variablen zu erfassen, nämlich das einer natürlichen Streuung der klinischen Befunde (v. Zerssen et al., 1983). Zwei weitere Studien mit einer prospektiven Aufnahmemethodik stimmen insoweit mit unseren Ergebnissen überein, als auch hier keine Beziehung zwischen abnormen DST-Ergebnissen und diagnostischen Kategorien gefunden werden konnte (Shopsin u. Gershon, 1971; Hwu et al., 1981; Arana et al., 1983).

Ferner konnten Nuller u. Ostroumova (1980) keinerlei diagnostische Spezifität des DST in einer nosologisch heterogenen Stichprobe von Patienten finden; allerdings waren Patienten mit ausgeprägter psychotisch-depressiver Verstimmung unabhängig von ihrer nosologischen Zugehörigkeit besonders häufig durch abnorme DST-Ergebnisse gekennzeichnet. In dieser Studie zeigte sich auch, daß sich die Gruppen von Patienten mit depressiven Syndromen bei schizophrener Grunderkrankung einerseits und endogener Depression andererseits nicht in der Häufigkeit von abnormen DST-Ergebnissen unterschieden. Eine Reihe von anderen Untersuchungen konnte keine diagnostischen Untergruppen mit Hilfe des DST unterscheiden: Berger et al. (1984) verglichen endogen depressive mit neurotisch depressiven Patienten, Caroff et al. (1983) psychotisch Depressive mit nicht psychotisch Depressiven, Reus et al. (1982) ,,primary depressed" mit ,,secondary depressed", Stokes et al. (1976) endogen Depressive mit neurotisch-reaktiv Depressiven entsprechend den Kriterien des DSM-III, und Swartz (1982) schließlich untersuchte die genetischen Untergruppen nach Winokur (Winokur, 1979), keine dieser Untersuchungen konnte statistisch signifikante Beziehung zwischen DST-Ergebnis und diagnostischer Klassifikation nachweisen.

Einige Autoren gingen der Frage nach der Bedeutung des DST als Verlaufsvariable bei depressiven Erkrankungen nach. Goldberg (1980) berichtete, daß Patienten mit einer ,,Major Depressive Disorder", die klinisch im Verlauf einer Behandlung gebessert waren, aber trotzdem ein abnormes DST-Ergebnis aufwiesen, besonders prädestiniert seien, nach Absetzen der Medikation wieder zu erkranken. Diese Befunde stimmen mit früheren kasuistischen Berichten von Caroll (1972) überein, der den Eindruck gewann, daß Patienten, deren DST-Ergebnis sich trotz klinischer Besserung nicht normalisierte, ein höheres Rückfallrisiko hatten. Diese Befunde jedoch stehen im Widerspruch zu den von Gold et al. (1980 a) mitgeteilten, die bei 5 von insgesamt 6 Patienten einen Rückfall in die Depression trotz normalisierten DST beobachten konnten. Greden et al. (1980) und Bowie u. Beaini (1985), die den DST als Verlaufsvariable untersuchten, fanden, daß Patienten, deren DST-Ergebnis sich nicht normalisierte, sich klinisch auch weniger besserten. Dies entspricht den in der vorliegenden Studie erhobenen Befunden, die auch erkennen ließen, daß Patienten, die nach 6 Wochen bzw. bei Entlassung nach Einschätzung durch HAMD und AMP kränker waren, höhere Postdexamethasoncortisolwerte aufwiesen. Wenn allerdings der DST hier als Zustandsvariable und nicht als prognostische Variable angesehen werden soll, bestätigt dieser Zusammenhang nur einmal mehr, daß auch nach 6wöchiger Behandlung bzw. zum Entlassungszeitpunkt der Schweregrad der depressiven Erkrankung mit den Postdexamethasoncortisolwerten korreliert ($r = 0{,}23$; $p < 0.05$).

Andererseits könnte ein abnormes DST-Ergebnis bei Behandlungsbeginn als prädiktiv für ein günstiges Therapieergebnis angesehen werden. Denn wie in Tabelle 29 dargestellt, zeigen die Nonsuppressoren im Vergleich zu den Suppressoren ein signifikant besseres Behandlungsergebnis, wenn dieses nach HAMD eingeschätzt wird. Diese Beziehung sollte allerdings nicht nur in ihrer prognostischen Bedeutung interpretiert werden. Der in der vorliegenden Untersuchung nachgewiesene lineare Zusammenhang zwischen Cortisolwerten und Erkrankungsschwere kann zu falschen Schlußfolgerungen bezüglich der prognostischen Bedeutung des DST führen. In unserer Studie sowie in vielen anderen bereits zitierten Untersuchungen zeigten die Nonsuppressoren in einer Reihe von psychopathologischen Variablen eine besonders schwere Erkrankungsausprägung (s. Tabelle 28). Wenn nun bei diesen Patienten ein besseres Behandlungsergebnis im Sinne einer Änderung des Ausgangsbefundes erreicht wird, so wird bei der Interpretation, daß eine nicht ausreichende Suppression ein besseres Therapieergebnis voraussagt, die Notwendigkeit vernachlässigt, zwischen Besserungspotential und Ansprechen auf die Behandlung zu unterscheiden. In einigen Untersuchungen wird darauf hingewiesen, daß unspezifische Streßfaktoren DST Ergebnisse beeinflussen können. Shulmann u. Diewold (1977) fanden hohe Cortisolbasal- und Postdexamethasonwerte bei Patienten in akuten psychiatrischen Notsituationen oder auch bei Suizidalen, während die Ergebnisse des DST zwischen endogen und nichtendogen depressiven Patienten nicht unterschiedlich waren. Mason (1968) konnte individuell unterschiedliche Antwortmuster in der Steroidsekretion unter standardisierten Streßbedingungen nachweisen, die in enger Beziehung zu Persönlichkeitsmerkmalen standen.

In diesem Sinne sind auch frühere Befunde von Mason et al. (1965) zu interpretieren, die eine Aktivierung des HHNNR-Systems bei Patienten unmittelbar nach Krankenhausaufnahme zeigen konnten. Dies stimmt mit Befunden von Carroll et al. (1981) überein, die innerhalb der ersten Tage nach stationärer Aufnahme bei einer Stichprobe 47 % abnorme DST-Ergebnisse fanden, die zwischen 9. und 13. Tag nach Aufnahme auf 36 % zurückgingen. Bursten u. Russ (1965) untersuchten Patienten, die sich einer elektiven Herniotomie unterzogen; er fand eine positive Korrelation zwischen präoperativen Glucocorticoidspiegeln einerseits und präoperativer Mißbefindlichkeit und Wartezeit auf die Operation andererseits. In diesem Sinne sind auch die Ergebnisse von Blumenfield et al. (1970) zu interpretieren, die eine gestörte Dexamethasonsuppression bei Wehrpflichtigen unter besonderen Belastungssituationen fanden, welche meist mit den Symptomen Angst und depressive Verstimmung verknüpft waren. Berger et al. (1984) berichteten ebenfalls, daß Krankenhausaufnahme zu einer offensichtlichen Zunahme abnormer DST führt, unabhängig von der diagnostischen Zuordnung. Bereits nach 7 bis 10 Tagen Krankenhausaufenthalt kommt es zu einer deutlichen Abnahme abnormer Testergebnisse, ohne daß bereits klinisch eine Besserung der psychiatrischen Symptomatik nachweisbar wäre, wenn diese nach der Befindlichkeitsskala (v. Zerssen, 1976) eingeschätzt wird. Dieser Befund wurde inzwischen auch von der Arbeitsgruppe von Coccora et al. (1983) bestätigt.

Es wurde berichtet, daß Diphenylhydantoin, Barbiturate und Carbamazepin häufig zu falsch positiven DST-Ergebnissen führen (Privitera et al., 1982), während Tryptophan, Benzodiazepine und Dopa den cortisolsupprimierenden Effekt von Dexamethason zu vergrößern scheinen (Nuller u. Ostroumova, 1980; Klein et al., 1984 a). Ferner konnten Le Fur et al. (1979) nachweisen, daß verschiedene Benzodiazepine den durch Streß induzierten Glucocorticoidanstieg im Plasma hemmen.

Andererseits beeinflussen Antidepressiva, wie Amsterdam et al. (1981) berichteten, offensichtlich die DST-Ergebnisse nicht. Der fehlende Einfluß von Antidepressiva und die supprimierende Wirkung von Benzodiazepinen auf die Postdexamethasoncortisolwerte finden durch unsere Befunde eine Bestätigung.

5.1.12 Zusammenfassung

Bei einem unausgelesenen Patientengut (n = 102) mit depressiven Syndromen wiesen bei Klinikaufnahme 16 % der Patienten abnorme DST-Ergebnisse auf, d. h. der Postdexamethasoncortisolwert war jeweils > 6 μg/dl. Nach 6 Wochen bzw. bei Klinikentlassung war nur noch 1 Patient (1,2 %) nicht ausreichend supprimiert (s. 5.1.4). Die endogenen vs. nicht endogenen Dichotomien des ICD-, RDC- und Newcastle-Systems unterschieden sich nicht signifikant in der Häufigkeit von abnormen DST-Ergebnissen (s. 5.1.5). Die in den verschiedenen diagnostischen Systemen als endogen depressiv klassifizierten Patienten erwiesen sich in allen psychopathometrischen Einschätzungen als schwerer erkrankt als die nicht endogen depressiven Patienten (s. 5.1.6). Ebenso waren die Nonsuppressoren in einer Reihe von psychopathologischen Einschätzungen schwerer erkrankt, wenn sie mit Patienten verglichen wurden, die ausreichend supprimiert waren.

Wie bereits in vorangegangenen Studien fanden wir einen signifikanten korrelativen Zusammenhang zwischen der Schwere der Depression und den Postdexamethasoncortisolwerten (s. 5.1.7).

Durch eine weitere DST-Untersuchung nach 6wöchiger Behandlung bzw. zum Entlassungszeitpunkt wurde die bislang vermutete prognostische Bedeutung des DST überprüft. Wir fanden bei den Patienten, die bei Klinikaufnahme nicht ausreichend supprimiert waren, eine bessere Prognose im Sinne einer nachfolgenden Depressionsaufhellung als bei den ausreichend supprimierten Patienten (s. 5.1.8). Allerdings unterschieden sich die verglichenen Gruppen durch die unterschiedliche Ausprägung der Depressionsschwere. Aufgrund dieser methodischen Probleme kann die aus dieser Studie resultierende prognostische Bedeutung des DST nicht als gesichert angesehen werden (s. 5.1.11).

Die mit Benzodiazepinen behandelten Patienten zeigten signifikant seltener abnorme DST-Ergebnisse (Postdexamethasoncortisol > 6 μg/dl) und wiesen einen signifikant niedrigeren basalen Cortisolspiegel auf, wenn sie mit den übrigen Patienten verglichen wurden (s. 5.1.10).

6 Neuroendokrine Befunde bei Alkoholismus

6.1 Fragestellung

1. Es sollte geprüft werden, inwieweit unterschiedliche Alkoholismustypen – definiert nach standardisierten diagnostischen Richtlinien – durch neuroendokrine Befunde charakterisiert sind.
2. Die Untersuchung sollte klären, inwieweit ein quantitativer Zusammenhang zwischen der Psychopathologie bei Alkoholismus und neuroendokrinen Befunden besteht.
3. Die Studie sollte dazu beitragen, zu klären, ob bestimmte neuroendokrine Befundkombinationen für das Erkrankungs-Syndrom Alkoholismus typisch sind.
4. Schließlich sollte durch die Studie untersucht werden, inwieweit Alkoholismus als intervenierende Variable bei der Anwendung des DST als diagnostisches Kriterium bei depressiven Erkrankungen von Bedeutung ist.

6.2 Methodik

Es wurde eine Stichprobe von Patienten (n = 36) mit der Diagnose Alkoholismus unmittelbar nach der stationären Aufnahme in die Psychiatrische Klinik der Universität München in die Studie aufgenommen. Die in der Folge genannten psychopathologischen und laborchemischen Untersuchungen wurden unmittelbar nach der Aufnahme und nach 6 Wochen oder bei Entlassung, falls diese früher war, durchgeführt. Im Durchschnitt wurde die Kontrolluntersuchung 5,2 Wochen nach der Erstuntersuchung durchgeführt.

6.2.1 Diagnostische Kriterien

Als Aufnahmekriterium für die Studie war gefordert, daß die Patienten die Diagnose Alkoholismus nach RDC (s. 2.3.1) ,,sicher`` erfüllten; d. h., die Dauer der Erkrankung sollte mindestens 1 Monat betragen haben und die Patienten mußten mindestens 3 von insgesamt 20 im RDC-Manual explizit definierten Kriterien erfüllen.

Ebenso war für die Aufnahme in die Studie erforderlich, daß die Patienten ,,sicher`` die Kriterien für die Diagnose Alkoholismus nach der Definition des Münchner Alkoholismustest (MALT) erfüllten (Feuerlein et al., 1977); d. h., mindestens 11 der insgesamt 31 im MALT definierten Kriterien mußten für eine „sichere" Diagnose „Alkoholismus nach MALT" erfüllt sein.

Der MALT enthält 7 Items im Fremdbeurteilungsteil (MALT-F) mit definierten objektivierbaren Alkoholfolgeerkrankungen und Angaben über fremdanamnestisch gesicherten Alkoholkonsum. Im Selbstbeurteilungsteil (MALT-S), der weitere 24 Items umfaßt, werden Angaben über Trinkverhalten, Einstellung zum Trinken, alkoholbedingte psychische und soziale Beeinträchtigung und somatische Beschwerden erfragt. Der MALT-F wird durch die Bewertung mit 4 Punkten für jedes Item stärker gewichtet als der MALT-S mit nur einem Punkt pro Item. Die so gewonnene Gesamtsumme des MALT läßt die Sicherheit der Zuordnung zur Typologie Alkoholismus erkennen und ist andererseits auch Ausdruck für den Schweregrad der Erkrankung.

In einer weiteren ärztlich-diagnostischen Fremdbeurteilung wurde ein klinik-interner Fragebogen angewandt, der die Alkoholismustypisierung nach Jellinek (1960), die Dauer des Alkoholkonsums und die durchschnittlich getrunkene Menge reinen Alkohols pro Tag im letzten Quartal vor der stationären Aufnahme und schließlich die Frequenz des Alkoholkonsums in den letzten Jahren dokumentierte. Ferner wurden Alkoholfolgekrankheiten wie Lebererkrankung, Polyneuropathie, Delirium-tremens-Ereignisse sowie zusätzlicher Medikamenten- und Drogenmißbrauch anamnestisch erhoben.

6.2.2 Standardisierte Befunddokumentation

Am Beginn und am Ende der sechswöchigen Untersuchungsperiode oder bei Entlassung, falls diese früher war, wurden AMDP III und IV sowie die GAS (s. 2.3.3.1) erhoben.

6.2.3 Laborchemische und neurophysiologische Parameter

Bei allen Patienten wurde im Beginn der stationären Aufnahme eine Bestimmung des Alkoholgehalts in der Abatmungsluft durchgeführt (Alkoholtest; Lion Alcometer S-D 2, Lion Laboratories LTD, Pearl Street, Cardiff U. K.). Ferner wurden zu den gleichen Zeitpunkten, an denen die unten erwähnten endokrinologischen Untersuchungen durchgeführt wurden, auch die Gammaglutamyltransferase (Gamma-GT) im Serum – neben den routinemäßig erhobenen laborchemischen Befunden – bestimmt.

Bei der Untersuchung sowie bei der nachfolgenden Kontrolle wurde ein Elektroencephalogramm (EEG) nach den international üblichen Ableitungsschemata geschrieben. Die Befunde wurden nach folgenden Kriterien beurteilt: „normales EEG", „funktionelle Besonderheiten", „abnormes EEG", „Allgemeinveränderungen", „lokale Veränderungen" und „flüchtige Störungen".

6.2.4 Neuroendokrine Untersuchungsmethoden

Alle in der Folge aufgeführten neuroendokrinologischen Untersuchungen wurden stets in der gleichen Reihenfolge in den Morgenstunden zwischen 9.00 Uhr und

11.00 Uhr durchgeführt. Im Beginn der Reihe stand der TRH-TSH-Test, dem sich nach eintägigem Intervall der Clonidintest sowie nach einem weiteren Intervall der Dexamethasonsuppressionstest anschloß. Diese Untersuchungen wurden in der unter 2.2.1, 2.2.2 und 2.2.3 näher beschriebenen Weise durchgeführt, wobei folgende Modifikationen erfolgten:

Im Rahmen des DST wurden um 16.00 Uhr, sowie um 8.00 Uhr und um 16.00 Uhr am nachfolgenden Tag neben Cortisol zusätzlich auch ACTH und Prolactin (Basal- und Postdexamethasonwerte) im Plasma bestimmt. Der DST wurde mit 1 mg Dexamethason (Fortecortin) durchgeführt. Für die ACTH-Bestimmung wurden Plasmaproben in eisgekühlte 2 x 10 ml EDTA-Röhrchen, die pro ml Blut 44 Kallikrein-Einheiten (K.I.E.) Trasylol enthielten, abgenommen. Die weitere Aufarbeitung und radioimmunologische Bestimmung erfolgte nach dem von Müller et al. (1978) beschriebenen Verfahren. Für die Prolactin-Bestimmung wurde die unter 2.2.3 beschriebene Methode herangezogen.

Der Clonidintest wurde in Modifikation der Standardbedingungen (vergl. Kap. 2.2.3) in dieser Studie in Anlehnung an Checkley et al. (1981) mit einer Dosis von 1,5 μg/kg Körpergewicht durchgeführt. Ferner wurden neben HGH auch Adrenalin und Noradrenalin zu den Zeitpunkten – 60, + 60 und + 120 min, jeweils bezogen auf den Clonidininjektions-Zeitpunkt, bestimmt. Die Bestimmung erfolgte durch „high performance liquid chromatography with electrochemical detection" (Hjemdahl et al., 1979).

6.2.5 Betaendorphine

Die Betaendorphine wurden zu gleichen Zeitpunkten wie die übrigen endokrinen Bestimmungen zu Beginn und nach 6 Wochen bzw. bei Entlassung – falls dieser früher war – jeweils um 16.00 Uhr bestimmt. Sie wurden radioimmunologisch mit J-125 RIA-Kit gemessen (von New England Nuclear Chemical GmbH, Dreieich). Für eine detaillierte Beschreibung der Methode, einschließlich Sensibilität und Spezifität des Bestimmungsverfahrens, s. Naber et al. (1980).

6.2.6 Ausschlußkriterien

Patienten, die einer psychopharmakologischen Behandlung bedurften [Ausnahme: Clomethiazol (Distraneurin)], sowie solche, die klinische oder laborchemische Hinweise auf eine endokrine Erkrankung boten, waren von der Studie ausgeschlossen.

6.3 Typologische, psychopathologische und neuroendokrine Grunddaten der Stichprobe

Es wurden insgesamt 36 Patienten (14 weiblich, 22 männlich) im Alter zwischen 20 und 50 Jahren ($\bar{x}$ = 36,9 Jahre) untersucht. Die Patienten wurden entweder zur Ent-

giftung (n = 21) oder zur Entwöhnung (n = 15) – letztere nach einer ambulant über-
wachten Abstinenzphase – stationär aufgenommen.

Zwölf der zur Entgiftung aufgenommenen Patienten erhielten im Beginn der stationären Behandlung orale Clomethiazolmedikation. Während der neuroendokrinologischen Untersuchung waren nur 4 Patienten mit Clomethiazol behandelt.

Anamnestisch bestand bei 13 Patienten (36 %) eine familiäre Belastung mit Alkoholismus und bei 4 Patienten (11 %) eine mit depressiven Erkrankungen.

6.3.1 Typologie der Alkoholismusformen

Alle Patienten waren entsprechend den von uns definierten Aufnahmekriterien der
ICD-Gruppe 303 zuzuordnen (ICD, 9. Revision). Ebenso erfüllten alle Patienten
„sicher" die Diagnose-Kriterien für Alkoholismus entsprechend der Definition nach
RDC und MALT (s. 6.2.1). Im RDC waren mindestens 3 und höchstens 9 und im
Durchschnitt 6,58 ± 1,32 Diagnosekriterien erfüllt. Im MALT erreichten die Patienten
mindestens 12 und höchstens 51 Punkte mit einem Durchschnitt von 33,0 + 8,52. Bei
einer Typisierung nach Jellinek war die Mehrzahl, nämlich 24 (67 %) den Gammaalkoholikern zuzuordnen, 9 (25 %) den Deltaalkoholikern, 2 (5 %) den Alphaalkoholi-
kern und nur 1 (3 %) der Gruppe der Epsilonalkoholiker.

Die Dauer der Alkoholabhängigkeit betrug zwischen 2 und 26 ($\bar{x}$ = 22 ± 6,14)
Jahre. Die Menge reinen Alkohols im Quartal vor der stationären Aufnahme betrug
anamnestisch mindestens 20 und maximal 500 ml pro Tag und im Durchschnitt
216,53 ± 94,44 ml. 33 Patienten (92 %) der Stichprobe gaben an, in den letzten Jahren nahezu täglich Alkohol zu sich genommen zu haben, der Rest (n = 3; 8 %)
bekannte sich zu episodischen Trinkgewohnheiten.

Eine alkoholbedingte Lebererkrankung wurde vom behandelnden Arzt bei
22 Patienten (61 %), eine Polyneuropathie bei 10 Patienten (28 %), delirante Ereignisse in der Anamnese bei 9 Patienten (25 %) und Foetor alcoholicus bei stationärer
Aufnahme bei 13 Patienten (36 %) befundet. Bei 6 Patienten (17 %) war anamnestisch neben der Diagnose Alkoholismus auch ein Medikamentenmißbrauch (ICD 9:
305,4) festzustellen.

Der AMDP-Summenwert bei Aufnahme variierte zwischen 0 und 39 Punkten mit
einem Mittelwert von 13,19 ± 9,85. Bei der Entlassung dagegen bewegte sich der Summenscore zwischen 0 und 9 Punkten mit einem Mittelwert von 1,65 ± 2,28. Der Aufnahmebefund im GAS betrug zwischen 30 und 60 Punkte mit einem Mittelwert von
46,78 ± 6,72 Punkten, wohingegen der Entlassungsbefund sich zwischen 50 und
70 Punkten bewegte mit einem Mittelwert von 62,47 ± 7,0.

Der Alkoholgehalt in der Abatmungsluft bei Aufnahme betrug im Mittel
0,93 ± 1,58 Promille, wobei die Werte von 0 – 5,2 Promille reichten.

Die Gamma-GT betrug bei den männlichen Patienten 157,1 ± 233,3 mE/ml und
bei den weiblichen Patienten 95,64 ± 197,2 mE/ml. Zum Zeitpunkt der Kontrolluntersuchung betrug die mittlere Gamma-GT in der Gruppe der Männer 60,78 ± 125,4 mE/
ml und in der Gruppe der Frauen 17,39 ± 13,21 mE/ml.

6.3.2 Geschlechtsbezogene Unterschiede

86 % der in die Studie aufgenommenen weiblichen Patienten waren der Gruppe der Gammaalkoholiker zuzuordnen, während nur 54,5 % der männlichen Patienten dieser Gruppe zuzurechnen waren. 41 % aller Männer wurden als Deltaalkoholiker diagnostiziert, keine weibliche Patientin erfüllte jedoch die Kriterien dieser Gruppe. Während 7 % der weiblichen Patientinnen als Alpha- und Epsilonalkoholiker zu bezeichnen waren, fielen nur 4,5 % der männlichen Patienten in diese Gruppierung.

Die Abhängigkeitsdauer der weiblichen Patienten ($\bar{x}$ = 8,57 ± 4,05 Jahre) war im Vergleich zur männlichen Gruppe ($\bar{x}$ = 13,23 ± 6,20 Jahre) deutlich kürzer (t = 2,3493; p < 0.0025). Ebenso war der durchschnittliche Konsum im letzten Quartal vor stationärer Aufnahme bei weiblichen Patienten mit 153,7 + 50.02 ml pro die erheblich geringer als bei den männlichen Patienten ($\bar{x}$ = 256,59 ± 94,83 ml; t = 4,2504; p < 0.001).

Insgesamt stellte sich die männliche Gruppe innerhalb unserer Stichprobe sowohl in der Typisierung nach Jellinek sowie nach Erkrankungsdauer und Trinkgewohnheiten als erheblich schwerer erkrankt dar als die weibliche Gruppe.

Die weiblichen Patienten unserer Stichprobe (basales ACTH: $\bar{x}$ = 21,0 ± 9,7 μE/ml) wiesen im Vergleich zu den männlichen (basales ACTH: $\bar{x}$ = 35,8 ± 19,7 μE/ml) niedrigere ACTH-Spiegel auf, obwohl die Cortisolspiegel der beiden Gruppen sich nicht signifikant unterschieden.

Ebenso waren die 16.00 Uhr Postdexamethasonprolactinwerte ($\bar{x}$ = 101,9 ± 54,2 μE/ml) bei den weiblichen Patienten ($\bar{x}$ = 213,6 ± 89,6 μE/ml) im Vergleich zu den männlichen Patienten erhöht. Diese Unterschiede sind auch aufgrund der bekannten Geschlechtsdifferenzen zu erwarten; Plasmaprolactinnormalwerte für Frauen: $\bar{x}$ = 313 ± 195 μE/ml; Männer: $\bar{x}$ = 172 ± 52 μE/ml (Flückiger et al., 1982).

6.3.3 Diagnostisch-typologische Unterschiede in der Psychopathologie

Die nach Jellinek kategorisierten Gruppen wurden sowohl auf Unterschiede bezüglich der vorgenannten anamnestischen wie auch der psychopathologischen (s. 6.2.2), der laborchemischen (s. Kap. 6.2.3) und elektrophysiologischen (s. 6.3.1) Untersuchungsbefunde geprüft. Dabei unterscheiden sich die Deltaalkoholiker durch eine deutlichere Ausprägung des nach dem AMDP-System eingeschätzten psychoorganischen Syndroms ($\bar{x}$ = 2,89 ± 2,93) von den Gammaalkoholikern ($\bar{x}$ = 0,83 ± 2,24; t = 2,1628, p < 0,05). Die übrigen Vergleiche zeigten keine statistisch relevanten Unterschiede.

Sowohl die als „vorhanden" gewerteten RDC-Kriterien als auch die MALT-Kriterien wurden zu einem Gesamtwert aufsummiert. Die so gewonnenen Variablen zeigten keinen statistisch signifikanten Zusammenhang mit dem aus dem AMDP-System und GAS resultierenden Gesamtscore.

6.4 Der Dexamethason-Suppressionstest bei Patienten mit Alkoholismus

6.4.1 Literaturübersicht

Genetische Studien bei depressiven Patienten und Alkoholikern legen eine gemeinsame hereditäre Wurzel nahe (Winokur, 1979). Auch phänomenologisch haben beide Erkrankungsformen zahlreiche Symptome gemein wie Schlafstörungen, Antriebsstörungen, Müdigkeit, vegetative Störungen, Appetitverlust, Konzentrationsstörungen, Vernachlässigung der Körperpflege und anderes. Dies veranlaßte einige Arbeitsgruppen zu der Frage, inwieweit vermutete biologische Marker wie der DST geeignet seien, einerseits genetische Faktoren aufzudecken und andererseits primäre depressive Erkrankungen, die mit gesteigertem Alkoholkonsum einhergehen, von Alkoholismus im engeren Sinne mit sekundärer depressiver Symptomatik abzutrennen. In diese Problemstellungen geht implizit auch die Spezifität des DST mit ein und damit die Frage, ob durch akute Alkoholwirkungen und Entzugserscheinungen falsch positive DST-Ergebnisse resultieren können.

Eine Reihe von Befunden weist darauf hin, daß Alkohol die Funktion der HHNNR-Achse stören kann. Stokes (1971) und Mendelson et al. (1971) fanden Hinweise für eine direkte oder indirekte pharmakologische Stimulation hypothalamischer Hirnregionen durch Alkohol. Andererseits wurde auch Hypercortisolismus während des Alkoholentzugs bei chronischen Alkoholikern beschrieben, der unter dem klinischen Bild eines ,,Pseudo-Cushing-Syndroms" zu differentialdiagnostischen Überlegungen Anlaß geben kann (Elias et al., 1982; Rees u. Besser, 1977; Smals u. Kloppenberg, 1977). Als pathophysiologischer Mechanismus dieser neuroendokrinen Störung wurde eine Veränderung im Serotoninstoffwechsel diskutiert; im Liquor von entgifteten Alkoholikern wurden nämlich erniedrigte 5-OH-Indolessigsäurewerte gefunden (Ballenger et al., 1979; Takahashi et al., 1982). Die ursprüngliche Annahme, daß abnorme DST-Ergebnisse Folge alkoholinduzierter mikrosomaler Leberveränderungen sein könnten (Brooks et al., 1972; Carroll et al., 1981), konnte von Fink et al. (1981) nicht bestätigt werden; auch bei Umgehung der enterohepatischen Resorption durch intravenöse Applikation von Dexamethason waren 4 von insgesamt 10 Alkoholikern nicht ausreichend supprimiert, während unter gleichen Testbedingungen bei 10 gesunden Versuchspersonen kein pathologischer Befund erhoben wurde.

Die Anwendung des DST in seiner standardisierten oralen 2-mg-Form (2.2.1.1) zeigte in einer Studie von Brown et al. (1979) bei 9 nach RDC diagnostizierten Alkoholikern in keinem Falle ein abnormes Ergebnis. Von der gleichen Autorengruppe wurden in einer späteren Untersuchung ebenfalls ausreichend supprimierte Cortisolwerte nach 2 mg oraler Dexamethason-Gabe bei 22 Alkoholikern mit depressiven Begleitsymptomen gefunden. Diese Befunde sind in Übereinstimmung mit denen von De la Fuente et al. (1979), die bei 33 unselektierten Alkoholikern in der 3. Woche nach stationärer Aufnahme kein abnormes DST-Ergebnis erhoben.

Dem stehen allerdings die Befunde von Swartz u. Dunner (1982) entgegen, die bei 14 von 43 männlichen Alkoholikern (33 %) pathologische DST-Ergebnisse fanden. Die Autoren schlossen daraus, daß der DST als Screening-Methode für primäre Depression innerhalb der Gruppe der chronisch Alkoholkranken in der standardisierten Form (s. 2.2.1.2) nicht geeignet sei; dagegen schienen die 8.00-Uhr-Postdexamethason-Cortisolwerte spezifisch genug, die diagnostischen Gruppen zu trennen. Ebenso fand Oxenkrug (1978) bei 3 von 12 (25 %) chronischen Alkoholikern abnorme Postdexamethasoncortisolwerte bei normalen Basalwerten; bei einer gesunden Kontrollgruppe (n = 5) unter gleichen Bedingungen wurden unauffällige Befunde erhoben. In einer Studie von Kroll et al. (1983) waren 7 von 39 Alkoholikern (18 %) Nonsuppressoren.

In der bislang umfangreichsten Studie mit einer Stichprobe von insgesamt 75 chronischen Alkoholikern fanden Newsom u. Murray (1983) 13 (17 %) Patienten mit Postdexamethasonwerten > 6 μg/dl. Bei einer weiteren Kontrolluntersuchung nach 4 Wochen waren alle DST-Befunde jedoch normalisiert.

6.4.2 Dexamethasonsuppressionstest, Dexamethasonprolactintest und ACTH: Beziehung zur Krankheitstypologie und Psychopathologie

Die Anzahl der für den einzelnen Patienten als jeweils zutreffend bewerteten RDC-Kriterien, der MALT-Gesamtscore und die Zugehörigkeit zu einer der nach Jellinek definierten Alkoholismustypen standen in keinem korrelativen Zusammenhang mit basalen oder Postdexamethasoncortisol- oder Prolactinwerten. Der ACTH-Spiegel ließ weder als Basalwert noch nach Dexamethasongabe einen Zusammenhang mit der Häufigkeit der RDC-Kriterien oder MALT-Diagnosekriterien erkennen. Allerdings zeigte die Verhältniszahl aus basalem Prolactin und Postdexamethasonprolactin eine lineare Beziehung zur Häufigkeit der jeweils zutreffenden RDC-Alkoholismuskriterien (r = 0,35; p < 0.05). Diese Variable ist somit die einzige der im Rahmen des DST und DPT gewonnenen Variablen, die geeignet scheint, die entsprechend den RDC-Kriterien gestellte Diagnose Alkoholismus endokrinologisch zu erhärten.

6 Patienten von insgesamt 35 waren Nonsuppressoren (17 %), wenn als Entscheidungskriterien 16.00-Uhr-Postdexamethasonwerte von > 5 μg/dl zugrunde gelegt wurden (Abb. 14); bei einem Grenzwert von > 6 μg/dl waren nur 4 (11 %) Nonsuppressoren. Nur 2 bzw. 1 Patient war als Nonsuppressor aufgrund der 8.00-Uhr-Cortisolwerte einzustufen.

Zum Entlassungszeitpunkt waren keine abnormen Postdexamethasoncortisolwerte (d. h. 16.00 Uhr Postdexamethasoncortisolwerte > 5 oder > 6 μg/dl) festzustellen. Von den 6 Nonsuppressoren waren 4 Frauen und 2 Männer. Fünf Patienten gehörten zu der Gruppe, die zur akuten Entgiftung in die Klinik aufgenommen wurde, ein Patient gab jedoch an, seit einiger Zeit abstinent zu sein. Die Gruppe der Suppressoren unterschied sich nicht von der Gruppe der Nonsuppressoren bezüglich Alter, Geschlechtszugehörigkeit, MALT-Gesamtscore, RDC-Gesamtscore, Alkoholtrinkmenge pro die, Psychopathologie eingeschätzt nach GAS und AMDP, sowie Gamma-GT, Alkohol in der Abatmungsluft oder Clomethiazolmedikation (Tabelle 30). Während 67 % (4 von 6) der Nonsuppressoren mit Clomethiazol behandelt werden mußten, betrug der Anteil bei den Suppressoren nur 28 % (8 von 29). Diese Verteilung weist darauf hin, daß die Akuität der Entzugserscheinungen, die durch die notwendig werdende Clomethiazolmedikation offenkundig wird, zu höheren Postdexamethasonwerten beigetragen haben mag.

Erwartungsgemäß war das 16.00-Uhr-Postdexamethason-ACTH ($\bar{x}$ = 19,4 $\pm$ 12,9 pg/ml) bei den Nonsuppressoren höher als bei den Suppressoren ($\bar{x}$ = 6,97 $\pm$ 4,7 pg/ml).

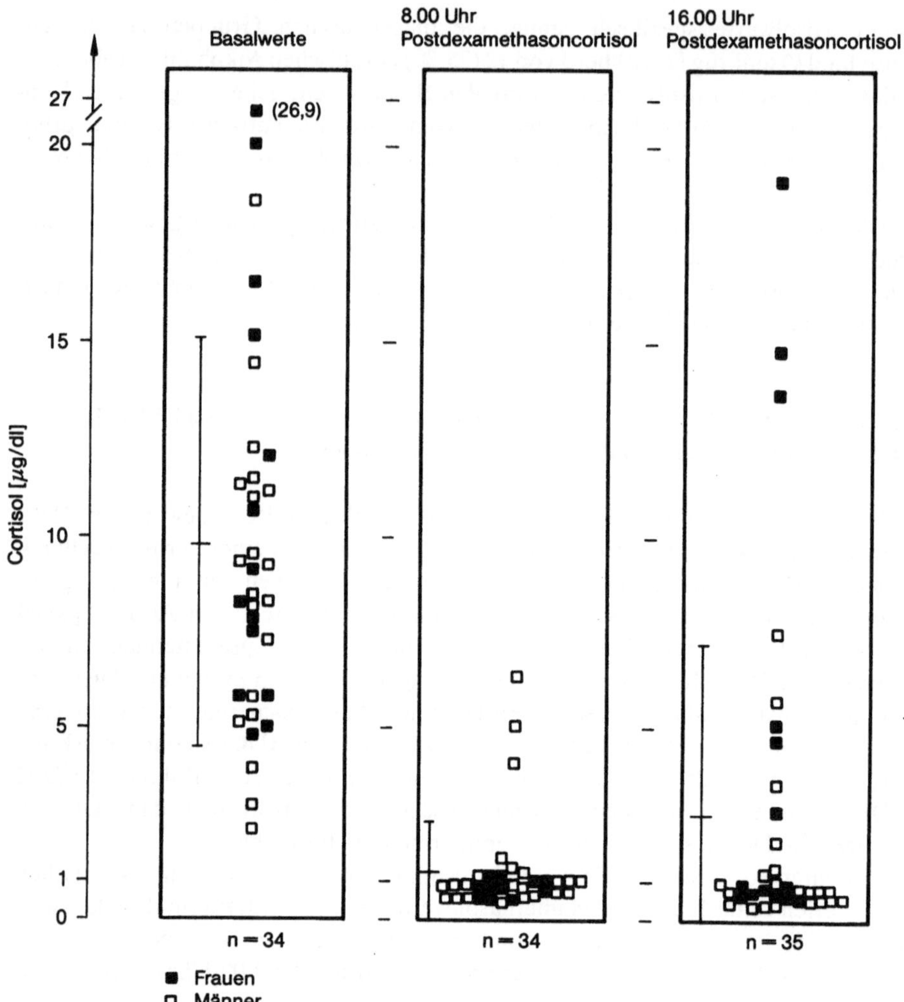

Abb. 14. Cortisol-Basal- und Postdexamethasonwerte ($\bar{x}$ u. SD) bei Patienten mit Alkoholismus für die Erstuntersuchung bei Klinikaufnahme

Insgesamt zeigt sich auch in dieser Gegenüberstellung wie bereits in den unter 4.0 und 5.0 dargestellten Studien, daß Unterschiede zwischen Suppressoren und Nonsuppressoren stets für eine ausgeprägtere und akutere psychiatrische Symptomatik bei Nonsuppressoren sprechen (Tabelle 30). So waren 83 % (5 von 6) der Nonsuppressoren zur akuten Entgiftung aufgenommen und mußten 67 % (4 von 6) mit Clomethiazol behandelt werden, während in der ausreichend supprimierten Vergleichsgruppe nur 52 % (15 von 29) zur akuten Entgiftung aufgenommen waren und nur 28 % (8 von 29) einer Clomethiazolmedikation bedurften. Ebenso erwiesen sich Nonsuppressoren durch häufigere Delirien und Polyneuropathien in der Vorgeschichte, durch höhere Gamma-GT-Werte, höhere Alkoholkonzentrationen in der Abatmungsluft und ausgeprägtere Psychopathologie, eingeschätzt nach GAS und AMDP, als insgesamt kränker im Vergleich zu den Suppressoren.

Tabelle 30. Gegenüberstellung von Suppressoren und Nonsuppressoren bezüglich anamnestischer Daten, medikamentöser Behandlung, psychopathologischer und endokriner Befunde; statistische Prüfung mittels χ^2-Test und Wilcoxon-Test für unabhängige Stichproben ergaben keine statistisch signifikanten Unterschiede

	Nonsuppressoren		Suppressoren	
Gesamtzahl (n = 35)	6	(17 %)	29	(83 %)
♀/♂	2/4		19/10	
Entgiftung/Entwöhnung	5/1		15/14	
familiäre Belastung mit Depression	2	(33 %)	2	(6,9 %)
Clomethiazolmedikation	4	(67 %)	8	(28 %)
Psychopathologie				
RDC-Score	6,17 ±	0,75	6,69 ±	1,69
MALT-Score	32,33 ±	8,21	33,03 ±	8,84
Dauer des Alkoholismus	7,67 ±	5,68	11,69 ±	5,54
Alter der Patienten	35,2 ±	4,7	37,0 ±	7,0
GAS bei Aufnahme	43,3 ±	6,8	47,2 ±	6,6
GAS bei Entlassung	59,2 ±	7,4	63,2 ±	9,6
AMDP bei Aufnahme	19,8 ±	11,9	12,3 ±	8,9
AMDP bei Entlassung	3,3 ±	3,4	1,3 ±	1,9
Alkohol in der Abatmungsluft (%)	1,3 ±	1,77	0,84 ±	1,57
Gamma-GT	137,7 ±	308,1	127,5 ±	206,1
Endokrinologie				
TSH-Antwort < 5 μE/ml („blunted response")	n = 2	(33 %)	n = 9	(31 %)
clonidinstimuliertes HGH (Fläche unter der Kurve)	301,4 ±	254,5	346,7 ±	296,2
Cortisol: 16.00-Basalwert (μg/dl)	14,4 ±	7,6	8,85 ±	4,1
ACTH: 16.00-Basalwert (pg/ml)	26,2 ±	11,6	31,1 ±	19,1
Prolactin: 16.00-Basalwert (μE/ml)	280,6 ±	168,6	284,1 ±	219,0
Prolactin: 16.00 Postdexamethasoncortisol (μE/ml)	242,6 ±	294,9	222,7 ±	161,3
Betaendorphine (pmol/ml)	4,96 ±	1,6	4,5 ±	0,9

Aufgrund der kleinen Stichprobe erreichen die vorgenannten Unterschiede, die auch in den unter 4.0 und 5.0 zitierten Studien gering waren, hier nur die statistische Wahrscheinlichkeit einer Tendenz. Es bestand kein statistisch signifikanter Zusammenhang zwischen den o. a. endokrinen Variablen und der quantitativen psychopathologischen Ausprägung des Gesamtkollektivs, eingeschätzt nach GAS; bei einer weiteren Differenzierung der Psychopathologie nach AMDP-Faktoren fand sich eine lineare Beziehung zwischen Postdexamethasoncortisol einerseits und psychoorganischem Syndrom ($r = 0,45$; $p < 0.01$), apathischem Syndrom ($r = 0,49$; $p < 0.05$) und – bei der Kontrolluntersuchung – manischem Syndrom ($r = 0,65$; $p < 0.01$) andererseits. Ebenso zeigte sich eine lineare Beziehung zwischen Postdexamethasonprolactin und psychoorganischem Syndrom ($r = 0,53$; $p < 0.05$) und Hostilitätssyndrom ($r = 0,54$; $p < 0.001$). Der Postdexamethason-ACTH-Spiegel wies einen positiven korrelativen Zusammenhang mit der Höhe des in der Abatmungsluft bei Aufnahme gemessenen Alkoholgehalts ($r = 0,37$; $p < 0.05$) auf. Wenn die Gruppe der Frauen getrennt betrachtet wird, zeigt sich auch zwischen basalem ACTH ($r = 0,73$; $p < 0.01$), basalem Cortisol (r = 0,54; p < 0.05), basalem TSH (r = 0,78; p < 0.001), Betaendorphinen (r = 0,84; p < 0.01) und Noradrenalin (r = 0,82; p < 0.005) einerseits und Alkohol in der Abatmungsluft andererseits ein linearer Zusammenhang.

6.4.3 Diskussion

Die in der vorliegenden Studie im Rahmen des DST erhobenen Cortisol- und ACTH-Variablen lassen an der diagnostischen Spezifität des DST für endogene Depressionen Zweifel aufkommen, denn 17 % der Alkoholiker würden nach den o. a. Kriterien falsch positiv als endogene Depressionen diagnostiziert; zudem lassen die linearen Korrelationen zwischen verschiedenen AMDP-Faktoren einerseits und Postdexamethasoncortisol- und Prolactinwerten andererseits erkennen, daß die psychopathologische Ausprägung, d. h. der Schweregrad der Erkrankung, unabhängig von der diagnostischen Zuordnung zu einer bestimmten Depressionsform (s. 4.3.5 und 5.1.7.) oder einer Alkoholismustypologie (s. 6.4.2.) die neuroendokrinen Testergebnisse beeinflussen kann. Ein beträchtlicher Anteil an abnormen DST-Ergebnissen wurde auch von Swartz u. Dunner (1982), von Oxenkrug (1978), von Newsom u. Murray (1983) und von Kroll et al. (1983) bei Alkoholikern berichtet. Bemerkenswert ist, daß die von den beiden letztgenannten Arbeitsgruppen gefundenen Ergebnisse, nämlich 17 % bzw. 18 % abnorme Testergebnisse in der Gesamtstichprobe von Alkoholikern, mit unseren Ergebnissen (17 %) überraschend genau übereinstimmen. Dies könnte darin begründet sein, daß bei allen drei Untersuchungen die standardisierten Diagnosekriterien des RDC bzw. DSM-III für Alkoholismus zugrunde gelegt waren. Die als Nonsuppressoren definierten Patienten unserer Stichprobe unterschieden sich in diagnostisch-kategoriellen Aspekten (RDC, MALT) nicht von der Gruppe der Suppressoren (s. Tabelle 30).

Bei der Feststellung, daß sich in der vorliegenden Studie endokrine Variablen für die diagnostische Bestätigung einer Alkoholismuserkrankung als wenig tauglich erwiesen haben, ist einschränkend folgendes zu bemerken: Da bereits für die Aufnahme von Patienten in die Studie die gesicherte Diagnose Alkoholismus nach RDC, MALT und ICD gefordert war, resultierte aus diesen methodischen Gegebenheiten eine sehr geringe Streuung der diagnostischen Befunde. Daraus folgt, daß korrelative Beziehungen zwischen Alkoholismus-typischen diagnostischen Variablen und endokrinen Variablen mit statistisch rechnerischen Methoden schwierig nachweisbar und erkennbar werden.

Wenn jedoch quantitative Beziehungen zwischen psychopathologischen Variablen und endokrinen Variablen (DST, DPT und ACTH) überprüft wurden, so zeigte sich, daß statistische Signifikanz erreichende Korrelationen stets auf ein positives lineares Verhältnis hinwiesen. In Übereinstimmung mit Befunden an depressiven Patienten (s. 4.2.5 und 5.1.2) fand sich jedoch in keinem einzigen Falle eine negative Beziehung zwischen DST, DPT- und ACTH-Variablen und Psychopathologie. Diese Ergebnisse befinden sich in guter Übereinstimmung mit Kroll et al. (1983), die ebenfalls bei nicht ausreichend supprimierten Alkoholikern im Vergleich zu Suppressoren eine schwerer ausgeprägte depressive Symptomatik fanden. Vergleiche mit den übrigen hier zitierten Studien sind nicht möglich, da diese keine standardisierte, quantifizierende Einschätzung der Psychopathologie anwandten. Die von uns zugrunde gelegte Untersuchungsmethodik läßt es nicht zu, abzuschätzen, inwieweit die unmittelbaren alkoholtoxischen oder die zum Aufnahmezeitpunkt – im Vergleich zur Kontrolluntersuchung – ausgeprägtere Psychopathologie zu den endokrinen Auffälligkeiten beigetragen haben. Offensichtlich ist jedoch, daß die Alkoholkonzentration in der Abatmungsluft in einer positiv linearen Beziehung zu einer Reihe von endokrinen und biochemischen Variablen steht, wie z. B. ACTH, TSH, Noradrenalin, Adrenalin und Betaendorphin (s. 6.4.2). Diese Befunde sind über den gemeinsamen pathophysiologischen Mechanismus einer gesteigerten HHNNR-Aktivität interpretierbar. Für die Steuerung der HHNNR-Achse werden u. a. serotonerge Neuronensysteme verantwortlich gemacht (s. 1.1). Andererseits wurden bei Alkoholikern Störungen im Serotoninstoffwechsel berichtet wie erniedrigte 5-OH-Indolessigsäure im Urin (Takahashi et al., 1982), verringerte Serotoninbindungsstellen an Thrombozyten (Meltzer et al., 1982) sowie erhöhte 5-OH-Tryptaminaufnahme durch Thrombozyten (Oxenkrug, 1978).

Während die basalen und Postdexamethasonprolactinwerte und Postdexamethasoncortisolwerte unserer Patienten sich von denen der gesunden Kontrollgruppe nicht signifikant unterschieden (Tabelle 31) fanden Loosen u. Prange (1980) niedrigere basale Prolactinwerte bei Alkoholikern im akuten Entzug; als pathophysiologischer Mechanismus wurden zentrale hyperdopaminerge Funktionszustände postuliert, wie sie von Deitrich (1976) aufgrund von Ergebnissen aus Tierversuchen vermutet wurden. Allerdings wird auch eine verringerte TRH-induzierte TSH-Antwort mit zentral dopaminerger Hyperaktivität in Verbindung gebracht (Martin, 1973; Frohman, 1975). In diesem Sinne sind auch unsere Befunde der verminderten TSH-Antwort (s. 6.5.2) mit den postulierten hyperdopaminergen Zuständen vereinbar.

Die hier angeführten endokrinen Auffälligkeiten waren auf die Untersuchungen bei Patienten unmittelbar nach stationärer Aufnahme beschränkt und bei den nachfolgenden Kontrollen unter stationärer Behandlung nicht mehr nachweisbar. Damit wird deutlich, daß – unabhängig von der bislang noch ungeklärten Spezifität der hier beschriebenen endokrinen Auffälligkeiten – diese zustandsabhängig sind („state-variable") und nicht in direkter Beziehung zu den möglichen Anlagefaktoren des Alkoholismus stehen („trait-variable"). Unsere Befunde scheinen – entsprechend der von Newsom und Murray (1983) geäußerten Vermutung – dafür zu sprechen, daß der akute Alkoholentzug DST- und DPT-Variablen beeinflussen kann. Insofern dürften Alkoholwirkungen im allgemeinen und Alkoholismus im besonderen als intervenierende Fak-

Tabelle 31. Mittelwerte und SD von ACTH, Cortisol und Prolactin bei Alkoholikern; in Klammern jeweils die Vergleichswerte von 23 gesunden Kontrollen

	ACTH (pg/ml) n = 34			Cortisol (μg/dl) n = 35			Prolactin (μE/ml) n = 34		
	$\bar{x}$		SD	$\bar{x}$		SD	$\bar{x}$		SD
16.00: Basalwert	30.39	±	18,09	9.83	±	5.22	283.5	±	209.5
				[11.7	±	7.0]	[291.1	±	296.2]
8.00: Postdexamethason	5.21	±	2.57	1.31	±	1,31	176.0	±	116.2
				[1.53	±	0.8]	[199.4	±	84.5]
16.00: Postdexamethason	8.79	±	7.65	2.85	±	4.5	225.5	±	154.2
				[2.23	±	0.8]	[253.9	±	194.8]

toren bei endokrinologischen Tests, die als diagnostische Marker eingeschätzt werden, von großer Bedeutung sein.

In der zur akuten Entgiftung aufgenommenen Patientengruppe mußten zunächst 12 Patienten mit Clomethiazol (Distraneurin) behandelt werden. Diese Medikation mußte bei 4 Patienten auch während der endokrinologischen Aufnahmeuntersuchung fortgeführt werden. Über den Einfluß von Clomethiazol auf die hier untersuchten endokrinen Variablen ist wenig bekannt. Unsere Befunde lassen keine offensichtliche Wirkung von Clomethiazol auf diese Variablen erkennen. Hierbei befinden wir uns in Übereinstimmung mit Majumdar et al. (1982), die bei 32 männlichen Alkoholikern sowohl vor wie während einer Clomethiazolbehandlung den DST durchführten und auch unter hohen Dosierungen keinen Einfluß der medikamentösen Behandlung fanden.

6.5 TRH-stimuliertes TSH bei Patienten mit Alkoholismus

6.5.1 Literaturübersicht

In Ergänzung zu der im Kapitel 4.5.1 angeführten einschlägigen Literatur über den TRH-TSH-Test wird die Übersicht hier durch entsprechende Studien bei Alkoholkranken ergänzt.

Nur in einigen Untersuchungen wurde TRH-stimuliertes TSH bei Patienten mit Alkoholismus geprüft. Loosen u. Prange (1980) fanden bei Alkoholikern im Vergleich zu gesunden Kontrollpersonen ein beträchtlich erniedrigtes $\triangle$ TSH. Bei den ersten Untersuchungen zeigten 6 von 12 im akuten Entzug befindliche Patienten (50 %) und 3 von 10 bereits „trockenen" Alkoholikern (30 %) eine „blunted response". Patienten mit einer verminderten TSH-Antwort unterschieden sich nicht von anderen bezüglich psychopathologischer und endokriner Befunde. Von Kallner (1981) wurde in einer Untersuchung an 10 chronischen Alkoholikern ebenfalls über eine signifikant verminderte TSH-Antwort auf TRH berichtet.

6.5.2 TRH-stimuliertes TSH in Beziehung zu Krankheitstypologie und Psychopathologie

Sowohl bei Klinikaufnahme wie nach 6 Wochen bzw. bei Entlassung – wenn diese früher war – wurde der TRH-TSH-Test wie unter 2.2.2 beschrieben durchgeführt. Die endokrinen Variablen, nämlich basales TSH zum Zeitpunkt Null, TRH-stimuliertes TSH nach 30 min, Differenz aus den beiden letztgenannten Werten ($\triangle$-TSH), die integrierte Gesamtfläche unter der TSH-Antwortkurve sowie das Kriterium TSH-Response nach 30 min $< 5\ \mu E/ml$ („blunted response") wurden mittels Pearson- oder punktbiserialer Korrelationsberechnung mit folgenden Kovariablen korreliert: Alter der Patienten, Summe der als „zutreffend" bewerteten RDC-Alkoholismuskriterien, Summenscore des MALT, Dauer der Erkrankung, GAS, Alkoholgehalt in der Abatmungsluft und schließlich mit den Absolutwerten der Gammaglutamyltransferase.

Die genannten endokrinen Variablen wurden zum Aufnahmezeitpunkt bei 36 und zum Kontrollzeitpunkt bei 17 Patienten erhoben. Zwischen keiner der genannten endokrinen Variablen und Koveriablen zeigte sich bei der Erstuntersuchung ein signifikanter Zusammenhang, zum Entlassungszeitpunkt war jedoch die Gruppe der Patienten mit einer abgeschwächten TSH-Antwort (,,blunted response" < 5 μE/ml) nach GAS signifikant kränker eingeschätzt (r = 0,54; p < 0.05) und wies auch höhere Werte im AMDP-Syndrom ,,Hostilität" auf (r = 0,54; p < 0.05). Aus einem durchschnittlichen basalen TSH-Wert von 0,98 $\pm$ 1,2 μE/ml und einem TSH-30-min-Wert von 10,14 $\pm$ 0,84 μE/ml errechnete sich für die Gesamtgruppe ein $\triangle$TSH von 9,16 $\pm$ 7,52 μE/ml.

Die nach Jellinek definierten Alkoholismustypen unterscheiden sich bei Prüfung aller neuroendokrinen Variablen nur bezüglich des TRH stimulierten TSH; die Gruppe der Gammaalkoholiker wies gegenüber der der Deltaalkoholiker höhere TSH-30-min-Werte (11,4 $\pm$ 9,2 vs. 6,5 $\pm$ 3,6) und ein größeres $\triangle$TSH (10,4 $\pm$ 8,2 vs. 5,5 $\pm$ 2,9) auf.

Von den insgesamt 36 Patienten zeigten 11 (31 %) im Beginn der stationären Behandlung eine TRH-induzierte TSH-Antwort von < 5 μE/ml (,,blunted response"); davon waren 3 Frauen und 8 Männer. Bei der Kontrolluntersuchung nach einer durchschnittlichen Abstinenzperiode von 5,2 Wochen zeigten noch 41 % der Gesamtstichprobe eine ,,blunted response". Im Vergleich zur Gesamtgruppe (s. 6.3.1) waren innerhalb der Gruppe mit ,,blunted response" die Gammaalkoholiker (n = 6; 25 %) unterrepräsentiert. Ein Patient mit ,,blunted response" war nach Jellinek als Alphaalkoholiker diagnostiziert. Während 8 Patienten von 21 (38 %) der Gruppe der zur akuten Entgiftung aufgenommenen angehörten, waren 3 von 15 (20 %) mit ,,blunted response" nach eigenen Angaben seit längerem abstinent.

6.5.3 Diskussion

Unsere Ergebnisse zeigen klar, daß eine abgeschwächte TSH-Antwort auf TRH nicht nur bei depressiven Patienten vorkommt. Im Zusammenhang mit den unter 6.8 berichteten Ergebnissen wird deutlich, daß sich die abgeschwächte TSH-Stimulation in der Mehrzahl der Fälle nicht im Verlauf der stationären Beobachtungszeit normalisiert und somit nicht oder nicht nur die akuten alkoholtoxischen Wirkungen oder die floriden Entzugserscheinungen zu einer ,,blunted response" beitragen. In dieser Hinsicht könnte eine verminderte TSH-Antwort als zustandsunabhängige Markierungsvariable sowohl von depressiven Erkrankungen wie auch des Alkoholismus – entsprechend den Winokurschen Befunden (1979) – interpretiert werden. Der Beobachtungszeitraum von etwa 6 Wochen könnte allerdings zu kurz sein, um auszuschließen, daß diese endokrinen Auffälligkeiten sich im Laufe einer längeren Abstinenz nicht doch noch normalisieren könnten. Immerhin war die Rate an Patienten mit einer ,,blunted response" bei den zur akuten Entgiftung aufgenommenen Patienten fast doppelt so hoch (s. 6.5.2) wie bei den Patienten, die angaben, seit einiger Zeit bereits ,,trocken" zu sein. Während von Prange (1977) kein Hinweis für einen Zusammenhang zwischen ,,blunted response" und Schwere der Erkrankung gefunden wurde, zeigte sich in unserem Patientengut zum Entlassungszeitpunkt eine positive Beziehung zu dieser Variable einerseits und zur Krankheitseinschätzung durch die GAS und auch durch das AMDP andererseits. Allerdings läßt es sich bei der großen Zahl der von uns geprüften Zusammenhänge nicht ausschließen, daß sogenannte ,,Zufallskorrelationen" entstanden.

Von Loosen u. Prange (1980) wurde als Hypothese für eine ,,blunted response" bei Alkoholikern ein hyperdopaminerger Funktionszustand postuliert. Basale Prolactin- und Postdexamethasonprolactinwerte von Alkoholikern unterschieden sich jedoch in unseren Studien nicht von denen gesunder Versuchsperonen (s. 6.4.2). Von der gut gesicherten Annahme ausgehend, daß die Prolactinsekretion unter zentraler inhibitorischer dopaminerger Kontrolle steht (Flückiger et al., 1982), ergibt sich somit kein Hinweis für einen hyperdopaminergen Funktionszustand bei Patienten mit ,,blunted response".

Andererseits ist die TRH-induzierte TSH-Stimulation nur eine Hypophysenfunktionsprüfung. Alle Hypothesen, die zentralnervöse Funktionsstörungen als Ursache einer ,,blunted response" annehmen, müßten folglich erst erklären, auf welchem Wege das ZNS die TRH-abhängige TSH-Sekretion modulieren kann. Die unter 6.7 erwähnten Beziehungen zwischen clonidinstimulierter Adrenalin- und TSH-Antwort legen die Vermutung nahe, daß zentrale adrenerge Mechanismen dafür in Frage kommen.

Andererseits wird auch angenommen, daß dopaminerge Hyperaktivität zur erhöhten HGH-Sekretion führt (Martin, 1973; Frohmann, 1975); in diesem Sinne könnten die in unserer Studie bei der Aufnahmeuntersuchung im Vergleich zur Kontrolltestung erhöhten HGH-Werte (s. 6.6.2) interpretiert werden. Die Spezifität dieser Befunde muß jedoch in weiteren Untersuchungen abgeklärt werden.

6.6 Clonidinstimuliertes HGH, Cortisol, Adrenalin und Noradrenalin bei Patienten mit Alkoholismus

6.6.1 Literatur

In Ergänzung und Erweiterung der unter 4.4.1 gegebenen Literaturübersicht sind hier noch einige Studien zu erwähnen, die basale und stimulierte HGH-Sekretion bei Patienten mit Alkoholismus untersuchten. Matussek (1982) berichtete, daß auch nichtdepressive Individuen mit der Gewohnheit, täglich 1–2 Liter Bier zu trinken, eine reduzierte HGH-Antwort auf Clonidin zeigen. In einer Verlaufsuntersuchung bei insgesamt 16 Probanden mit den oben angegebenen Trinkgewohnheiten zeigte sich, daß erst bei einer Kontrolluntersuchung nach 4–5wöchiger Abstinenz bei der Mehrzahl der Individuen eine Normalisierung der HGH-Response eingetreten war. Auch von Chalmers et al. (1978) wurde berichtet, daß Patienten unter Alkoholentzug eine verminderte HGH-Antwort auf insulininduzierte Hypoglykämie aufwiesen. Es wurde deshalb betont, daß die sorgfältig erhobene Alkoholanamnese neben der Zyklusabhängigkeit bei der Beurteilung des Clonidintestes von wesentlicher Bedeutung sei (Matussek, 1982).

6.6.2 Clonidinstimulierte endokrine Variablen in Beziehung zur Krankheitstypologie und Psychopathologie

Der mittlere HGH-Anstieg nach Clonidin überschritt weder bei der Erstuntersuchung (5,85 ± 4,63 ng/ml) noch bei der Kontrolluntersuchung (3,19 ± 3,04 ng/ml) die 5 ng/ml-Grenze, unterhalb der in der Regel von einer ungenügenden HGH-Antwort gesprochen wird (Sachar et al., 1980). Auf die einzelnen Patienten bezogen, wiesen nur 29 % bei der Erstuntersuchung und nur 15 % nach der Abstinenzperiode einen HGH-Anstieg von > 5 ng/ml auf.

Betrachtet man die Fläche unter der HGH-Kurve nach Clonidinstimulation bei Aufnahme und Entlassung, so zeigt sich zum Entlassungszeitpunkt eine signifikante Abnahme der HGH-Stimulierbarkeit um 39 % (t = 2,58; p < 0.025, gepaarter Student-t-Test). Der Kurvenverlauf der Mittelwerte von 8 gesunden Probanden (stimuliert mit 1,5 μg/kg Clonidin) lag zwischen den bei der Alkoholikergruppe bei Klinikaufnahme und -entlassung erhobenen Kurven (Abb. 15).

Die mittlere HGH-Stimulation unterschied sich zwischen männlichen und weiblichen Patienten nicht signifikant (t = 1,25; n.s.). Die Gruppe der mit Clomethiazol Behandelten ($\bar{x}$ = 596,38 ± 488,45) unterschied sich nicht signifikant von der Gruppe der Unbehandelten ($\bar{x}$ = 306,7 ± 236,26; t = 1,17; n = 31; n.s.). Nur eine unserer Patientinnen war in der Menopause; ihre HGH-Stimulation (Fläche unter der Kurve: 251,25) unterschied sich nicht vom Mittelwert der weiblichen Patienten ($\bar{x}$ = 262,95 ± 205,7).

Eine Beziehung zwischen HGH-Stimulierbarkeit und Alter der Patienten bzw. Patientinnen bestand nicht (r = 0,14; n.s.). Allerdings zeigte sich ein Zusammenhang zwischen der Anzahl der als zutreffend festgestellten RDC-Kriterien und der HGH-Sekretion (r = 0,38; p < 0.05). Ebenso fand sich ein enger Zusammenhang zwischen

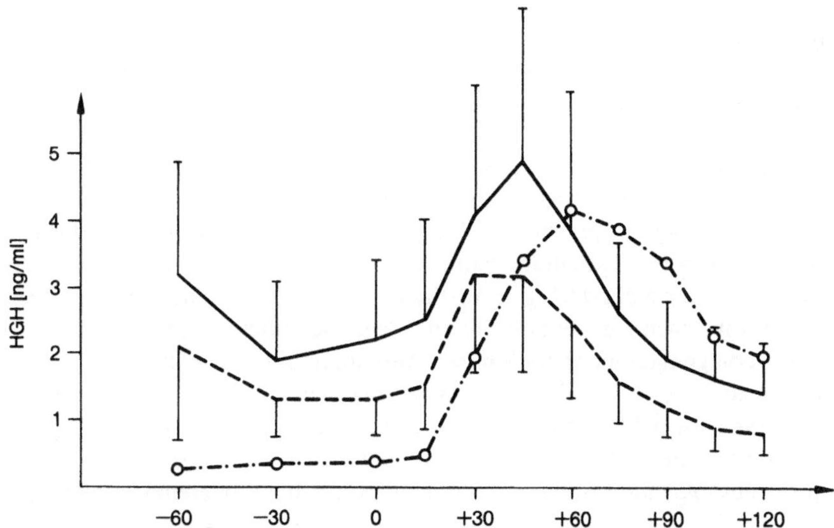

Abb. 15. Clonidinstimuliertes HGH bei Alkoholikern. Bei 31 Patienten wurde bei Klinikaufnahme (——) und bei 15 Patienten nach 6 Wochen bzw. bei Entlassung (–––) clonidinstimuliertes HGH bestimmt. Zum Vergleich sind die Mittelwerte von 8 gesunden Probanden angegeben (– · – · – · –). (Matussek, 1984; persönl. Mitteilung)

der in der Abatmungsluft gemessenen Alkoholkonzentration bei Klinikaufnahme und der HGH-Sekretion (r = 0,67; p < 0.001) sowie – zum Kontrollzeitpunkt – zu den Gamma-GT-Werten (r = 0,76; p < 0.001). Weitere Hinweise für einen positiven Zusammenhang zwischen HGH-Stimulierbarkeit und diagnostisch-psychopathologischen Variablen wie MALT, GAS, Dauer der Erkrankung, AMDP-Faktoren ergaben sich nicht. Die Unterschiede der mittleren HGH-Werte (Fläche unter der Kurve) der Gammaalkoholiker und Deltaalkoholiker erreichte keine statistische Signifikanz (t = 1,36; n.s.).

Wie bereits von Hökfelt et al. (1975) und Matussek et al. (1980) für verschiedene psychiatrische Erkrankungen berichtet, kommt es auch bei Alkoholikern etwa im Verlaufe einer Stunde nach Clonidingabe einerseits zu einem Noradrenalinabfall ($\triangle$ Noradrenalin: 91,92 pg/ml) und andererseits zu einem Adrenalinanstieg ($\triangle$ Adrenalin 3,29 pg/ml). Die Mittelwerte der Noradrenalin und Adrenalinkonzentration unterschieden sich zu keinem der Zeitpunkte, wenn die Werte bei Klinikaufnahme und Kontrollwerte einander gegenübergestellt wurden.

6.6.3 Diskussion

Die bei Klinikaufnahme gemessenen mittleren HGH-Werte (Fläche unter der Kurve) waren entgegen unseren Erwartungen höher als nach einer ca. 6wöchigen Abstinenz (Abb. 15). Diese Unterschiede erreichten aufgrund der großen interindividuellen Varianz keine statistische Signifikanz. Ebenso überraschte es, daß alle von uns geprüften psychopathologischen und laborchemischen Variablen, die die Schwere der Alkoholerkrankung einschätzten – wenn immer ihre Beziehung zur HGH-Stimulierbarkeit statistische Signifikanz erreichte – einen positiven linearen Zusammenhang bestätigen, wie z. B. zu den RDC-Alkoholismuskriterien, zur Gamma-GT oder zum Alkoholgehalt in der Abatmungsluft. Diese Befunde befinden sich in Übereinstimmung zu der von Matussek bei „gesunden Kontrollpersonen mit Alkoholanamnese" und auch zu den von Chalmers et al. (1978) bei Patienten unter akutem Alkoholentzug festgestellten verminderten HGH-Stimulierbarkeit (Matussek et al., 1980). Allerdings erfüllten die von Matussek untersuchten „gesunden Kontrollpersonen" im Gegensatz zu unserer Stichprobe nicht die WHO-Kriterien für die Diagnose Alkoholismus, sondern unterschieden sich von der restlichen Vergleichsgruppe nur durch die Gewohnheit, täglich 1–2 l Bier oder entsprechende Mengen Wein zu trinken. Während jedoch die HGH-Stimulierbarkeit der „gesunden Kontrollen" in der von Matussek (1982) berichteten Studie nach einer mehrwöchigen Abstinenz zunahm, nahm die Stimulierbarkeit unserer Stichprobe nach einer entsprechenden Beobachtungszeit, in der unter den kontrollierten Bedingungen einer stationären Aufnahme ein Alkoholkonsum nicht möglich war, eher ab (s. Abb. 15). Der HGH-Kurvenverlauf unserer Stichprobe nach Clonidinstimulation entspricht etwa der von Matussek et al. (1980) für endogen depressive und schizoaffektive Patienten berichteten Stimulation. Allerdings sind die beiden Untersuchungen aus folgenden zwei methodischen Gründen nur begrenzt vergleichbar.

1. In der vorliegenden Untersuchung wurden Patienten mit einer sogenannten Vorstimulation nicht aus der weiteren Auswertung ausgeschlossen.
2. In der vorliegenden Untersuchung wurde nicht mit einer fixen Clonidindosis (0,15 mg i.v.), sondern mit einer 0,15 μg/kg KG bezogenen Dosierung stimuliert.

Auch bei endogen Depressiven wird häufig eine abgeschwächte HGH-Response auf Clonidin gefunden (Matussek et al., 1982; Matussek, 1978; Charney et al., 1982 b; Checkley et al., 1981). Diese Befunde wurden im Sinne einer verringerten α-adrenergen postsynaptischen Rezeptorempfindlichkeit interpretiert. Andererseits wurde auch berichtet, daß Oestrogene zur Stimulierbarkeit von HGH beitragen (Merimee u. Fineberg, 1971; Frantz u. Rabkin, 1965). Damit wird auch die in der Menopause verminderte HGH-Stimulierbarkeit begründet. Im Krankheitsverlauf eines chronischen Alkoholismus kommt es häufig zur Erhöhung des Oestrogenspiegels, da Oestrogen aufgrund der Leberschädigung vermindert abgebaut wird; dies zeigt sich auch klinisch in einer allgemeinen Feminisierung. In diesem Sinne könnten unsere Befunde, die einen engen Zusammenhang mit der Leberschädigung (Gamma-GT, $r = 0,76$; $p <$ 0.001) und RDC-Kriterien ($r = 0,38$; $p < 0.05$) einerseits und HGH-Stimulierbarkeit andererseits erkennen ließen, interpretiert werden.

Die Wertung unserer Befunde als nosologisches Kriterium für die Typologie Alkoholismus ist durch das Fehlen einer gesunden Kontrollgruppe eingeschränkt. Unter diesen Kautelen jedoch kann die abgeschwächte HGH-Stimulierbarkeit als neuroendokriner Hinweis auf eine gemeinsame genetische Wurzel für Alkoholismus und depressive Erkrankungen gewertet werden. Die Persistenz der verminderten HGH-Stimulierbarkeit nach mehrwöchiger Alkoholabstinenz ist eher mit der Annahme eines hereditären Markers als mit der Hypothese einer zustandsabhängigen Variablen vereinbar.

6.7 Beziehung der endokrinen Variablen zueinander

Im weiteren prüften wir die Frage, inwieweit endokrine Befunde, die im Rahmen des DST, des DPT, des TRH-TSH-Testes oder des Clonidintestes erhoben wurden, sich gegenseitig in ihrer Beziehung zu psychopathologischen und diagnostisch-typologischen Variablen bestätigen oder sich komplementär verhalten.

Targum et al. (1982 b) kamen nach einer Untersuchung von Patienten mit „Major Depressive Disorder" zu dem Schluß, daß DST und TRH-TSH-Test voneinander unabhängige Variablen seien, die nur bei 11 % von insgesamt 54 untersuchten Patienten übereinstimmen. Die von Extein et al. (1981) berichtete Übereinstimmung von DST und TRH-TSH-Test bei unipolaren Depressionen ($n = 50$) betrug 36 %. Winokur et al. (1982) prüften die Übereinstimmung von TRH-TSH-Test-Befunden und DST-Variablen; bei insgesamt 25 Depressiven und 24 gesunden Probanden ergab sich kein konsistentes Muster der abnormen Hormonantworten. Bei Patienten mit Alkoholismus wurden entsprechende Interkorrelationen von endokrinen Testergebnissen bislang nicht untersucht.

In unserer Stichprobe zeigte sich – wie zu erwarten war – zwischen basalen und Postdexamethasoncortisolwerten einerseits und den entsprechenden ACTH-Werten andererseits eine hochsignifikante Beziehung bei den 8.00-Uhr-Postdexamethasonwerten ($r = 0,57$; $p < 0.001$) und bei den 16.00-Uhr-Postdexamethasonwerten ($r = 0,78$; $p < 0.001$).

Überraschend ist jedoch, daß die 8.00-Uhr-Postdexamethasoncortisol- und Prolactinwerte sowohl bei der Erstuntersuchung bei Klinikaufnahme ($r = 0,36$; $p < 0.05$)

wie auch bei der Kontrolluntersuchung (r = 0,61; p < 0.05) eine positive lineare Beziehung zueinander aufwiesen.

Ein linearer Zusammenhang zeigte sich bei der Erstuntersuchung auch zwischen den 8.00-Uhr-Postdexamethason-ACTH-Werten und den Prolactinwerten (r = 0,59; p < 0.01).

Ferner fanden sich positive lineare Beziehungen zwischen den folgenden Basalwerten: Betaendorphine und Cortisol (r = 0,49; p <0.01); Betaendorphine und ACTH (r = 0,4; p < 0.05) sowie Betaendorphine und TSH (r = 0,38; p < 0.05). Der korrelative Zusammenhang von ACTH und Endorphinen könnte in der anatomisch-physiologischen Gegebenheit, daß beide Hormone von den gleichen adenotropen Zellen freigesetzt werden (Vale u. River, 1977) zu suchen sein. Ebensowenig wie bei gesunden Versuchspersonen (Naber et al., 1980) zeigte sich ein Zusammenhang zwischen Betaendorphinspiegel und Alkohol in der Abatmungsluft (r = 0,09; n.s.), wenn diese Beziehung für die Gesamtstichprobe geprüft wurde. Bezogen auf nur weibliche Patienten ergab sich jedoch eine positive lineare Beziehung zwischen diesen beiden Variablen (r = 0,84; p < 0.01).

Nur 2 Patienten (6 %) aus der Gruppe der Nonsuppressoren wiesen gleichzeitig eine „blunted response" des TRH-induzierten TSH auf.

Bemerkenswert ist ferner der Zusammenhang zwischen clonidinstimuliertem Adrenalin und den folgenden endokrinen Variablen des TRH-TSH-Tests: zum basalen TSH (r = 0,97; p < 0.01; n = 5) und zum $\triangle$TSH (r = 0,9; p < 0.05; n = 5). Diese Zusammenhänge waren jedoch nur bei der Kontrolluntersuchung festzustellen. Allerdings waren männliche Patienten mit „blunted TSH-response" bei Klinikaufnahme gleichzeitig auch durch niedrigeres clonidinstimuliertes Adrenalin charakterisiert (r = 0,9; p < 0.01; n = 7). Diese Zusammenhänge legen die Vermutung nahe, daß die bei verschiedenen psychiatrischen Erkrankungen beobachteten abnormen TRH-induzierten TSH-Antworten durch α-adrenerge Mechanismen vermittelt werden. Die oben dargelegten linearen Beziehungen von Adrenalin und TSH wären auch mit der Hypothese einer verminderten postsynaptischen α-adrenergen Rezeptorempfindlichkeit und einer „blunted response" als gemeinsamer biologischer Marker bei affektiven Erkrankungen vereinbar. Da die linearen Beziehungen zwischen TSH und clonidinstimuliertem Adrenalin insbesondere bei den Kontrolluntersuchungen festzustellen waren, kann vermutet werden, daß akute Entziehungserscheinungen als störende Faktoren die Testinterkorrelationen bei der Erstuntersuchung im Beginn der stationären Aufnahme beeinträchtigt haben könnten. Weitere Untersuchungen bei diagnostisch gesicherten, aber bereits seit einiger Zeit abstinenten Alkoholikern sind notwendig, um zu klären, inwieweit die angenommenen Testinterkorrelationen auch an einem größeren Patientenkollektiv abgesichert werden können.

6.8 Endokrine Variablen im Verlauf der Alkoholentzugsbehandlung

Wie aus Abb. 17 zu ersehen ist, ist der mittlere TRH-induzierte TSH-Anstieg bei der Kontrolluntersuchung nach 5 wöchiger Abstinenz (8,49 $\pm$ 6,96 μE/ml) etwas geringer als bei der Aufnahmeuntersuchung (9,16 $\pm$ 7,52 μE/ml), unterscheidet sich jedoch nicht signifikant. Die Zahl der Patienten mit „blunted response" nimmt bei der Kon-

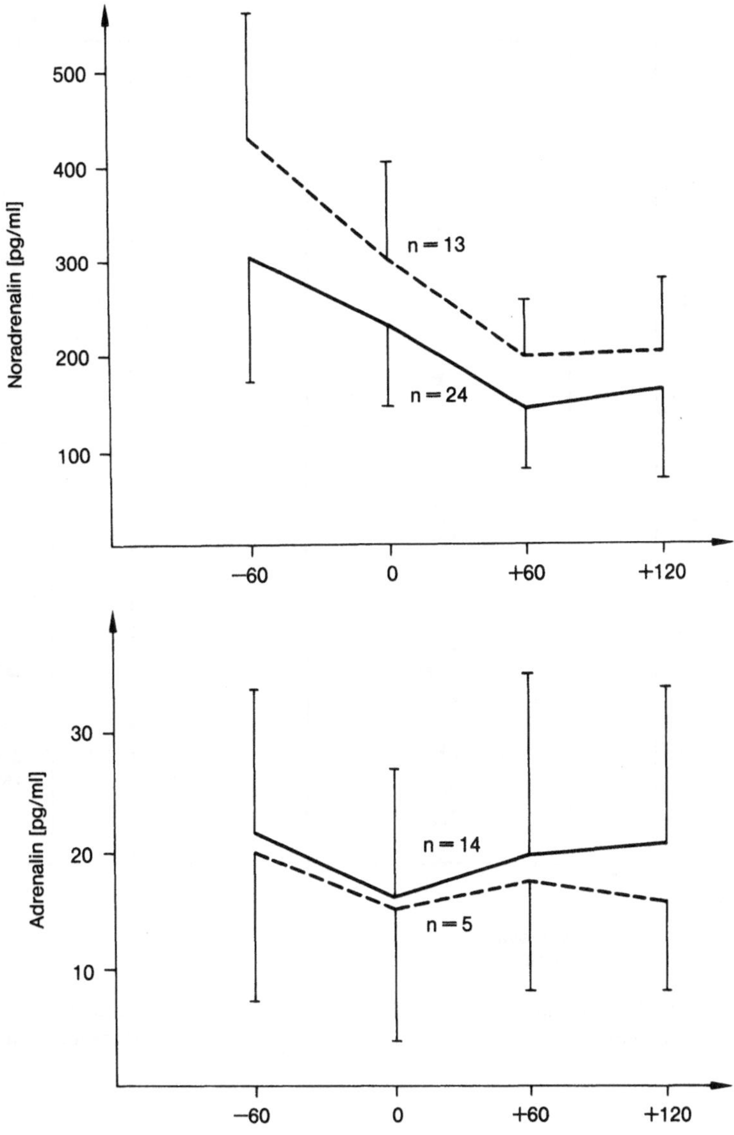

Abb. 16. Basales und clonidinstimuliertes Adrenalin und Noradrenalin; ——— Aufnahme-Untersuchung, – – – Entlassungs-Untersuchung, Mittelwerte und SD

trolluntersuchung (31 % von insgesamt n = 36) sogar noch zu. Von den 7 Patienten, die bei der Kontrolluntersuchung eine verminderte TSH-Response aufweisen, zeigten bereits 5 bei der Klinikaufnahme eine „blunted response".

Die in Abb. 15 und Abb. 16 dargestellten clonidinstimulierten Hormone (HGH, Adrenalin und Noradrenalin) zeigen zwischen Aufnahme und Kontrolluntersuchung

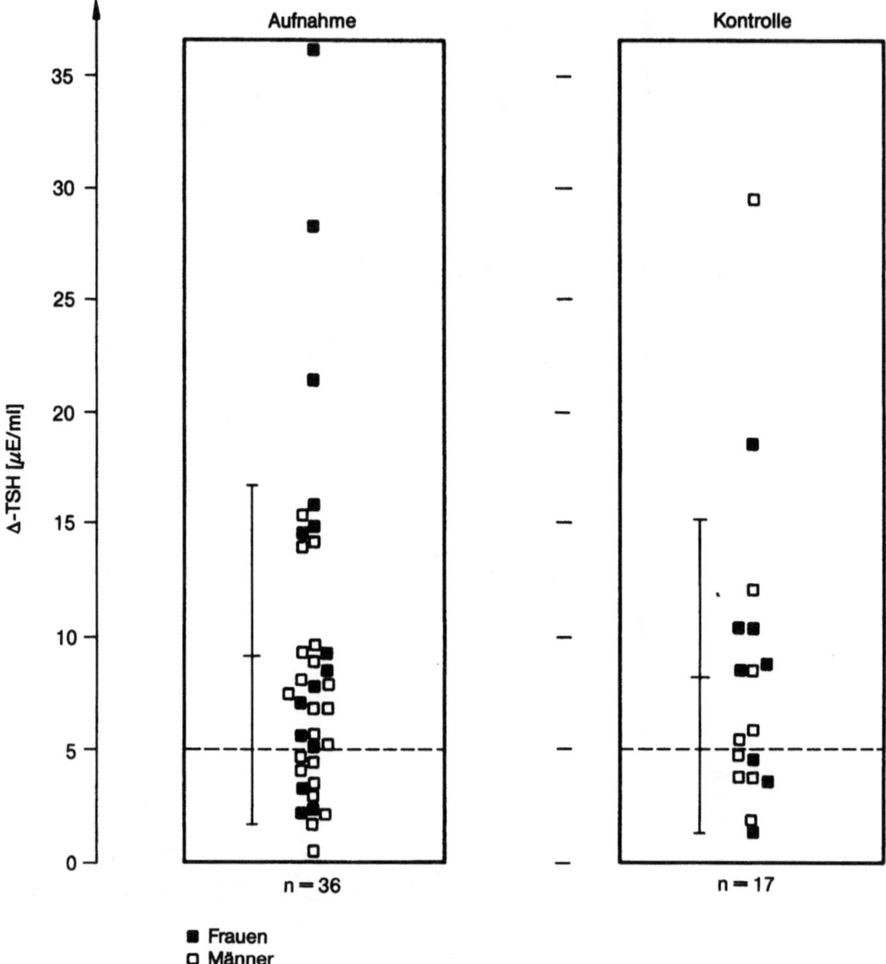

Abb. 17. TRH stimuliertes TSH: Differenzen aus Basalwert und 30 min. nach Stimulation. Unterhalb eines Grenzwertes von 5 µE/ml wurde eine „blunted response" angenommen

keine statistisch relevanten Unterschiede. Bemerkenswert ist die gegensätzliche Tendenz zwischen Adrenalin und Noradrenalinkonzentration; während die mittleren Adrenalinspiegel bei der Entlassung abnahmen, stiegen die mittleren Noradrenalinspiegel jeweils sowohl basal wie nach Clonidinstimulation an.

Die im Rahmen des DST bestimmten mittleren Cortisol-, ACTH- und Prolactinspiegel der Gesamtstichprobe veränderten sich zwischen Aufnahme und Kontrollzeitpunkt nichtsignifikant. Allerdings waren bei einem 16.00-Uhr-Postdexamethasongrenzwert von 5 µg/dl bei Klinikaufnahme 17 % Nonsuppressoren, während bei der Kontrolluntersuchung keiner der Patienten dieses Kriterium überschritt. (Abb.18).

Die Mittelwerte der Betaendorphine bei Aufnahme (4,57 ± 1,04 pmol/ml) blieben bis zur Kontrolluntersuchung ebenfalls unverändert (4,29 ± 0,71 pmol/ml).

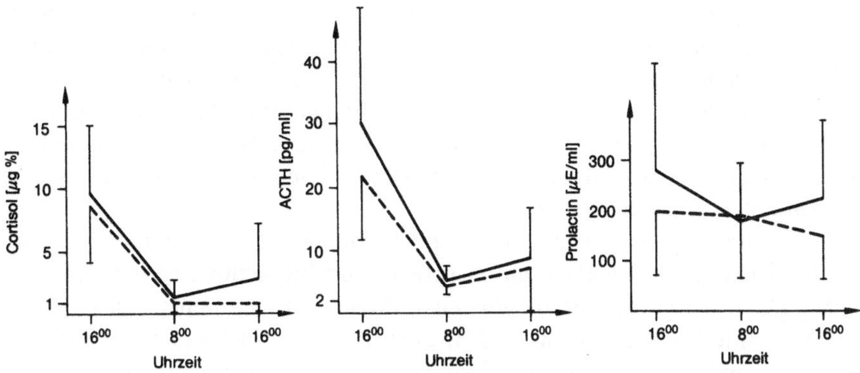

Abb. 18. Basale und Postdexamethasonwerte von Cortisol, ACTH und Prolactin;
—— Aufnahme, – – – Entlassung

Wenn Änderungen der Psychopathologie (Differenzwert von Erst- und Kontrolluntersuchung) mit denen der endokrinen Variablen (Differenzwert von Erst- und Kontrolluntersuchung) gegenübergestellt wurden, zeigte sich ein positiv linearer Zusammenhang zwischen der Besserung, eingeschätzt nach GAS und basalen Cortisol-Differenzen (r = 0,61; p < 0.01, n = 17) sowie der Besserung, eingeschätzt nach AMDP (Gesamtscore) und 8.00-Uhr-Postdexamethasoncortisolwerten (r = 0,58; p < 0.05; n = 7).

Zusammenfassend ist festzustellen, daß die endokrinen Variablen, die im Rahmen des TRH-TSH-Tests und des Clonidintests erhoben wurden, sich im Beobachtungszeitraum als weitgehend stabil erwiesen haben, während die DST-Variablen Cortisol, ACTH und Prolactin überwiegend eine Abhängigkeit vom psychopathologischen Zustandsbild erkennen ließen.

6.9 Zusammenfassung

Eine Reihe von neuroendokrinen Variablen wie der DST, der DPT, das TRH-stimulierte TSH und das clonidinstimulierte HGH wurden bei insgesamt 35 Patienten mit Alkoholismus auf ihre diagnostische Bedeutung geprüft. Aus der Vielzahl der untersuchten neuroendokrinen Variablen zeigte nur die aus dem basalen und dem nach Dexamethason bestimmten Plasmaprolactinwert gebildete Verhältniszahl eine lineare Beziehung zu den durch das RDC erhobenen Alkoholismuskriterien. Keine der geprüften endokrinen Variablen war überzufällig häufig mit einem der nach Jellinek definierten Alkoholismustypen verknüpft (s. 6.4.2). Aufgrund der geringen Streuung der diagnostischen Befunde – als Folge der weitgehenden Selektionskriterien – standen allerdings methodische Gegebenheiten der Klärung der hier gestellten Fragen entgegen.

Bezüglich der quantitativen Zusammenhänge zwischen psychopathologischen und neuroendokrinen Variablen ergaben sich folgende Befunde: Von den im Rahmen des

DST und DPT gewonnenen endokrinen Variablen zeigten nur die Postdexamethason-cortisolwerte eine positiv lineare Beziehung zu einigen AMDP-Faktoren (psychoorganisches Syndrom, apathisches Syndrom, Hostilitätssyndrom und manisches Syndrom). Durch den linearen Zusammenhang von Alkoholgehalt in der Abatmungsluft einerseits und ACTH-, Cortisol-, TSH-, Betaendorphin- und Noradrenalinplasmakonzentrationen andererseits wird die vielfältige Akutwirkung des Alkohols auf neuroendokrine Variablen deutlich (s. 6.7).

In Bestätigung eigener Ergebnisse bei Patienten mit ,,Major Depressive Disorder" (s. 4.3) zeigen die Postdexamethasoncortisol- und Prolactinwerte eine gleichsinnige Abhängigkeit von psychopathologischen Variablen. Diese Gemeinsamkeit zeigt sich auch in der Interkorrelation von ACTH, Cortisol und Prolactin (s. 6.7). Ebenso findet sich ein Zusammenhang zwischen clonidinstimuliertem Adrenalin und basalem TSH sowie TRH-stimuliertem TSH. Diese genannten Interkorrelationen werden als Ausdruck gemeinsamer physiologischer Steuerungsmechanismen und nicht als unabhängige Markierungsmerkmale der Pathophysiologie der Alkoholismuserkrankung interpretiert (s. 6.8).

Die vielfältigen positiv linearen Beziehungen zwischen dem in der Abatmungsluft gemessenen Alkoholgehalt und den verschiedenen endokrinen Variablen machen die umfassenden neuroendokrinen Akutwirkungen von Alkohol deutlich, die von den langfristigen Wirkungen zu trennen sind. Die beobachtete stimulierende Wirkung von Alkohol auf basales ACTH und basale Cortisolwerte kann zu falsch positiven DST-Ergebnissen führen.

7 Die diagnostische Aussagekraft des Dexamethason-suppressionstests unter den Routinebedingungen eines psychiatrischen Krankenhauses

7.1 Literaturübersicht

7.1.1 Abnorme DST-Ergebnisse bei Gesunden und somatisch Erkrankten

Ergebnisse anderer Autoren (s. Tabelle 3) und eigene Untersuchungen (Klein u. Seibold, 1985; Berger u. Klein, 1984) lassen erkennen, daß auch bei gesunden Versuchspersonen eine Häufigkeit von etwa 6 % abnorme DST-Ergebnisse gefunden werden. Aus unserer in Tabelle 3 erstellten Übersicht von insgesamt 15 Arbeiten mit einer Gesamtzahl von 646 Patienten ist zu entnehmen, daß nur 4 Arbeitsgruppen keine abnormen DST-Ergebnisse in ihrer Stichprobe mit gesunden Versuchspersonen fanden. Diese widersprüchlichen Ergebnisse überraschen, da die gewählten Testbedingungen der einzelnen Untersucher – wie aus Tabelle 3 zu ersehen ist – nur geringfügig variieren. Immerhin verfehlen die mehrheitlich zugrunde gelegten standardisierten Testkriterien, wie sie von Carroll (1982 a) ursprünglich vorgeschlagen wurden, nur kanpp die 95 %-Spezifitätsmarke; diesem Kriterium sollten pathognostische Tests bei der Definierung von Normgrenzen an gesunden Versuchspersonen genügen (Büttner et al., 1974). Die Testbedingungen der unter 7.0 dargestellten DST-Ergebnisse variieren bezüglich der jeweiligen Dexamethasondosierungen zwischen 1 und 2 mg. Ausgehend von den in der Literatur berichteten Ergebnissen an gesunden Versuchspersonen (s. 3.0) kann für den 1 mg-DST etwa eine Rate von 6–7 % falsch positiver Resultate angenommen werden. Um die Spezifität des DST für bestimmte Formen der Depres-'sion zu klären, erscheint es notwendig, zu untersuchen, ob somatische Erkrankungen das Testergebnis beeinflussen können. Diese Fragestellung geht von den Bedingungen der Routinediagnostik eines psychiatrischen Krankenhauses aus; hier muß damit gerechnet werden, daß Patienten mit der Indexerkrankung, z. B. endogene Depression, gleichzeitig an einer oder mehreren körperlichen Erkrankungen leiden. Carroll et al. (1981) weisen bei ihren Empfehlungen zur standardisierten Durchführung des DST bereits auf einige körperliche Erkrankungen als Ausschlußkriterien für den Test hin. Die Autoren betonen die Reagibilität des HHNNR-Systems auf jede Form von somatischem Streß, womit impliziert wird, daß jede körperliche Erkrankung einen abnormen DST bedingen könne (Carroll et al., 1976 a). Diese Zusammenhänge wurden unter anderem bei Patienten mit Diabetes mellitus, Myocardinfarkt, Herzvitien, Infektionskrankheiten oder Encephalomalazien nachgewiesen (Carroll et al., 1981; Connolly u. Wills, 1969; Finkelstein et al., 1982). Aus einer von Crapo (1979) erstellten Übersicht geht hervor, daß 23 % von insgesamt 320 hospitalisierten oder chronisch körperlich kranken Patienten nach 1 mg DST am darauffolgenden Morgen Cortisol ungenügend supprimierten. Mehrfach beschrieben wurde die hohe Rate abnormer DSTs bei Patienten mit Anorexia nervosa oder anderen Formen der Mangelernährung (Bethge et al., 1970; Doerr et al., 1980; Edelstein et al., 1983; Fichter et al., 1981; Smith et al., 1975). Bemerkenswert ist in diesem Zusammenhang, daß der Prozeß der Gewichtsabnahme an sich und nicht das Absolutgewicht der entscheidende Faktor für die Aufhebung der Cortisol-Suppression zu sein scheint (Doerr et al., 1980). Andererseits wurde auch berichtet, daß Übergewicht in etwa 13 % der Fälle mit einem abnormen DST verbunden sei (Crapo, 1979).

Da basale Cortisolwerte positiv linear mit den entsprechenden Postdexamethasoncortisolwerten korreliert sind, ist es notwendig, auch solche Zustände als mögliche intervenierende Faktoren mit zu berücksichtigen, die mit erhöhten basalen Glucocorticoidspiegeln einhergehen. So berichteten Bursten u. Russ (1965) über erhöhte Glucocorticoidspiegel bei Patienten, die auf eine baldige Operation warteten. Andererseits berichteten Franksson u. Gemzell (1955) und Price et al. (1957) über den Zusammenhang von psychischen Spannungszuständen und der Höhe von Glucocorticoidspiegeln. Ebenso fanden Naber et al. (1985) bei Patienten nach herzchirurgischen Eingriffen erhöhte basale Plasmacortisolwerte, die signifikant mit den jeweiligen Hamilton-Depressionsscores korrelierten. Bei jungen Soldaten in der Grundausbildung wurden ebenfalls erhöhte Plasmaglucocorticoidspiegel festgestellt, die nach Dexamethasongaben ungenügend supprimiert waren (Blumenfield et al., 1970). Die Autoren dieser Studie schlossen daraus, daß emotionaler Streß Nonsuppression bedingen könne. Ebenso schließen Endokrinopathien wie Cushing-Syndrom, Addisonsche Erkrankung oder Schilddrüsenfunktionsstörungen, Schwangerschaft, Oestrogen- oder Cortisontherapie eine Anwendung des DST im Rahmen psychiatrischer Fragestellungen aus. In diesem Zusammenhang ist zu erwähnen, daß von einigen Medikamenten wie den Barbituraten, Carbamazepin, Phenytoin, Meprobamat und Methaqualon bekannt ist, daß sie zu falsch positiven DST-Resultaten führen können (Literatur bei Berger u. Klein, 1984); dies geschieht vermutlich über den Mechanismus einer beschleunigten Dexamethasonmetabolisierung durch Enzyminduktion in der Leber. Andererseits können Benzodiazepine falsch negative Ergebnisse bedingen (Langer et al., 1979; Klein et al., 1984 a).

7.1.2 DST-Ergebnisse bei nicht affektiven psychiatrischen Erkrankungen

Differentialdiagnostische Schwierigkeiten in der psychiatrischen Diagnostik bestehen weniger zwischen den unter 7.1.1 erwähnten somatischen Erkrankungen, die mit psychiatrischen Auffälligkeiten einhergehen einerseits und den endogenen oder psychogenen psychiatrischen Erkrankungen andererseits, sondern stellen sich vielmehr innerhalb der letztgenannten Gruppen. Auch die bei DST-Ergebnissen intervenierenden Faktoren wie rapide Gewichtsabnahme oder Medikamentenwirkungen sind vergleichsweise leicht kontrollierbare Variablen. Die diagnostische Trennung eines depressiven Syndroms im Rahmen einer primär schizophrenen Erkrankung von einer endogenen Depression oder einer psychogenen Störung ist jedoch vielfach schwieriger, aber doch aufgrund der unterschiedlichen Genese, Prognose und Therapie von großer praktischer Bedeutung. Ebenso ist es wichtig, zu differenzieren, ob im Laufe einer endogenen Depression ein symptomatischer Alkoholismus aufgetreten ist oder sich im Laufe eines längerdauernden Alkoholmißbrauchs eine depressive Verstimmung entwickelt

Tabelle 32. Untersuchungen zum DST bei nicht-depressiven psychiatrischen Patienten

Autoren	Dexamethason-dosis (mg)	Postdexamethason-blutentnahme	Cortisol-grenzwert (μg/dl)	Diagnose	Patienten-zahl	abnormer DST n	abnormer DST %
Berger et al. (1983)	1,5	9.00, 16.00, 23.00	≥ 5	nicht-depressive psychiatrische Erkrankungen	26	4	15
	1	9.00, 16.00, 23.00	≥ 5	nicht-depressive psychiatrische Erkrankungen	52	20	39
Bloodworth (1982)	1	8.00, 16.00, 24.00	> 8	Schizophrenien	5	1	80
Carman et al. (1981)	1	8.00, 16.00	> 5	Schizophrenien	46	22	48
Carroll et al. (1976 b)	2	16.00	> 6	nicht-depressive psychiatrische Erkrankungen	30	1	3
Curtis et al. (1982)	1	16.00	> 5	Agoraphobien, Angstneurosen	20	3	15
Dewan et al. (1982)	1	16.00	> 5	Schizophrenien	20	7	30
Graham et al. (1981)	2	16.00	> 4	Manien	50	23	46
Greden et al. (1981)	1	16.00	> 5	Schizophrenien	24	2	8
Holsboer et al. (1980)	2	16.00	> 5	Schizophrenien und schizo-affektive Psychosen	9	1	11
Insel et al. (1982)	1	8.00, 16.00, 23.00	> 5	Zwangsneurosen	16	6	38
Kroll et al. (1983)	1	16.00	> 6	Alkoholismus	35	7	18
Müller et al. (1983)	1	8.00, 16.00	> 5	Alkoholismus	35	6	17
Newsom und Murray (1983)	1	16.00, 23.00	> 6	Alkoholismus	75	13	17
Oxenkrug (1978)	1	9.00	> 5	Alkoholismus	10	3	30
Raskind et al. (1982)	1	8.00, 16.00, 22.00	> 6	Demenz	15	7	47
Schlesser et al. (1979)	1	8.00	> 5	Schizophrenien, Manien	80	0	0
Spar u. Gerner (1982)	1	16.00	> 5	Demenz	17	9	53
Stokes et al. (1982)	1	8.00	> 5	Schizophrenien	29	5	17
Swartz u. Dunner (1982)	1	8.00, 16.00	> 5	Alkoholismus	43	14	33
Targum et al. (1982 b)	1	16.00	> 5	nicht depressive psychiatrische Erkrankungen	19	2	1
					656	156	24

hat. Bei diesen differentialdiagnostischen Schwierigkeiten wäre ein objektivierendes diagnostisches Hilfsmittel, wie es im DST gesehen wird, von großer Bedeutung.

Im folgenden soll eine Literaturübersicht über Studien gegeben werden, die über DST-Ergebnisse bei psychiatrischen Erkrankungen, die nicht primär den depressiven Erkrankungen zuzurechnen sind, berichten.

Erste Untersuchungen bei nicht depressiven psychiatrischen Erkrankungen ergaben sehr niedrige Raten an abnormen DST-Ergebnissen (Carroll et al., 1976 b; Schlesser et al., 1979; s. Tabelle 32). Diese Ergebnisse führten zunächst zu der Annahme, daß man „maskierte" oder „larvierte" endogene Depressionen, die sich klinisch als Reifungskrise, Demenz, als Schmerzsymptomatik oder als Alkoholismus darstellen, durch den DST richtig als endogene Depression identifizieren könne. Wie aus Tabelle 32 ersichtlich, hat in den letzten Jahren jedoch eine Vielzahl von Arbeitsgruppen abnorme Testergebnisse auch bei nicht depressiven psychiatrischen Erkrankungen berichtet. Während innerhalb der Gruppe depressiver Erkrankungen Ergebnisse über eine geringe Spezifität des DST für endogene Depressionen auf die bekannten Unsicherheiten der klinischen Diagnostik zurückgeführt werden könnten, dürfte dies bei Manien, Schizophrenien, Angstneurosen, Zwangsneurosen oder der Alzheimerschen Erkrankung wohl kaum zutreffen. In einer Übersicht aller bisher vorliegenden Arbeiten zum DST bei depressiven Erkrankungen unterschiedlicher diagnostischer Zuordnung ergab sich bei etwa 1200 depressiven Patienten eine Rate von 40 % Nonsuppressoren (s. Tabelle 25), während von 656 nicht depressiven psychiatrischen Patienten 24 % (s. Tabelle 32) nicht supprimiert waren (Klein, 1984).

Der Prozentsatz von 23 % an abnormen DST-Ergebnissen innerhalb der Depressionsgruppe, für die ein abnormes Ergebnis von Autoren nicht als charakteristisch angesehen wurde (s. Tabelle 26, rechte Spalte), ist in etwa der gleiche, wie er auch bei nicht depressiven psychiatrischen Erkrankungen (24 %, s. Tabelle 32) gefunden wird. Aus der hier gegebenen Literaturübersicht und unter Berücksichtigung der eigenen Ergebnisse ist somit zu folgern, daß unter den üblichen von Carroll et al. (1981) vorgeschlagenen DST-Bediongungen in etwa 6 % der Fälle bei gesunden Versuchspersonen und in 24 % der Fälle aller bislang untersuchten, recht unterschiedlichen psychiatrischen Erkrankungsformen mit abnormen DST-Ergebnissen zu rechnen ist.

7.1.3 DST-Ergebnisse bei depressiven Syndromen unterschiedlicher diagnostischer Zuordnung

Aus dem relativ hohen Prozentsatz von abnormen DST-Ergebnissen bei nicht primär als depressiv eingeschätzten Patienten ist zu schließen, daß zumindest unter den üblichen Durchführungsbedingungen des DST innerhalb eines unausgelesenen psychiatrischen Patientengutes der DST zur diagnostischen Charakterisierung von endogenen Depressionen aufgrund dieser mangelnden Spezifität wenig geeignet ist. In einer weiteren Literaturübersicht soll nunmehr die diagnostische Spezifität des DST innerhalb von Patientengruppen mit vorwiegend depressiver Symptomatik erörtert werden.

Berger et al. (1984) fanden in der von ihnen untersuchten Stichprobe mit depressiven Syndromen keine unterschiedlichen Häufigkeiten zwischen den diagnostischen Untergruppen endogener vs. neurotischer Depression, unipolarer vs. bipolarer Depression und „primary" vs. „secondary depression". Dagegen beschrieben Brown

Tabelle 33. Vergleichende Untersuchungen des DST bei endogen und nichtendogen depressiven Patienten. Die in den jeweiligen Studien einander gegenübergestellten diagnostischen Gruppen sind entsprechend den Kriterien „Autoren", „Dexamethasondosis", „Postdexamethasonblutabnahmezeiten", „Cortisolgrenzwert", „Patientenzahl" und „diagnostische Charakterisierung der Patienten" aufgelistet. Unterschiede in der Häufigkeit von abnormen DST-Ergebnissen zwischen den diagnostischen Gruppen wurden mittels χ^2-Test analysiert; p-Werte von > 0.05 werden als nicht signifikant (n. s.) angegeben

Autoren	Dexamethason-dosis (mg)	Postdexamethason-blutentnahme	Cortisol-grenzwert (μg/dl)	endogen Patienten-zahl	abnormer DST		nicht-endogen Patienten-zahl	abnormer DST		χ^2-Test
					n	%		n	%	
Berger et al. (1982)	1,5	9.00, 15.00, 16.00	≥ 5	20	5	25	19	4	21	n. s.
Berger et al. (1984)	1	9.00, 16.00, 23.00	≥ 5	41	16	39	23	4	17	n. s.
	1	9.00, 16.00, 23.00	≥ 5	14	6	43	22	15	68	n. s.
Carroll (1982 b)	1 oder 2	16.00, 23.00	> 5	215	92	43	100	1	1	p <0.0001
Coppen et al. (1983)	1	16.00	> 5	78	63	81	41	20	63	p <0.0005
Coryell et al. (1982)	1	8.00, 16.00	> 5	43	9	21	22	12	55	p < 0.01
Klein et al. (1983)	2	16.00	> 5	59	13	22	28	5	18	n. s.
Peselow et al. (1983)	1	16.00	> 5	52	13	25	36	7	19	n. s.
Rabkin et al. (1983)	1 oder 2	16.00	> 5	33	6	18	21	3	14	n. s.
Rush et al. (1982)	1	16.00	> 4	32	13	41	38	2	5	p < 0.005
Stokes et al. (1976)	1	8.00	> 5	21	9	43	38	18	43	n. s.
				608	245	40	388	91	24	p < 0.005

Tabelle 34. Vergleichende Untersuchungen des DST bei psychotisch und nicht-psychotisch depressiven Patienten. Unterschiede in der Häufigkeit von abnormen DST-Ergebnissen zwischen den diagnostischen Gruppen wurden mittels χ^2-Test analysiert; p-Werte von > 0.05 werden als nicht signifikant (n. s.) angegeben

Autoren	Dexametha-sondosis (mg)	Postdexamethason-blutentnahme	Cortisol-grenzwert (μg/dl)	psychotisch Patienten-zahl	abnormer DST		nicht psychotisch Patienten-zahl	abnormer DST		χ^2-Test
					n	%		n	%	
Caroff et al. (1983)	1	8.00, 16.00, 23.00	>5	11	9	82	18	10	56	n. s.
Mendlewicz et al. (1982)	1 i. m.	16.00	>5	37	30	81	58	21	36	$p < 0.0001$
Rudorfer et al. (1982)	1	8.00, 16.00, 23.00	>5	15	10	67	16	3	19	$p > 0.01$
				63	49	78	92	34	37	$p > 0.0001$

u. Shuey (1980) eine signifikant höhere Rate von abnormen DST-Ergebnissen bei „primary" vs. „secondary depression". Dieses Ergebnis wurde 2 Jahre später von der gleichen Autorengruppe bestätigt (Brown u. Qualls, 1982). Von Coryell et al. (1982), Papacostas et al. (1981) und Schlesser et al. (1980) wurden bei der Gegenüberstellung dieser Gruppen ebenfalls signifikant höhere Raten von abnormen DST-Ergebnissen bei Patienten mit „primary depression" gefunden. Diesen Ergebnissen steht eine gleichgroße Anzahl von Berichten gegenüber, in denen diese diagnostischen Gruppen sich bezüglich der DST-Ergebnisse nicht unterschieden (Carroll et al., 1980; Reus et al., 1982; Rush et al., 1982). Ebenso widersprüchlich waren die Gegenüberstellungen, wenn endogene Depressionen mit anderen Depressionsgruppen verglichen wurden (Carroll et al., 1980; Coppen et al., 1983; Greden et al., 1981; Klein et al., 1982; Rush et al., 1982; Stokes et al., 1982). Auch innerhalb der Winokurschen Subklassifizierung nach „Familial Pure Depressive Disease" (SDD) und „Depression Spectrum Diseases" (DSD), wurden unterschiedliche Ergebnisse mitgeteilt (Rush et al., 1982; Schlesser et al., 1980). Wenn die Patienten nach den Kriterien „psychotisch" und „nicht psychotisch" unterteilt wurden, fanden 2 Arbeitsgruppen (Mendlewicz et al., 1982; Rudorfer et al., 1982) eine höhere Rate an abnormen DST-Ergebnissen bei den psychotischen Patienten und eine Arbeitsgruppe keinen Unterschied zwischen den beiden genannten Gruppen (Caroff et al., 1983). Auffallend ist dabei, daß psychotische, d. h. schwerer Depressive, in annähernd 80 % der Fälle nicht ausreichend supprimiert waren. Dies spricht für einen Zusammenhang von Schweregrad und Rate abnormer DST-Ergebnisse.

In der Literaturübersicht über DST-Ergebnisse von Studien an depressiven Patienten (Tabellen 33 und 34) wird offensichtlich, daß ein eindeutiger Zusammenhang zwischen Depressionsgruppen, die nach klinisch diagnostischen Kriterien klassifiziert sind einerseits und DST-Ergebnissen andererseits, nicht besteht. Oder mit anderen Worten: Die Gruppen Suppressoren und Nonsuppressoren sind nicht deckungsgleich mit herkömmlichen nosologischen Kategorien.

7.2 Fragestellung

1. Die diagnostische Aussagekraft der DST unter den Routinebedingungen eines psychiatrischen Krankenhauses.
2. Mit Hilfe der routinemäßig erhobenen psychopathologischen Einschätzungen nach GAS und AMP sollten die quantitativen Zusammenhänge zwischen DST und psychopathologischen Variablen untersucht werden.
3. Die klinischen Entlassungsbefunde sollten den im Beginn der stationären Aufnahme erhobenen DST-Ergebnissen gegenübergestellt und somit prognostische wie Verlaufsaspekte und ihre Beziehung zum DST untersucht werden.

7.3 Methodik

Alle Patienten, die innerhalb eines Zeitraums von 2 Jahren in der Psychiatrischen Klinik der Ludwig-Maximilian-Universität in München stationär aufgenommen waren und bei denen ein (oder mehrere) DST durchgeführt war, wurden retrospektiv in die Studie einbezogen. Patienten, die in einer der anderen in dieser Monographie berichteten Studien erfaßt sind, waren von dieser Untersuchung ausgeschlossen. Auf weitere Selektionskriterien wurde verzichtet.

Neben den persönlichen Daten wie Lebensalter und Geschlecht wurden Krankheitsdauer seit der ersten Manifestation der Erkrankung, Anzahl der bisherigen stationären Aufenthalte, Verlaufsform der Erkrankung („akut", „chronisch", „intermittierend" und „andere Verlaufsform") dokumentiert. Ebenso wurde erhoben: Anzahl früherer depressiver und/oder manischer Phasen, Dauer der Symptomatik bis Aufnahme, psychische Erkrankungen und Auffälligkeiten bei Blutsverwandten, chronische körperliche Begleiterkrankunen mit und ohne ZNS-Beteiligung und Behandlungsergebnis während der gegenwärtigen Behandlungsphase.

Die pharmakologische Behandlungsart während der gegenwärtigen Erkrankungsmanifestation wurde nach folgenden Kriterien klassifiziert: Antidepressivum, Neurolepticum, Tranquilizer, Hypnoticum, Hormone, Lithium und „andere, nicht zu klassifizierende, psychotrope und nicht psychotrope Medikamente".

Die psychopathologischen Untersuchungsinstrumente waren die GAS, das AMDP und HAM-D (s. 2.3.3.1) und – soweit erhoben – die Befindlichkeitsskala (Bf-S; Bf-S'; s. 2.3.3.2); es wurden jeweils die AMDP-Einzelfaktoren (nach Baumann u. Angst, 1975) in ihren Beziehungen zu endokrinen Variablen in Betracht gezogen.

Diagnostisch wurden die Patienten nach ICD (in der 8. oder 9. revidierten Fassung) sowie – falls erhoben – nach dem RDC und der Newcastle-Skala klassifiziert, wie unter 2.3.1 näher beschrieben.

Neben der Dexamethasondosierung (1 oder 2 mg), wurden die 16.00-Uhr-Postdexamethasoncortisolwerte sowie – falls erhoben – die 16.00-Uhr-Cortisolbasalwerte und die daraus errechnete prozentuale Suppression [= Postdexamethasoncortisol/basales Cortisol (%)] in die statistische Auswertung einbezogen.

Die Bestimmung des Cortisols wurde mit der unter 2.1 beschriebenen radioimmunologischen Methode durchgeführt. Es wurden sowohl der individuelle kontinuierliche Postdexamethasoncortisolwert sowie das Kriterium Postdexamethasoncortisol > 5 oder $> 6 \mu g/dl$ bei statistischen Berechnungen zugrunde gelegt.

7.4 Ergebnisse

7.4.1 Beschreibung der psychopathologischen und endokrinen Grunddaten der erfaßten Stichprobe

Insgesamt wurden 159 Patienten (112 weiblich, 47 männlich) in die retrospektive Untersuchung aufgenommen. Das durchschnittliche Lebensalter der Patienten betrug 45,8 Jahre, wobei die Frauen mit $47,8 \pm 12,4$ etwas älter waren als die Männer mit $40,94 \pm 13,7$. An dieser Stichprobe wurde insgesamt 504mal der DST durchgeführt.

Bei 115 Patienten wurde die Diagnose einer affektiven Psychose (ICD: 296) gestellt, wobei 90 Patienten an einer endogenen, bisher nur monopolar verlaufenden Depression erkrankt waren (ICD: 296.1) und 23 Patienten an einer Depression im Rahmen der bipolaren Verlaufsform einer affektiven Psychose (ICD: 296.3). Zwei Patienten waren als ,,zirkuläre Verlaufsform einer manisch-depressiven Psychose ohne Angaben über das vorliegende Zustandsbild" (ICD: 196.5) klassifiziert. Vierzehn Patienten litten an einer neurotischen Depression (ICD: 300.4) sowie 5 Patienten an einer längerdauernden depressiven Reaktion (ICD: 309.1) (Abb. 19).

Eine weitere diagnostische Einstufung nach dem RDC erfolgte bei 35 Patienten. Dreiunddreißig Patienten waren als ,,Major Depressive Disorder", 2 als ,,Minor Depressive Disorder" diagnostiziert.

Nach der Newcastle-Skala wurden insgesamt 50 Patienten klassifiziert. Einundvierzig erreichten einen Skalenwert von ≥ 6 Punkte (= endogene Depression) und 9 wurden nach diesen Kriterien als neurotisch depressiv eingeschätzt (≤ 5 Punkte = neurotisch-reaktive Depression).

Bei allen Patienten war mindestens ein Dexamethasonhemmtest durchgeführt (Aufnahmekriterium), und zwar im Durchschnitt 9 ± 16 Tage nach Beginn der stationären Aufnahme. Die höchste Anzahl betrug bei einer Patientin 16 DST-Untersuchungen während eines Aufenthalts.

Die Dauer der jeweiligen Symptomatik, die vorwiegend zur stationären Aufnahme in eine psychiatrische Klinik führte, betrug im Durchschnitt $3{,}6 \pm 1{,}5$ Monate. Die Dauer des stationären Aufenthalts entsprach mit $9{,}8 \pm 5{,}4$ Wochen in der von uns untersuchten Stichprobe etwa der durchschnittlichen Aufenthaltsdauer aller Patienten, die in der Psychiatrischen Klinik der Universität München aufgenommen werden. Die durchschnittlich $11{,}2 \pm 10$ Jahre lange Krankheitsdauer seit Erstmanifestation der Indexerkrankung läßt erkennen, daß eine Reihe von chronischen bzw. chronisch rezidivierenden Erkrankungen in die Studie einbezogen waren (Tabelle 35).

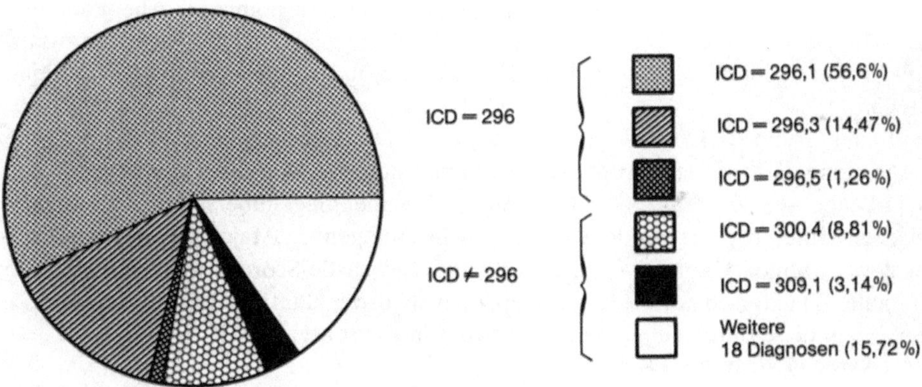

Abb. 19. Verteilung der Stichprobe auf die einzelnen Diagnosen (n = 159 Patienten)

Tabelle 35. Grunddaten der Stichprobe

	Mittelwerte u. SD	n
Dauer der Symptomatik bis zur Aufnahme (Monate)	$\bar{x} = 3,57 \pm 1,51$	159
Dauer des stationären Aufenthalts (Wochen)	$\bar{x} = 9,79 \pm 5,38$	159
Krankheitsdauer seit Erstmanifestation (Jahre)	$\bar{x} = 11,23 \pm 9,97$	159
Anzahl der stationären Aufenthalte (n)	$\bar{x} = 2,80 \pm 2,63$	159
Anzahl der depressiven Phasen (n)	$\bar{x} = 3,31 \pm 4,7$	131
Anzahl der manischen Phasen (n)	$\bar{x} = 0,92 \pm 3,78$	117

Bei der Erstuntersuchung wiesen 82 Patienten (51 %) einen Postdexamethasonwert von >5 μg/dl und 75 (47,2 %) einen Postdexamethasonwert von > 6 μg/dl auf. Das heißt, rund bei der Hälfte aller Patienten, die in die Untersuchung einbezogen waren, war der Postdexamethasonwert abnorm. Die basalen und Postdexamethasoncortisolwerte waren sowohl im Behandlungsbeginn (r = 0,5; n = 46; p < 0.001) wie auch bei den nachfolgenden Untersuchungen (r = 0,73; n = 17; p < 0.001 und r = 0,65; n = 11; p < 0.05) eng miteinander korreliert.

Die Einschätzung des Schweregrades der Erkrankung ergab bei der Aufnahme einen GAS-Wert von 40,5 $\pm$ 11,5 μg/dl und bei Entlassung einen GAS-Wert von 70,0 $\pm$ 13 μg/dl (s. Abb. 20). Wie die Differenzierung der Psychopathologie nach AMDP zeigt (Abb. 20), ist die in der globalen Einschätzung erfaßte Besserung hauptsächlich durch den Rückgang der depressiven Symptomatik bedingt. Der Postdexamethasoncortisolwert bei Aufnahme betrug 8,7 $\pm$ 8,6 μg/dl und verringerte sich bis zur Entlassung auf 4,2 $\pm$ 5,3 μg/dl. Bei einer weiteren Differenzierung nach Geschlecht und Dexamethasondosierung ergeben sich die in Tabelle 36 aufgeführten Werte.

7.4.2 Dexamethasonsuppressionstest und psychiatrische Diagnosen

Die psychiatrischen Diagnosen wurden von den jeweils behandelnden Ärzten gestellt und für die Untersuchung aus den Krankenblättern entnommen. Alle Patienten (n = 159) waren nach ICD (in der 8. oder 9. revidierten Fassung), 50 Patienten zusätzlich auch nach der Newcastle-Skala und 35 Patienten nach den Kriterien des RDC klassifiziert.

In der Gruppe ICD „endogen" wurden die ICD-Diagnosen 296.1, 296.3 und 296.5 zusammengefaßt; in der Gruppe ICD „nicht endogen" wurden Patienten mit den ICD-Diagnosen 300.4 und 300.0 subsumiert. Bei einer Gegenüberstellung der diagnostischen Untergruppen „endogen" vs. „nicht endogen", „Major Depressive Disorder" vs. „Minor Depressive Disorder" und Newcastle-Score > bzw. < 5 Punkte (Tabelle 37) unterschieden sich die Gruppen nicht in der Häufigkeit der Nonsuppressoren, wenn diese durch einen Postdexamethasoncortisolwert > 5 oder > 6 μg/dl definiert waren (χ^2-Test; n.s.).

Wenn anstelle der durch Postdexamethasoncortisolwerte > 5 oder > 6 μg/dl definierten Grenzwerte die Mittelwerte der Postdexamethasoncortisolwerte zwischen den

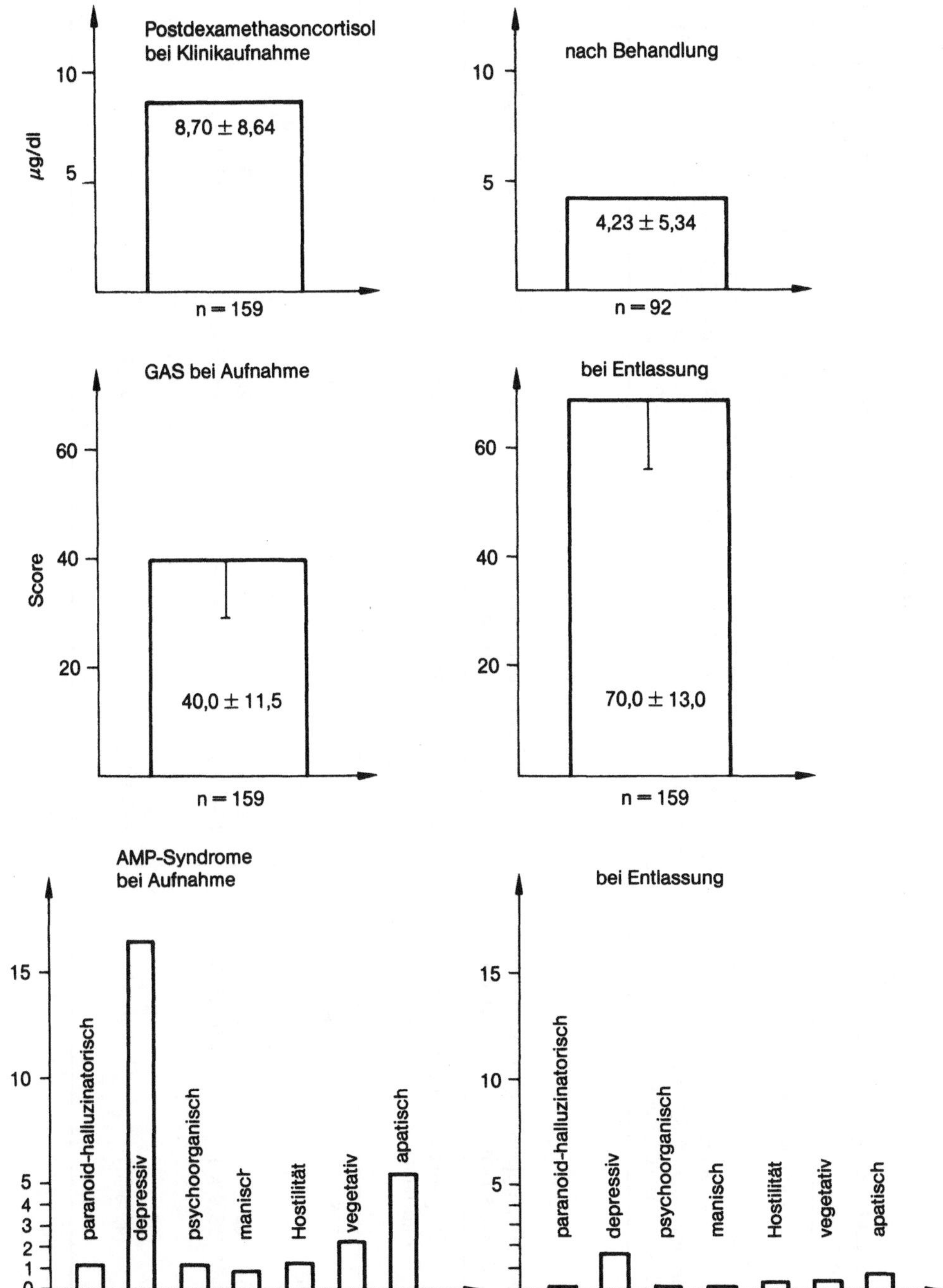

Abb. 20. Gegenüberstellung der ersten und letzten Postdexamethasonwerte (Mittelwerte) und der GAS und AMDP-Werte bei Aufnahme und Entlassung

Tabelle 36. Mittelwerte und Standardabweichung von Basal- und Postdexamethasoncortisolwerten bei Aufnahme sowie die daraus errechnete prozentuale Cortisolsuppression

	alle Patienten	männlich	weiblich	Dexamethason-dosierung 1mg	Dexamethason-dosierung 2mg
Basaler Cortisolwert	$12,85 \pm 7,31$ (n = 46)	$11,09 \pm 5,00$ (n = 10)	$13,33 \pm 7,83$ (n = 36)	$12,27 \pm 7,37$ (n = 31)	$14,05 \pm 7,32$ (n = 15)
Postdexamethasoncortisol	$8,70 \pm 8,64$ (n = 159)	$7,92 \pm 7,56$ (n = 47)	$9,02 \pm 9,07$ (n = 112)	$9,15 \pm 8,81$ (n = 133)	$6,39 \pm 7,45$ (n = 26)
Prozentuales Cortisol	$0,51 \pm 0,49$	$0,40 \pm 0,35$	$0,54 \pm 0,52$	$0,62 \pm 0,52$	$0,29 \pm 0,34$

Tabelle 37. Anteil der Nonsuppressoren innerhalb der diagnostischen Untergruppe der verschiedenen diagnostischen Systeme. Häufigkeitsunterschiede zwischen den diagnostischen Untergruppen wurden mittels χ^2-Test statistisch überprüft

	Diagnose nach ICD		Diagnose nach RDC		Diagnose nach Newcastle	
	endogen	nicht endogen	Major Depressive Disorder	Minor Depressive Disorder	nicht endogen	endogen
Gesamtzahl der erfaßten Patienten (n)	115	44	33	2	41	9
Nonsuppressoren (n) Postdexamethason-cortisol > 5 μg/dl	62 (53,9 %)	20 (45,5 %)	23 (69,74)	1 (50 %)	20 (48,8 %)	3 (33,3 %)
Nonsuppressoren (n) Postdexamethason-cortisol > 6 μg/dl	57 (49,6 %)	18 (40,9 %)	20 (60,6 %)	0 (0 %)	17 (41,5 %)	2 (22,2 %)

diagnostischen Untergruppen verglichen wurde, finden die o. a. Ergebnisse eine weitere Bestätigung; die diagnostischen Subgruppen unterschieden sich nicht signifikant in ihren mittleren basalen und Postdexamethasoncortisolwerten, wenn diese mit Hilfe des Mann-Whitney-U-Tests auf Unterschiedlichkeit überprüft wurden (Tabelle 38).

Zusammenfassend ist festzustellen, daß die diagnostischen Gruppen eines unselektierten Patientengutes sich weder bezüglich des Kriteriums Suppression vs. Nonsuppression noch bezüglich der mittleren basalen oder Postdexamethasoncortisolwerte unterscheiden.

Der DST erweist sich auch in dieser Untersuchung unter den praktischen Gegebenheiten einer psychiatrischen Klinik als wenig geeignet, traditionelle – unter klinischen Routinebedingungen gewonnene – Diagnosen endokrinologisch zu charakterisieren.

7.4.3 Quantitative Beziehung zwischen Psychopathologie und Dexamethasonsuppressionstest

Wenn die unter 7.3 aufgeführten klinischen und psychopathologischen – bei Klinikaufnahme erhobenen – Variablen mit den endokrinen Befunden (basaler Cortisolwert, Postdexamethasoncortisolwert und prozentuale Suppression) korreliert werden, so ergeben sich folgende Beziehungen:

1. Das bei Aufnahme nach AMP eingeschätzte depressive Syndrom steht in einem positiv linearen Zusammenhang mit den Postdexamethasoncortisolwerten, die im Rahmen des 1. DST etwa innerhalb der 1. Behandlungswoche nach stationärer Aufnahme erhoben wurden ($r = 0{,}21$; $n = 159$; $p < 0.01$).

2. Die Postdexamethasoncortisolwerte, die bei den nachfolgenden DSTs (2. DST: etwa 28 Tage nach stationärer Aufnahme) gewonnen wurden, zeigten ebenfalls einen positiv linearen Zusammenhang zu der bei der Aufnahme nach GAS eingeschätzten globalen Erkrankungsschwere ($r = 0{,}27$; $n = 92$; $p < 0.01$) sowie zu den AMP-Faktoren ,,psychoorganisch`` ($r = 0{,}22$; $p < 0.05$), ,,manisch`` ($r = 0{,}26$; $p < 0.05$) und ,,apathisch`` ($r = 0{,}26$; $p < 0.05$).

3. Auch die weiteren endokrinen Variablen des 3. bis 16. DST stehen in einem linearen Zusammenhang zu den einzelnen AMP-Faktoren und zu dem nach GAS eingeschätzten Schweregrad. Während die Höhe des Korrelationskoeffizienten zu den verschiedenen DST-Zeitpunkten unterschiedlich ist, ist die Richtung der Beziehung stets positiv; d. h. basale Cortisolwerte, Postdexamethasoncortisolwerte und prozentuale Suppression zeigen in allen Fällen, in denen ein Zusammenhang zu den psychopathologischen Variablen statistische Signifikanz erreicht, eine positiv lineare, jedoch nie eine negativ lineare Beziehung an.

4. Bemerkenswert ist, daß die Erkrankungsdauer vom Erkrankungsbeginn der gegenwärtigen Krankheitsmanifestation bis zum Beginn der stationären Behandlung zu den Postdexamethasoncortisolwerten aus allen DSTs stets in einem umgekehrt linearen Zusammenhang steht; diese Beziehung erreichte allerdings nur in Gegenüberstellung zum 2. ($r = -0.22$; $p < 0.05$), zum 4. ($r = -0{,}32$; $p < 0.05$), zum 5. ($r = -0{,}42$; $p < 0.05$) und zum 6. ($r = -0{,}43$; $p < 0.05$) Dexamethasonsuppressionstest statistische Signifikanz. Diese negative Beziehung läßt erkennen, daß chronische Erkrankungen bzw. solche, die bereits seit längerer Zeit bestanden, aber keiner stationären Behandlung bedurften, unabhängig von der diagnostischen Zuordnung niedrigere Postdexamethasoncortisolwerte aufweisen.

Tabelle 38. Mittelwerte und Standardabweichungen der Postdexamethasoncortisolwerte der diagnostischen Untergruppen in verschiedenen diagnostischen Systemen

	ICD endogen	nicht endogen	unipolar	bipolar	RDC Major Depressive Disorder	Minor Depressive Disorder	Newcastle endogen	nicht endogen
Gesamtzahl der erfaßten Patienten (n)	115	44	90	23	33	2	41	9
Postdexamethason-cortisol (bei Aufnahme)	$8,91 \pm 8,84$	$8,14 \pm 8,18$	$8,97 \pm 8,76$	$8,60 \pm 9,34$	$9,87 \pm 7,6$	$4,67 \pm 1,57$	$8,0 \pm 8,19$	$5,5 \pm 5,82$
Postdexamethason-cortisol (alle Werte)	$6,66 \pm 5,89$	$7,47 \pm 7,75$	$6,54 \pm 5,92$	$7,24 \pm 5,97$	$8,11 \pm 5,05$	$3,32 \pm 0,09$	$5,98 \pm 4,97$	$5,17 \pm 5,89$

7.5 Diskussion

Die unter 4.0 dargestellte Studie an Patienten mit „Major Depressive Disorder" zeigte, daß die endogen depressiven Gruppen des ICD und der RDC sich in den anteiligen Häufigkeiten der Nonsuppressoren signifikant unterscheiden. Allerdings waren diese Unterschiede nicht mehr nachweisbar, wenn die divergierenden Schweregrade der diagnostischen Gruppen berücksichtigt wurden. In allen Untersuchungen, die im Rahmen dieser Monographie dargestellt sind, erwiesen sich endogen depressiven Patienten schwerer erkrankt als nicht endogen depressive (s. 4.0, 5.0 und 7.0); diese Unterschiede waren stets durch mehrere psychometrische Beurteilungen erfaßbar. Ebenso konnte in allen Untersuchungen wie auch in dieser Studie ein Zusammenhang zwischen Schweregrad der Erkrankung und Postdexamethasoncortisolwerten aufgezeigt werden. Diese Befunde werden durch die Ergebnisse anderer Arbeitsgruppen bestätigt. Entsprechende Zusammenhänge wurden von Stokes et al. (1976), Davis et al. (1981), Papacostas et al. (1981), Reus et al. (1982), Rush et al. (1982) sowie von Evans u. Nemmeroff (1983) berichtet.

Auf das gehäufte Vorkommen von abnormen DST-Ergebnissen bei psychotischen Patienten wurde bereits hingewiesen (Mendlewicz et al., 1982; Rudorfer et al., 1982). Letztgenannte Autorengruppe legte dar, daß die als psychotisch klassifizierten Patienten in ihren Untersuchungen deutlich schwerer erkrankt waren als die nicht psychotische Vergleichsgruppe; sie äußerten deshalb die Vermutung, daß der Begriff „Psychose" im Grunde nur einen Schweregrad beinhalte. Ebenso wird der Begriff endogene Depression oder Melancholie im DSM-III als diagnostische Gruppe charakterisiert, die „typischerweise eine schwere Depression darstelle, die insbesondere gut auf somatische Therapieverfahren anspreche". Allerdings kamen einige Autoren zu gegenteiligen Schlüssen: Carroll et al. (1981), Berger et al. (1982, 1984), Swartz (1982) und Brown u. Shuey (1980) konnten keinen Zusammenhang zwischen der Schwere der depressiven Symptome und DST-Ergebnissen feststellen.

In insgesamt 17 Subskalen verschiedener Fremd- und Selbstbeurteilungsverfahren fanden Reus et al. (1982) Nonsuppressoren jeweils schwerer erkrankt als diejenigen, die ausreichend supprimiert waren. In einer Übersichtsarbeit von Carroll et al. (1981) waren 368 Patienten aus früheren Studien zusammengefaßt; die Autoren fanden zwar ihre „melancholischen" Patienten im Vergleich zu den „nicht endogenen" signifikant depressiver, wenn sie nach HAMD eingeschätzt wurden (p < 0.001), vernachlässigten aber diese Unterschiede als „klinisch nicht bedeutsam" und bezogen die unterschiedlichen Raten an abnormen DST-Ergebnissen auf die nosologische Zugehörigkeit. Stokes et al. (1976) fanden bei den verschiedenen diagnostischen Gruppen keine unterschiedlichen DST-Ergebnisse; überdies fanden sie auch in einer Gruppe von schizophrenen Patienten einen beträchtlichen Anteil an Nonsuppressoren. In der gleichen Studie wurde auch ein positiv linearer Zusammenhang zwischen verschiedenen MMPI-Skalenwerten (depressive Hemmung, Angst und/oder körperliche Beschwerden) und Postdexamethasoncortisol gefunden. Schatzberg et al. (1983) nahmen an, daß die in ihrer Studie festgestellte unterschiedliche Häufigkeit von Nonsuppressoren zwischen unipolaren und bipolaren Depressionen auf eine unterschiedliche Erkrankungsschwere zurückzuführen sei; leider wurde in dieser Studie keine standardisierte Beurteilung der Psychopathologie vorgenommen. Wenn allerdings nichtdepressive Psychosen (s. Tabelle 32) mit endogen depressiven Psychosen (s. Tabelle 33) verglichen werden, so zeigt sich, daß Psychosen bei affektiven Erkrankungen mit einer höheren Rate an Nonsuppressoren einhergehen als andersartige Psychosen. Dies wurde als Hinweis dafür interpretiert, daß bei affektiven Erkrankungen Störungen im hypothalamisch-limibischen Cortex zugrunde liegen, die schließlich zu abnormen HHNNR-Befunden führen (Carroll, 1982 b).

7.6 Der Dexamethasonsuppressionstest als Zustandsvariable im Behandlungsverlauf von depressiven Erkrankungen

Wenn die DST-Variablen unter dem Verlaufsaspekt einer stationären Behandlung betrachtet werden, wird das grundsätzliche methodische Problem der unter 7.0 dargestellten Studie offenkundig; es ist im wesentlichen in der retrospektiven Datenerhebung begründet. Der daraus resultierende methodische Mangel führt zu unterschiedlichen Häufigkeiten bei den verschiedenen Beobachtungszeitpunkten; eine vergleichende Betrachtung, wie sie für eine Verlaufsbeurteilung notwendig wäre, wird dadurch erheblich erschwert.

Nachdem diese Einschränkungen vorangestellt sind, soll in Tabelle 39 ein Überblick über die Veränderungen des basalen Cortisolwertes, des Postdexamethasoncortisolwertes und der prozentualen Suppression während der 1. Woche der Behandlung und nach einem 4wöchigen stationären Aufenthalt bzw. 4wöchiger Behandlung vermittelt werden.

Dabei zeigt sich, daß mit zunehmender Aufenthaltsdauer die basalen Cortisolwerte kaum, die Postdexamethasonwerte jedoch deutlich abnehmen, während die prozentuale Suppression von 51 % auf 58 % zunimmt. Die in der Fremdbeurteilung – eingeschätzt nach HAMD und AMP – und Selbstbeurteilung – eingeschätzt nach Bf-S und Bf-S' – erkennbare Besserung zeigt somit einen Zusammenhang mit den mittleren Postdexamethasonwerten, nicht jedoch mit den basalen Cortisolwerten. Dies ist auch statistisch nachweisbar, wenn die globale Besserung und die Verlaufsänderungen der DST-Variablen einander gegenübergestellt werden. Dabei ergibt sich eine positive, lineare Beziehung zwischen $\triangle$GAS und $\triangle$Postdexamethasoncortisol (r = 0,28; p < 0.01), nicht jedoch zu $\triangle$basales Cortisol.

Andererseits kann aus den Postdexamethasonwerten kein prognostischer Hinweis für den weiteren Erkrankungsverlauf entnommen werden. Zu keinem Beobachtungszeitpunkt war zwischen der Besserung ($\triangle$GAS Aufnahme- vs. Entlassungsbefund) einerseits und den verschiedenen im Behandlungsverlauf erhobenen Postdexamethasonwerten andererseits ein statistisch relevanter Zusammenhang zu erkennen. Ebenso lassen die innerhalb der ersten 4 Wochen erhobenen Postdexamethasonwerte keinen signifikanten Zusammenhang zu den bei der Entlassung erhobenen AMP-Befunden erkennen.

Obwohl die Mittelwerte der basalen Cortisolwerte im Behandlungsverlauf nur allmählich abnehmen und die Postdexamethasonwerte bereits in den ersten Behandlungswochen zurückgehen (s. Tabelle 39), ist doch eine enge Beziehung zwischen $\triangle$basales Cortisol (Differenz aus Aufnahme- und Entlassungsbefund) und $\triangle$Postdexamethason (Differenz aus Aufnahmebefund und Entlassungsbefund) über den gesamten Beobachtungszeitraum erkennbar (r = 0,76; p < 0.001).

Tabelle 39. Mittlere basale und Postdexamethasonwerte und die daraus errechnete prozentuale Suppression während der 1. und nach der 4. Behandlungswoche

Wochen nach stationärer Aufnahme	Basaler Cortisolwert (μg/dl)	Postdexamethasoncortisol (μg/dl)	Prozentuale Suppression	HAMD	Bf-S'	AMP depressives Syndrom
	$\bar{x}$ u. SD	$\bar{x}$ u. SD	$\bar{x}$ u. SD	$\bar{x}$ u. SD	$\bar{x}$ u. SD	$\bar{x}$ u. SD
1 Woche	12,8 ± 7,3 (n = 46)	8,7 ± 8,6 (n = 159)	50,8 ± 48,9 (n = 46)	27,3 ± 7,7 (n = 92)	39,1 ± 11,8 (n = 57)	20,4 ± 7,9 (n = 89)
4 Wochen	12,7 ± 4,8 (n = 26)	5,99 ± 6,3 (n = 92)	57,6 ± 148,1 (n = 26)	19,7 ± 10,4 (n = 66)	35,6 ± 16 (n = 38)	13,7 ± 9,4 (n = 60)

7.6.1 Diskussion

Implizit wird von allen Untersuchern, die bislang zum DST publizierten, davon ausgegangen, daß abnorme DST-Befunde zustandsabhängig sind. Von dieser Grundannahme gehen offensichtlich auch die Autoren aus, die dem DST eine pathognostische Bedeutung für eine bestimmte Krankheitskategorie zumessen (s. Literaturübersicht 7.1). Allerdings ist auch bei Depressionskategorien bezüglich ihrer Ausprägung ein kontinuierlicher Übergang zum „normalen Befinden" anzunehmen; dies gilt nach klinischer Erfahrung auch für die endogenen Depressionsformen. Es stellt sich somit die Frage, welcher Ausprägungsgrad der Depression innerhalb der Kategorie, für die der DST als diagnostischer Marker angenommen wird, zu einem abnormen DST-Ergebnis führt. Bisherige Untersuchungen, die einen Zusammenhang zwischen Ausprägung und Indexerkrankung und Postdexamethasoncortisol verneinten, bleiben eine Antwort auf diese Frage schuldig. Um dieser Frage weiter nachzugehen, wurde die zeitliche Beziehung im intraindividuellen Erkrankungsverlauf zwischen DST-Befunden einerseits und psychopathologischen Einschätzungen andererseits näher untersucht.

In der hier dargestellten Studie wurden an insgesamt 16 aufeinanderfolgenden Beobachtungszeitpunkten die Beziehungen von insgesamt 504 DSTs zu den psychopathologischen Zustandsbildern bei 159 Patienten überprüft. Dabei zeigte sich, daß die psychopathologischen Befunde sowohl zum Aufnahmezeitpunkt wie auch diejenigen, die etwa 2–3 Wochen später erhoben wurden, linear mit DST-Befunden korrelierten. Es wurde wiederholt darauf hingewiesen, daß die Aufnahmesituation in eine psychiatrische Klinik selbst bereits eine Aktivierung des HHNNR-Systems bewirken kann (Mason et al., 1965; v. Zerssen et al., 1983). Berger et al. (1984) fanden deutlich abnehmende Postdexamethason-Werte bereits 7–10 Tage nach Klinikaufnahme bei unveränderten psychopathologischen Befunden. Dies wird auch durch Untersuchungsergebnisse von Coccora et al (1983) und von Haskett et al. (1983) bestätigt.

Andererseits sind auch die bei vielen psychiatrischen Patienten ausgeprägten Schlafstörungen als mögliche intervenierende Variable in Betracht zu ziehen. Wie unter experimentellen Bedingungen gezeigt werden konnte (s. 9.0), führte Schlafentzug bei gesunden Probanden in einigen Fällen zu abnormen DST-Ergebnissen (Klein u. Seibold, 1985). Eine Aktivierung der HHNNR durch Schlafentzug konnte auch von Yamagusha et al. (1978) und Götze (1979) bei Depressiven durch die Bestimmung von Cortisol im Harn nachgewiesen werden.

Als zweiter Störfaktor für die Beziehung zwischen DST-Variablen und Psychopathologie kommt die in der akuten Krankheitsphase häufige Gewichtsabnahme bei depressiven Patienten in Frage. Erhöhte Plasmacortisolwerte und eine verminderte Supprimierbarkeit nach Dexamethason wurden auch bei Unterernährten in Indien sowie bei somatisch Kranken mit Unterernährung festgestellt (Cooke et al., 1964; Smith et al., 1975). Ebenso wurden von der Arbeitsgruppe von Alleyne u. Young (1967) Störungen des 24-h-Plasmacortisolmusters, der basalen Plasmacortisolwerte und abnorme DST-Ergebnisse bei unterernährten Kindern auf Jamaika berichtet. Bei Magersüchtigen fanden Doerr et al. (1980) und Walsh et al. (1978) ebenfalls abnorme DST-Ergebnisse im Sinne von erhöhten basalen Plasmacortisolwerten, häufigeren episodischen Cortisolsekretionen und verlängerter Cortisolhalbwertzeit. Ebenso wie die Wirkung der krankheitsbedingten Schlafstörungen auf DST-Variable offenbar – wie die vorliegenden Untersuchungen erkennen lassen – durch experimentellen Schlafentzug imitiert werden kann, sind ähnliche DST-Veränderungen, wie sie unter Anorexia nervosa zu beobachten sind, auch durch „Nulldiät" induzierbar (Fichter et al., 1982). Dabei dürfte dem Gradienten der Gewichtsveränderung pro Zeiteinheit eine wesentlichere Bedeutung zukommen als dem Ausmaß des Untergewichts (Berger u. Klein, 1984).

Sowohl bei gesunden Probanden als auch bei Magersüchtigen normalisieren sich abnorme DST-Ergebnisse rasch, wenn ausreichende Nahrungszufuhr erfolgt (Fichter u. Pirke, 1982). Nach unseren Erfahrungen kommt es nur in sehr seltenen Fällen nach stationärer Aufnahme in die Klinik noch zu weiteren Gewichtsabnahmen bei depressiven Patienten. Die übliche Gepflogenheit, Mahlzeiten gemeinsam einzunehmen und die Überwachung der Essenseinnahme durch das Pflegepersonal mögen u. a. dazu beitragen, daß weiteren Gewichtsabnahmen Einhalt geboten wird. Dadurch entfällt in der Regel Gewichtsabnahme als intervenierender Störfaktor in der Beziehung zwischen DST und Psychopathologie bereits nach wenigen Tagen stationärer Behandlung; dies könnte ebenfalls die nach einer Aufnahmedauer von 2–3 Wochen enger werdende Beziehung zwischen DST-Variablen und Psychopathologie erklären.

Ein weiterer Befund der unter 7.0 berichteten Studie war die negative Korrelation von Krankheitsdauer und Postdexamethasoncortisolwerten. Mit anderen Worten: Zu Beginn einer Erkrankung und bei einer akut exazerbierten Erkrankung sind abnorme DST-Ergebnisse häufiger. Von Shulman u. Diewold (1977) wurden sowohl erhöhte basale als auch Postdexamethasoncortisolwerte in akuten Krisensituationen berichtet bei Patienten, die als suizidale Notfälle in die Klinik aufgenommen werden mußten; ihre DST-Befunde, so betonen die Autoren, unterschieden sich nicht von denen endogen Depressiver. Auch von Carroll (1982), Targum (1983) und Berger u. Klein (1984) wurde auf den Zusammenhang zwischen abnormen DST und Suizidalität hingewiesen. Die vorliegenden Ergebnisse bestätigen, daß die Akuität der Erkrankung neben der Ausprägung der Psychopathologie ein zusätzlicher Faktor ist, der zu abnormen DST-Ergebnissen beitragen kann.

Obwohl die Veränderungen der basalen und Postdexamethasoncortisolwerte über den Behandlungszeitraum eng miteinander korrelieren (r = 0,76; p < 0.001) und auch basale und Postdexamethasoncortisolwerte in einer engen Beziehung stehen, wie in früheren Untersuchungen dargelegt werden konnte (r = 0,50; p < 0.001; s. 7.4.1) und (r = 0,34; p < 0.001; s. 5.1.4), zeigte sich auch in der vorliegenden Studie, daß sowohl △Postdexamethasonaufnahme- bzw. Entlassungswert wie auch die einzelnen Postdexamethasoncortisolwerte enger mit den psychopathologischen Variablen verknüpft sind als die entsprechenden Basalwerte. Dies läßt vermuten, daß die Postdexamethasonwerte nicht das fixe Äquivalent der durch Dexamethason erniedrigten Basalwerte sind, sondern darüberhinaus eine Testgröße darstellen, die eine Aussage über den hypothalamischen Funktionszustand ermöglicht und damit möglicherweise über zentrale Regulationsstörungen bei affektiven Erkrankungen.

Weitere Hinweise über die enge Verknüpfung von DST-Ergebnissen und klinischen Befunden sind aus den Arbeiten von Papacostas et al. (1981), Carroll (1972), Nuller u. Ostroumova (1980), Albala et al. (1981), Holsboer et al. (1982), Greden et al. (1980), Dysken et al. (1979) und Rothschild et al. (1982) zu entnehmen. Charles et al. (1982) fanden, daß abnorme DST-Ergebnisse bei unbehandelten und ungebesserten Patienten eine stabile Zustandsvariable darstellen.

7.7 Zusammenfassung

Nach einer umfangreichen Literaturübersicht über den DST kamen wir zu dem Ergebnis, daß in 24 % (n = 156) von insgesamt 656 untersuchten nicht-depressiven psychiatrischen Patienten ein abnormes DST-Ergebnis gefunden wurde (s. 7.1.2). Der Prozentsatz von abnormen DST-Ergebnissen bei endogen Depressiven ist dagegen mit durchschnittlich 40 % (n = 245 von insgesamt 608) deutlich höher als bei nicht endogen depressiven Patienten mit 24 % (n = 91 von insgesamt 388; s. Tabelle 33). Ebenso häufen sich abnorme DST-Ergebnisse bei psychotisch Depressiven im Vergleich zu nicht psychotisch Depressiven (s. Tabelle 34).

In unserer eigenen Studie wurden alle Patienten, die innerhalb einer Zweijahresfrist im Rahmen einer stationären Aufnahme mittels DST untersucht wurden, katamnestisch erfaßt. Insgesamt wurden 504 DST-Untersuchungen von 154 Patienten ausgewertet. Bei der Erstuntersuchung wiesen 51 % ein abnormes DST-Ergebnis auf (Postdexamethasoncortisol >5 μg/dl).

Unabhängig davon, welches Kriterium für ein abnormes DST-Ergebnis angenommen wurde (Postdexamethasoncortisol > 4, > 5, > 6 oder > 7 μg/dl) unterschieden sich in keinem der zugrunde gelegten diagnostischen Systeme (ICD, RDC oder Newcastle) die dichotomisierten Gruppierungen der endogen vs. nicht endogen Depressiven bezüglich der Häufigkeit von abnormen DST-Ergebnissen (s. 7.4.2).

Auch diese Untersuchung konnte Ergebnisse von anderen Untersuchern wie auch eigene Befunde insofern bestätigen, als sich auch unter Routinebedingungen ein enger Zusammenhang zwischen Postdexamethasoncortisol und psychopathometrischer Einschätzung zeigte. Dieser Zusammenhang ist umso bemerkenswerter, als sich zwischen basalen Cortisolwerten und Psychopathologie keine statistisch signifikanten Beziehungen ergeben.

Wenn die DSTs als Verlaufsvariable den psychopathologischen Veränderungen unter der stationären Behandlung gegenübergestellt wurden, so zeigte sich eine enge lineare Beziehung zwischen klinischer Besserung und Normalisierung der Postdexamethasoncortisolwerte, nicht jedoch zu den basalen Cortisolwerten. Eine prognostische Bedeutung der DST-Variablen für den weiteren individuellen Krankheitsverlauf war nicht erkennbar.

8 Der Dexamethasonsuppressionstest bei Patienten mit depressiven Erkrankungen vor und während der Elektrokrampftherapie

8.1 Literaturübersicht

Allen et al. (1974) berichteten über anhaltend hohe ACTH-Spiegel bei Patienten, die wegen schwerer depressiver Erkrankungen mit Elektrokrampf (EKT) behandelt wurden. Das dabei beobachtete ACTH-Sekretionsmuster entsprach dem, das auch unter physiologischen Streßbedingungen beobachtet wurde. Einer dieser Patienten wurde gleichzeitig – und dies seit insgesamt 6 Jahren – mit Glucocorticoiden behandelt; hier konnte keine ACTH-Ausschüttung durch EKT induziert werden. Die gleichzeitig bestimmten TSH- und HGH-Plasmawerte blieben durch EKT unbeeinflußt (Allen et al., 1974). Andererseits vermuteten Dysken et al. (1979), daß die Postdexamethasoncortisolwerte die Anzahl der therapeutisch notwendig werdenden EKTs indizieren würden; diese Meinung basierte auf einer Einzelfallkasuistik, aus der Beziehungen zwischen Postdexamethasoncortisol und klinischer Besserung unter EKT zu erkennen waren. In einer Untersuchung an 6 Patienten mit unipolarer ,,Major Depressive Disorder" zeigte sich unter EKT-Behandlung ebenfalls ein enger Zusammenhang zwischen Postdexamethasoncortisolwerten und klinischer Besserung (Albala et al., 1981). Nach 4 bis 6 EKTs normalisierten sich alle abnormen DST-Ausgangsbefunde mit einer Ausnahme: dieser Patient sprach schlecht auf die EKT-Behandlung an. Die Autoren zogen daraus den Schluß, daß eine frühe DST-Normalisierung von prädiktiver Bedeutung für den weiteren Behandlungserfolg sein könnte. Dies wird durch Gold et al. (1980 a) bestätigt, die ebenfalls einen Zusammenhang zwischen klinischer Besserung unter EKT und DST-Normalisierung fanden. Andererseits wurde berichtet, daß das Kriterium Nonsuppression ein besonders gutes Ansprechen auf EKT prognostiziere (Greden et al., 1980; Brown und Shuey, 1980). Papacostas et al. (1981) berichteten über 14 mit EKT behandelte Patienten, von denen 10 Patienten abnorme DST-Ergebnisse aufwiesen. Bei 2 von insgesamt 4 Patienten mit zunächst unauffälligen DST-Ergebnissen wurde nach der EKT-Behandlung der DST als abnorm beurteilt. Bei 6 von 10 Patienten normalisierte sich der DST-Befund unter EKT. Die Autoren vermuteten nach einem katamnestischen Rückblick von 1 bis 9 Monaten, daß ein stärkerer Abfall der basalen und Postdexamethasoncortisolwerte ein günstiges Behandlungsergebnis voraussagen würde.

Aufgrund der bislang berichteten Befunde in der Literatur können zusammenfassend folgende Hypothesen formuliert werden:

1. DST-Befunde und klinische Befundänderungen unter EKT stehen in einem direkten Zusammenhang.
2. Nonsuppressoren sprechen besser auf EKT an als Suppressoren.
3. Die EKT selbst kann eine Abnormalisierung von DST-Befunden erwirken.

8.2 Fragestellung

Aufgrund der oben zitierten Befunde in der Literatur sollte die nachfolgende Studie
folgende Fragen beantworten:

1. Ist der DST unter einer EKT ein verläßliches Korrelat des klinischen Befundes während der Behandlung?
2. Hat der vor Beginn der Elektrokrampf-Behandlung erhobene DST-Befund prognostische Bedeutung für den Behandlungsverlauf?

8.3 Methodik

8.3.1 Kriterien der Stichprobenauswahl

Alle Patienten, für die die Behandlungsmaßnahme EKT durch den jeweils behandelnden Arzt als indiziert angesehen wurde, erfüllten das Aufnahmekriterium für diese Untersuchung. Im übrigen bestanden für die konsekutive Einbeziehung von Patienten in die Studie keine weiteren Selektionskriterien. Alle Patienten waren stationär in der Psychiatrischen Universitätsklinik der LMU München aufgenommen.

8.3.2 Psychometrische Skalen

Alle Patienten wurden durch ein und denselben Untersucher vor Beginn der EKT, während der EKT (in der Regel nach dem 1. und 2. Dreierblock) und nach Abschluß der Behandlung psychopathologisch nach GAS und HAMD eingeschätzt. Zu den gleichen Zeitpunkten wurde jeweils ein DST erhoben.

Zusätzlich wurde bei Klinikaufnahme und Entlassung eine globale Einschätzung der Erkrankung nach GAS durch den behandelnden Arzt vorgenommen. Die basalen Cortisolwerte wurden um 16.00 Uhr bestimmt; die Postdexamethasoncortisolwerte wurden um 8.00 Uhr und um 16.00 Uhr des nachfolgenden Tages abgenommen. Die oralen Dexamethasongaben (1 mg Fortecortin) erfolgten um 23.00 Uhr. Die Cortisolbestimmung wurde radioimmunologisch, wie unter Kapitel 2.2.1 näher beschrieben, durchgeführt. Das Ansprechen auf die EK-Behandlung wurde nach einer vierstufigen Skala beurteilt, die folgende Bewertungen zuließ: 0 = keine Besserung, 1 = mäßiges, 2 = deutliches und 3 = sehr gutes Ansprechen auf die Therapie.

8.3.3 Diagnostische Systeme

Alle Patienten waren entsprechend der Einschätzung durch den jeweils behandelnden Arzt nach ICD (9. Revision) diagnostiziert (s. 2.3.1.2). Die Diagnosen wurden den Krankenunterlagen entnommen.

8.4 Eigene Ergebnisse

8.4.1 Diagnostische und psychopathologische Charakterisierung der Stichprobe

Insgesamt wurden 16 Patienten (11 ♀, 5 ♂) in die Studie einbezogen. Das Durchschnittsalter der Gesamtgruppe betrug 50 ± 16 Jahre; Frauen und Männer waren altersgleich. Zehn wurden als monopolar endogen depressiv (ICD: 296.1) und 3 als bipolar endogen depressiv (ICD: 296.3) diagnostiziert. Eine Patientin wurde als Persönlichkeitsstörung (ICD: 301.5) und drei weitere als Neurosen klassifiziert, davon 2 Patienten als depressive Neurosen (ICD: 300.4) und ein Patient als Psychoneurose (ICD: 300.9).

Die globale Erkrankungsausprägung wurde zu Beginn der stationären Behandlung nach GAS mit 39,5 ± 12,4 und bei Entlassung aus der Klinik mit 65,1 ± 17,3 beurteilt

Eine lange Aufenthaltsdauer in der Klinik vor Beginn der EK-Behandlung war mit schlechtem Ansprechen auf EKT korreliert (r = 0,67; p < 0.01) und ging mit einer schweren Krankheitseinschätzung nach GAS am Ende der EK-Behandlung einher (r = –0,76; p < 0.001).

Die basalen Postdexamethasoncortisolwerte unterschieden sich zwischen Frauen und Männern zu keinem Untersuchungszeitpunkt.

Im Behandlungsverlauf kam es bei den Cortisolbasalwerten zu einer signifikanten Abnahme, wenn der Mittelwert vor EKT von 11,99 ± 5,23 μg/dl mit dem nach Abschluß der EK-Behandlung von 7,9 ± 2,96 μg/dl verglichen wurde (Wilcoxon-Test, Z = 2,67; p < 0.01; n = 16); bei den entsprechenden Postdexamethasoncortisolwerten (6,45 ± 5,14 μg/dl und 4,17 ± 3,45 μg/dl) ergab sich nur eine Tendenz im Sinne einer Abnahme (Wilcoxon-Test, Z = 1,59; p < 0.1; n = 15). Der Vergleich der übrigen basalen und Postdexamethasoncortisolwerte zwischen den einzelnen Zeitpunkten vor, während und nach der EK-Behandlung ergab keine signifikanten Unterschiede (Wilcoxon-Test, Tabelle 40).

Wenn die Patienten vor Behandlungsbeginn nach den Kriterien Postdexamethasoncortisol > oder < 7 μg/dl unterschieden wurden, waren 7 Suppressoren und 9 Nonsuppressoren, bei den Kriterien von > oder < 6 μg/dl waren 10 Suppressoren und 6 Nonsuppressoren.

Die nach ICD-Kriterien unterschiedenen Depressionsgruppen unserer Stichprobe unterschieden sich bezüglich des Kriteriums Nonsuppression vs. Suppression nicht signifikant (Fisher-Exact-Probability-Test, Tabelle 41).

8.4.2 DST-Ergebnisse und ihre Beziehung zur Psychopathologie

In Abb. 21 sind die 16.00-Uhr-Postdexamethasoncortisolwerte sowie die standardisierten Einschätzungen der Psychopathologie nach HAMD und GAS über den Behandlungszeitraum angegeben; zusätzlich sind die bei Klinikaufnahme und Entlassung durch den behandelnden Arzt erhobenen globalen Beurteilungen der Erkrankungsschwere in die Übersicht aufgenommen. Die sich aus den jeweiligen Differenzen der HAMD und GAS-Werte zwischen 1. und 4. Beobachtungszeitpunkt ergebende Besserung korreliert mit den entsprechenden Postdexamethasoncortisolwertdifferenzen

Tabelle 40. DST-Ergebnisse im Verlauf der EK-Behandlung (Mittelwerte und SD)

		vor EKT [μg/dl]	(n)	nach 1. EKT-Serie [μg/dl]	(n)	nach 2. EKT-Serie [μg/dl]	(n)	nach Abschluß der EKT [μg/dl]	(n)
Basales Cortisol	16.00	$11{,}99 \pm 5{,}23$	(16)	$12{,}34 \pm 4{,}42$	(13)	$9{,}42 \pm 4{,}4$	(5)	$7{,}9 \pm 2{,}96$	(16)
Postdexamethasoncortisol	8.00	$5{,}60 \pm 6{,}63$	(11)	$4{,}71 \pm 5{,}15$	(11)	$9{,}6 \pm 9{,}72$	(3)	$4{,}14 \pm 4{,}43$	(14)
Postdexamethasoncortisol	16.00	$6{,}45 \pm 5{,}14$	(16)	$7{,}50 \pm 5{,}41$	(12)	$8{,}92 \pm 6{,}83$	(6)	$4{,}17 \pm 3{,}57$	(15)

Tabelle 41. Anzahl der Suppressoren und Nonsuppressoren ($>$ vs $<$ 5 und 6 μg/dl) in den verschiedenen diagnostischen Kategorien

ICD-Klassifikation Postdexamethasoncortisol	endogene Depression n = 13	nicht endogene Depression n = 3
$<$ 6 μg/dl (Suppressor)	8 (62 %)	2 (67 %)
$>$ 6 μg/dl (Nonsuppressor)	5 (38 %)	1 (33 %)
$<$ 5 μg/dl (Suppressor)	6 (46 %)	1 (33 %)
$>$ 5 μg/dl (Nonsuppressor)	7 (54 %)	2 (67 %)

($r = 0,87$; $n = 15$; $p < 0.001$). Bereits nach der 1. EKT-Serie zeigte sich zwar eine statistisch gesicherte Besserung der Psychopathologie (s. Abb. 21), der Abfall der Postdexamethasoncortisolwerte erreichte jedoch im Behandlungszeitraum keine Signifikanz.

Dementsprechend waren zu keinem der Beobachtungszeitpunkte die zugehörigen DST-Variablen einerseits und die HAMD- oder GAS-Beurteilung andererseits miteinander korreliert (s. Tabelle 42). Während zu allen Beobachtungszeitpunkten unter EKT positive Beziehungen zwischen Postdexamethasoncortisol und psychopathologischen Befunden – wie auch in anderen hier berichteten Untersuchungen – gefunden wurden, war dies nach der ersten EKT-Serie nicht der Fall; hier wiesen die Patienten mit schwerer Krankheitseinschätzung nach HAMD und GAS – im Gegensatz zu den übrigen Beobachtungszeitpunkten – niedrigere Postdexamethasoncortisolwerte auf.

8.4.3 Prognostische Bedeutung des DST für das Ansprechen auf Elektrokrampftherapie

Einige Befunde der unter 8.1 angeführten Studien deuten darauf hin, daß DST-Ergebnisse prognostische Hinweise für das Ansprechen einer EK-Behandlung haben können (Dysken et al., 1979; Gold et al., 1980 a; Greden et al., 1980; Papacostas et al., 1981). Um dieser Frage weiter nachzugehen, wurden die in dieser Studie erhobenen Befunde auf mögliche prognostische Zusammenhänge geprüft; die vor der EK-Behandlung

Tabelle 42. Beziehung zwischen Postdexamethasoncortisol und Psychopathologie (Pearson-Korrelation)

	HAM-D und Postdexamethasoncortisol	n	GAS und Postdexamethasoncortisol	n
vor EKT	$r = 0,25$ n. s.	16	$r = -0,24$ n. s.	16
nach 1. EKT-Serie	$r = -0,33$ n. s.	12	$r = 0,11$ n. s.	12
nach 2. EKT-Serie	$r = 0,35$ n. s.	6	$r = -0,22$ n. s.	6
nach ES-Behandlung	$r = 0,07$ n. s.	15	$r = -0,16$ n. s.	15

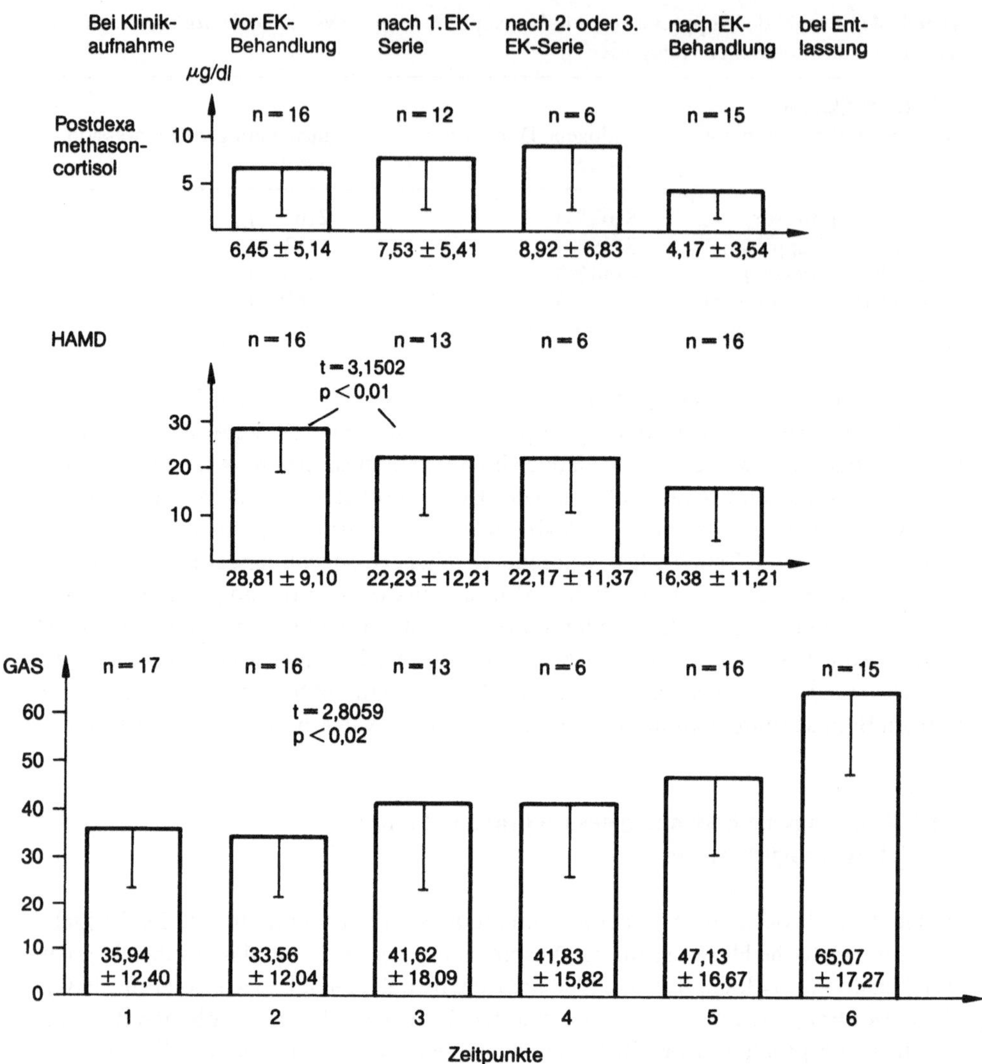

Abb. 21. Mittelwerte und SD von Postdexamethason-Cortisol, HAM-D und GAS im Behandlungsverlauf unter EKT

erhobenen DST-Befunde wurden mit den psychopathologischen Befundänderungen und den Entlassungsbefunden in Beziehung gesetzt. Vor Beginn der EKT waren 9 Patienten nicht ausreichend und 7 ausreichend supprimiert, wenn als Kriterium ein Grenzwert von > oder < 5 µg/dl angenommen wurde und 10 nicht ausreichend und 6 ausreichend supprimiert, wenn ein Grenzwert von > oder < 6 µg/dl zugrunde gelegt wurde.

Tabelle 43. Therapeutisches Ergebnis nach EKT: Nonsuppressoren vs Suppressoren (vierstufige Skala: 0 = keine Besserung, 1 = mäßiges, 2 = deutliches und 3 = sehr gutes Ansprechen auf die Therapie; Vergleich von Suppressoren mit Nonsuppressoren mittels χ^2-Test)

Beurteilung des Therapie-Ergebnisses	0	1	2	3	
Suppressoren < 5 μg/dl	1	1	4	1	$\chi^2 = 2{,}59$
Nonsuppressoren > 5 μg/dl	2	4	2	1	(n. s.)
Suppressoren < 6 μg/dl	1	3	4	2	$\chi^2 = 2{,}35$
Nonsuppressoren > 6 μg/dl	2	2	2	0	(n. s.)

Für alle Patienten wurde auf der unter 8.3.2 erläuterten vierstufigen Skala das Ansprechen auf die EK-Behandlung eingeschätzt (Tabelle 43). Die Besserung am Ende der EKT unterschied zwischen Suppressoren und Nonsuppressoren nicht, weder wenn ein Grenzwert von > oder < 5 μg/dl noch einer von 6 μg/dl zugrundegelegt wurde. Auch wenn die mittleren Besserungsraten (Befundänderungen vor vs. nach EKT) der Suppressoren ($\bar{x}$ = 1,43 $\pm$ 0,70 bzw. 1,70 $\pm$ 0.95) denen der Nonsuppressoren ($\bar{x}$ = 1,70 $\pm$ 0,95 bzw. 1,00 $\pm$ 0,89) gegenübergestellt wurden, ergaben sich keine statistisch relevanten Unterschiede (Mann-Whitney-U-Test; n.s.). Diese Befunde weisen somit nicht auf eine prognostische Bedeutung des DST für oder gegen ein Ansprechen auf eine Elektrokrampftherapie hin.

8.4.4 Der Elektrokrampf als intervenierende Variable bei der Beurteilung von DST-Befunden

Die in Tabelle 40 aufgeführten vor und während der EK-Behandlung erhobenen Cortisolwerte lassen erkennen, daß unter der Behandlung nach dem 1. und 2. EK die basalen und Postdexamethasoncortisolwerte zunehmen, um dann nach Abschluß der Behandlung wieder abzufallen. Die nach HAMD und GAS eingeschätzte Psychopathologie zeigte dagegen eine kontinuierliche Besserung im Befinden der Patienten an (s. Abb. 21). Allerdings erreichen weder die beschriebenen psychopathologischen Veränderungen während der EKT noch die gegenläufigen endokrinen Variablen bezüglich ihrer Unterschiede in der Abhängigkeit zur Zeit statistische Relevanz. Die diskreten Auffälligkeiten sollen hier nur deshalb angesprochen werden, da sie möglicherweise einen Hinweis dafür geben, daß unter Elektrokrampftherapie die endogene Cortisolsekretion stimuliert wird. Dabei kann aus methodischen Gründen nicht entschieden werden, ob die für die EKT erforderliche Narkose, die Erwartungsangst der Patienten oder das abortive Krampfgeschehen die Cortisolwerte beeinflußt.

8.4.5 Diskussion

Entgegen eigenen Befunden an größeren Stichproben (s. 4.0, 5.0, 6.0, 7.0) fand sich in dieser Studie bei EK-behandelten Patienten kein Zusammenhang zwischen der Ausprägung des klinischen Krankheitsbildes und DST-Befunden. Eine enge Beziehung zwischen DST-Befunden und klinischem Verlauf unter EKT wird jedoch von Albala et al. (1981) berichtet. Wie sich in eigenen Studien zeigte, erreichten die linearen Zusammenhänge zwischen Postdexamethasoncortisolwerten und klinischen Befunden erst bei größeren Stichproben statistische Relevanz; ferner scheint für die Beziehung dieser Art auch eine gewisse Streuung der Befunde Voraussetzung zu sein (Berger u. Klein, 1984). Beide Voraussetzungen waren in dieser Studie nicht gegeben; es handelte sich bei der Stichprobe durchweg um schwerst depressive Patienten.

Ergebnisse in der Literatur lassen vermuten, daß aus DST-Befunden therapeutische und prognostische Schlüsse gezogen werden könnten, so wurde der Befund eines nicht unter EKT normalisierten DST durch Albala et al. (1981) als negatives prognostisches Kriterium interpretiert. Der lineare Zusammenhang von synchron erhobenen DST-Befunden und klinischen Zustandsbildern, wie er in allen von uns durchgeführten Untersuchungen gezeigt werden konnte, läßt an der prognostischen Aussage zweifeln; ein nicht normalisierter DST dürfte vielmehr die Konsequenz oder das Korrelat eines unveränderten klinischen Zustandsbildes sein.

Von Greden et al. (1980) und Brown u. Shuey (1980) wurde Nonsuppression als prognostisches Kriterium für ein besonders günstiges Ansprechen auf eine EKT angenommen. Andererseits sind gerade die Nonsuppressoren durch eine ausgeprägtere Krankheitsschwere charakterisiert, wie eigene Befunde und Ergebnisse in der Literatur zeigen (Klein u. Berger, 1986); durch die besondere Krankheitsausprägung sind die prinzipiellen Voraussetzungen für hohe Besserungsraten, die dann statistische Signifikanz erreichen können, gegeben. Bei mäßigen oder leichten Depressionsformen sind die Voraussetzungen prinzipieller Art ungünstiger. In der von Brown u. Shuey (1980) durchgeführten Untersuchung waren 82 % der Nonsuppressoren als „Primary Depression", 35 % als „endogene Depression" und 45 % als „retarded" entsprechend den RDC-Kriterien charakterisiert; hinsichtlich dieser Kriterien unterschied sich die Gruppe der Nonsuppressoren signifikant von den Suppressoren. Die so charakterisierten Depressionsformen sprechen jedoch nach allgemeiner klinischer Erfahrung auf somatische Behandlungsmethoden, wie sie von den Autoren angewandt wurden, besonders gut an (Kalinowski et al., 1982). Die prognostische Bedeutung des Kriteriums Nonsuppression scheint deshalb fraglich; die unterschiedlichen Therapieergebnisse sind möglicherweise auf die zwischen Suppressoren und Nonsuppressoren unterschiedlichen diagnostischen Zuordnungen zurückzuführen. In der von uns untersuchten Stichprobe waren jedoch endogene Depressionen auf die Gruppe der Suppressoren und Nonsuppressoren gleichhäufig verteilt (s. Tabelle 41).

In keiner der bislang veröffentlichten Untersuchungen, die sich mit DST-Befunden unter EKT befaßten, wurde die Möglichkeit erörtert, daß durch das Krampfgeschehen selbst oder durch die damit einhergehende Narkose abnorme DST-Befunde induziert werden könnten; da Cortisol als sogenanntes Streßhormon gilt, das durch viele unterschiedliche Stimuli zur Ausschüttung gebracht werden kann (Klein, 1984), erscheint diese Hypothese naheliegend. Ein indirekter Hinweis auf diese Annahme ist den Untersuchungen von Allen et al. (1974) zu entnehmen; diese Autoren berichteten über anhaltend hohe ACTH-Spiegel bei Patienten nach EKT. Es wurde von den Autoren zugleich darauf hingewiesen, daß die dabei beobachteten ACTH-Sekretionsmuster denen unter physiologischen Streßbedingungen entsprachen. Der in der hier dargestellten Studie beobachtete Anstieg von basalem und Postdexamethasoncortisol unter EKT (s. Abb. 21) könnte im Sinne einer derartigen unspezifischen Streßantwort interpretiert werden.

8.5 Zusammenfassung

Im Zusammenhang mit der Elektrokrampftherapie (EKT) wurden eine Reihe von DST-Studien publiziert, die uns zu folgenden Hypothesen veranlaßten:

1. DST und klinische Befundänderungen unter einer EKT korrelieren.
2. DST-Ergebnisse haben eine prognostische Bedeutung für das Ansprechen auf EKT.
3. Durch den EKT können DST-Befunde abnormalisiert werden.

Es konnten 16 Patienten beiderlei Geschlechts in die Untersuchung einbezogen werden. Im Behandlungsverlauf kam es nur bei den basalen Cortisolwerten, nicht jedoch bei den Postdexamethasoncortisolwerten zu einer signifikanten Abnahme (s. 8.4.1).

Suppression bzw. Nonsuppression von Cortisol nach Dexamethason erwies sich nicht als brauchbares prognostisches Kriterium für das Ansprechen auf eine EK-Behandlung (s. 8.4.3). Allerdings ergaben sich Hinweise dafür, daß die im Zusammenhang mit einer EKT einhergehenden Ereignisse (abortiver, generalisierter Krampfanfall, Narkose) an sich bereits zu einer Abnormalisierung von DST-Befunden beitragen können (s. 8.4.4).

9 Der Dexamethasonsuppressionstest und Postdexamethasonprolactin bei gesunden Probanden nach Schlafentzug

9.1 Literaturübersicht

Unter dem Begriff Schlafentzugsbehandlung (SEB) werden 3 etwas unterschiedliche Therapieverfahren verstanden. Die klinisch bei Depressiven am häufigsten angewandte Methode ist die totale Schlafentzugstherapie über einen Zeitraum von annähernd 24 h. Die Patienten werden über diesen Zeitraum hinweg durch das diensthabende Pflegepersonal oder durch Mitpatienten, die sich ebenfalls einer Schlafentzugsbehandlung unterziehen, wach gehalten.

Ein ähnliches Behandlungsverfahren, bei dem nur der Schlaf der zweiten Nachthälfte entzogen wird, wird als sogenannter partieller Schlafentzug bezeichnet.

Die klinische Beobachtung der antidepressiven Wirkung von Schlafentzug wurde erstmals von Schulte (1959) berichtet. Erste experimentelle Studien an depressiven Patienten wurden von seinen Mitarbeitern Pflug u. Tölle (1971) durchgeführt. Weitere hauptsächlich in Europa erfolgende Untersuchungen konnten die antidepressive Wirkung des Schlafentzugs bestätigen; die Erfolgsquoten reichten von 20–60 % (Philipp, 1978; Rudolf et al., 1977; Pflug, 1973). Die Mehrzahl der Autoren fand bei endogenen eine bessere Wirkung als bei neurotischen Depressionen (Pflug, 1973; Rudolf et al., 1977; Loosen et al., 1974; Svendsen, 1976). Die antidepressive Wirkung setzte meist sofort ein, gelegentlich jedoch erst nach 1–2 Tagen und ist in der Regel vorübergehend (Kalinowski et al., 1982).

Die klinischen Wirkungen des partiellen Schlafentzugs sind nur in einigen wenigen Studien untersucht worden (Wirz-Justice et al., 1979; Schilgen u. Tölle, 1980). Die Behandlung ist für die Patienten weniger belastend und wird deshalb als therapeutisches Angebot bereitwilliger akzeptiert. Eine von Philipp (1978) berichtete Evaluation des partiellen Schlafentzugs ergab eine Besserungsrate von 75 Prozent. Üblicherweise wird die partielle SEB ebenso wie die totale SEB 2- bis 3mal pro Woche durchgeführt.

Der entscheidende Wirkungsmodus der Schlafentzugsbehandlung scheint die Deprivation von REM-Schlaf zu sein; Vogel (1975) vermutete darüberhinaus – basierend auf isoliertem REM-Schlafentzug unter EEG-Überwachung –, daß REM-Schlafentzug ein generelles Wirkungsprinzip jeglicher antidepressiven Therapie sei, einschließlich der pharmakologischen und der Elektrokrampfbehandlung. In der Argumentation wird angeführt, daß trizyklische Antidepressiva und Monoaminooxidasehemmer eine tiefgreifendere und anhaltendere Unterdrückung des REM-Schlafes bewirken als andere psychotrope Medikamente (Vogel, 1975). Ebenso wurde REM-Schlafdeprivation als ein Wirkungsmodus des EKT angenommen (Cohen et al., 1966).

Von Nasrallah u. Coryell (1982) wurde andererseits festgestellt, daß nicht ausreichend supprimiertes Postdexamethasoncortisol ein günstiges prognostisches Kriterium für eine antidepressive Wirkung der SEB sei. Ferner fanden Kasper et al. (1981), daß ein nach SEB erhöhtes Postdexamethasoncortisol ein gutes Ansprechen auf Antidepressiva voraussage. Im Gegensatz dazu berichtete die letztgenannte Autorengruppe, daß SEB die Rate an abnormen DSTs bei Depressiven erhöhe, während Nasrallah et al. (1980) von einer Normalisierung abnormer DST-Werte durch Schlafentzug berichteten.

9.2 Fragestellung

Der experimentelle Schlafentzug ist ein wertvolles Modell für die Erforschung depressiver Erkrankungen und antidepressiver Wirkprinzipien. Potentielle biochemische und endokrine Variablen der Depression können hier, unbeeinflußt von medikamentösen Wirkungen, untersucht werden; durch SEB induzierte, symptomfreie Intervalle, können mit depressiven Episoden in kurzen Zeitabständen verglichen werden. Für derartige Studien ist es jedoch eine notwendige Voraussetzung, die Wirkungen der SEB an gesunden Probanden zu kennen. Diese zu ergründen war eine Zielsetzung der vorliegenden Untersuchung.

Andererseits sind Schlafstörungen ein regelmäßiges und vielleicht das häufigste Symptom bei depressiven Erkrankungen; für eben diese Krankheiten wird der DST als spezifisches diagnostisches Untersuchungskriterium empfohlen. Dies war ein weiterer Grund, den Einfluß von experimentellem Schlafentzug auf die Variablen des DST zunächst bei Gesunden zu untersuchen.

9.3 Methodik

Insgesamt wurden 46 freiwillige Versuchspersonen (26 weibliche, 20 männliche) in die Studie aufgenommen. Personen mit bedeutsamen somatischen Symptomen oder psychischen Auffälligkeiten waren von der Studie ausgeschlossen. Die Mehrzahl waren Angestellte der Psychiatrischen Universitätsklinik München oder Medizinstudenten. Der 1 mg DST wurde, wie unter 2.2.1 näher beschrieben, durchgeführt. Bei 9 Personen konnte der DST während eines totalen Schlafentzugs über 24 h wiederholt werden.

9.4 Ergebnisse

In Tabelle 44 sind die basalen und Postdexamethasoncortisolwerte einer Kontrolluntersuchung sowie die basalen Cortisolwerte unmittelbar vor und die Postdexamethasoncortisolwerte unmittelbar nach Schlafentzug angegeben. Der Schlafentzug führte zu einer kurz anhaltenden, sich nur in den 8.00-Uhr-Postdexamethasoncortisolwerten manifestierenden Aktivierung der HHNNR-Achse. Der mittlere 8.00-Uhr-Postdexamethasoncortisolwert betrug bei der vorangehenden Kontrolluntersuchung

Tabelle 44. Cortisolwerte vor und nach Schlafentzug sowie vor und nach Dexamethason im intraindividuellen Vergleich

Probanden Initialen	Geschlecht	Basales Cortisol (μg/dl) 16.00 Uhr Kontrolle	16.00 Uhr vor Schlafentzug	Postdexamethasoncortisol (μg/dl) 8.00 Uhr Kontrolle	8.00 Uhr nach Schlafentzug	16.00 Uhr Kontrolle	16.00 Uhr nach Schlafentzug
1 S. D.	♂	10,1	11,31	2,2	14,53	4,7	5,99
2 S. B.	♂	10,67	5,66	1,32	0,86	1,06	6,11
3 K. A.	♂	8,58	11,6	0,89	1,4	0,86	1,0
4 H. A.	♂	5,4	17,1	1,1	1,5	0,9	1,3
5 L. E.	♀	16,37	13,2	1,54	1,8	1,48	1,2
6 K. H.	♂	5,2	15,1	1,3	1,3	6,09	1,1
7 S. M.	♀	8,8	14,4	0,8	14,9	7,3	6,0
8 P. E.	♀	37,6	35,92	4,1	4,4	2,5	3,0
9 L. M.	♂	9,2	8,0	0,7	0,41	0,8	0,30
Mittelwerte	12,55 ± 9,97	14,70 ± 8,71	1,55 ± 1,06	4,57 ± 5,86	1,85 ± 2,52	1,89 ± 2,46	
Mittlere basale Suppression	—	—	12,35 %	31,09 %	22,71 %	19,66 %	

1,55 ± 1,06 μg/dl, nach Schlafentzug jedoch 4,57 ± 5,86 μg/dl. Während keine der freiwilligen Versuchspersonen beim Kontroll-DST Postdexamethasoncortisolwerte > 5 oder > 6 μg/dl um 8.00 Uhr aufwies, wurden 2 Personen nach Schlafentzug zu Nonsuppressoren. Wenn sowohl die 8.00-Uhr- und die 16.00-Uhr-Postdexamethasoncortisolwerte für die Beurteilung herangezogen wurden, erhöhte sich die Zahl der Nonsuppressoren (Postdexamethasoncortisol > 5 μg/dl) von 2 auf 5. Schlafentzug scheint die 8.00-Uhr-Postdexamethasoncortisolwerte stärker zu beeinflussen als die 16.00-Uhr-Werte. Die Zahl der Nonsuppressoren nach SEB hängt eng mit der Definition der diesbezüglichen Kriterien zusammen; wenn ein Grenzwert von > 5 μg/dl angenommen wird, waren 3 Versuchspersonen nicht ausreichend supprimiert, bei einem Grenzwert von > 6 μg/dl waren 2 und bei einem Grenzwert von > 7 μg/dl war keine der untersuchten Personen ein Nonsuppressor.

Die individuellen 8.00-Uhr-Postdexamethasoncortisolwerte erhöhten sich bei einem Probanden von 2,2 auf 14,5 μg/dl (Proband 1) und bei einem weiteren von 0,8 auf 14,9 μg/dl (Proband 7); die Postdexamethasoncortisolwerte der übrigen Probanden blieben, im Vergleich zu den Werten der vorangehenden Kontrolluntersuchung, unverändert. Die mittleren 16.00-Uhr-Cortisolwerte wurden beim Kontroll-DST auf 12,35 % ihres entsprechenden Basalwertes supprimiert; nach Schlafentzug konnte Dexamethason den mittleren 16.00-Uhr-Cortisolwert nur noch auf 31,09 % seines Basalwertes vermindern (s. Tabelle 44).

Die Stichprobe der gesunden Versuchspersonen (n = 46) unterschied sich in den basalen DST-Variablen nicht von der Untergruppe, die sich der Schlafdeprivation unterzog (Tabelle 45).

Jeweils 2 (5 %) der Probanden waren nach den Kriterien > 5 μg/dl oder >6 μg/dl um 8.00 Uhr Nonsuppressoren, um 16.00 Uhr 4 (9 %) bzw. 3 (7 %). Das durchschnittliche Alter der Untergruppe, die sich der Schlafdeprivation unterzog, war mit 26,7 ± 2,5 Jahren etwas niedriger als das der Gesamtgruppe (34,2 ± 13,3 Jahre); ferner befanden sich in der Schlafentzugsgruppe mehr Männer als in der Gesamtgruppe. Allerdings ergab sich für die Gesamtgruppe weder ein signifikanter Zusammenhang zwischen Alter und Cortisolbasalwert (r = 0,26; n.s.) noch zwischen Geschlecht oder Cortisolbasalwert (r = 0,21; n.s.).

Tabelle 45. Mittlere basale und Postdexamethasoncortisolwerte und Rate der Nonsuppressoren bei gesunden Probanden

	Basalwerte 16.00 Uhr (n = 46)	Postdexamethasonwerte 8.00 Uhr (n = 43)	16.00 Uhr (n = 46)
Mittlerer Cortisolwert μg/dl	11,39 ± 5,57	2,26 ± 3,66	2,15 ± 1,92
Nonsuppressoren:			
> 5 μg/dl	—	2 (5 %)	4 (9 %)
> 6 μg/dl	—	2 (5 %)	3 (7 %)

9.4.1 Diskussion

In einer ersten Untersuchung zumThema Schlafentzug und Glucocorticoide wurde von Rubin et al. (1969) gezeigt, daß sich die Ausscheidung von 17-OH-Corticosteroiden im Urin nach 205 h Schlafentzug bei 4 gesunden Probanden nicht signifikant veränderte. Dieser Befund wurde von Sachar (1975) an 2 gesunden Versuchspersonen durch die Bestimmung von Plasmacortisol vor und während Schlafentzug bestätigt. Unsere Ergebnisse können zumVergleich nicht herangezogen werden, da die nach Schlafentzug erhobenen Cortisolwerte jeweils nach Gabe von Dexamethason bestimmt wurden. Allerdings sind unsere Befunde in guter Übereinstimmung mit denen von Kasper et al. (1981), die die Interaktion von DST und Schlafentzug an depressiven Patienten untersuchten; diese Autoren berichteten ebenfalls über eine Zunahme der mittleren Postdexamethasoncortisolwerte nach Dexamethason. Bei den Kontroll-DST der Probanden, die sich dem Schlafentzug aussetzten, waren alle ausreichend supprimiert. Um 8.00 Uhr nach Schlafentzug kam es zu einem beträchtlichen Cortisolanstieg ($> 6 \mu g/$dl) trotz Gabe von Dexamethason; dies war allerdings nur bei 2 Probanden festzustellen, während sich die Postdexamethasonwerte der übrigen Probanden im interindividuellen Vergleich zum Kontroll-DST nicht veränderten. Rubin et al. (1969) resümierten nach einer umfangreichen Übersicht der diesbezüglichen Literatur, daß die adrenocortikale Aktivität unter Schlafentzugsbedingungen offensichtlich interindividuell unterschiedlich sei und von der Länge des Schlafentzugs abhänge.

9.5 Zusammenfassung

Neben der Elektrokrampftherapie ist die Schlafentzugsbehandlung eine weitere nichtpharmakologische Behandlungsmöglichkeit der Depression. Letztere wird als Therapie fast ausschließlich im europäischen Raum angewandt. Im übrigen ist jedoch das Interesse am experimentellen Schlafentzug als Forschungsinstrument bei depressiven Erkrankungen weltweit; denn mögliche biochemische und endokrine Variablen der Depression können hier unbeeinflußt von medikamentösen Wirkungen in einem Modell untersucht werden, das leicht reproduzierbare, intraindividuelle Vergleiche zwischen depressionsfreien Intervallen und depressiven Zuständen erlaubt.

Es wurden insgesamt 46 freiwillige Versuchspersonen untersucht, von denen bei 9 ein totaler Schlafentzug über 24 h durchgeführt wurde. Nach Schlafentzug erhöhte sich der 8.00-Uhr-Postdexamethasoncortisolwert von $1,55 \pm 1,06$ $\mu g/dl$ auf $4,57 \pm 5,86$ $\mu g/dl$; 2 Versuchspersonen (bzw. 5) wurden durch Schlafentzug zu Nonsuppressoren, wenn die 8.00-Uhr- (bzw. 16.00 Uhr-)Werte zugrunde gelegt wurden.

Es ist zu betonen, daß die Ergebnisse dieser Studie darauf hinweisen, daß experimenteller Schlafentzug und damit vermutlich auch Schlafentzug, wie er aus Schlafstörungen bei depressiven Verstimmungen resultiert, zur Abnormalisierung von DST-Befunden beitragen kann.

10 Zusammenfassung

Im letzten Jahrzehnt gewann die Psychoendokrinologie im Rahmen der biologisch orientierten psychiatrischen Forschung besonderes Interesse. Der Ausgangspunkt für dieses Interesse ist zum einen in der seit langem bekannten Tatsache begründet, daß eine Reihe von endokrinen Erkrankungen mit psychopathologischen Auffälligkeiten einhergehen. Andererseits finden sich bei traditionell als primär psychiatrische Erkrankungen eingeschätzten Störungen häufig auch abnorme endokrine Befunde. Das Interesse an der Psychoendokrinologie haben auch psychopharmakologische Befunde angeregt, die erkennen ließen, daß die wichtigsten Gruppen der Psychopharmaka, nämlich die Antidepressiva und die Neuroleptika auch neuroendokrine Wirkungen haben.

Studien über die Beziehungen von psychischen Auffälligkeiten und endokrinen Befunden stehen auch im Mittelpunkt dieser Arbeit. Das zentrale Interesse galt dabei dem Hypothalamus-Hypophysen-Nebennierenrinden-Regelkreis, der mit Hilfe des Dexamethasonsuppressionstests (DST) bei unterschiedlichen psychiatrischen Erkrankungen und bei gesunden Probanden untersucht wurde. In den Studien sollte geklärt werden, ob der DST und andere endokrine Befunde als zustandsabhängige Variablen einen quantitativen Zusammenhang mit psychopathologischen Befunden erkennen lassen; zum anderen interessierte die Frage, ob der DST und andere endokrine Befunde als biologische Marker traditionelle diagnostische Kategorien definieren können. Während der DST in der medizinischen Diagnostik zur Differenzierung des Cushing-Syndroms seit langem eingeführt ist, wurde er erstmals 1968 von B. Carroll bei psychiatrischen Fragestellungen eingesetzt. In seiner heute üblichen standardisierten Form wird er in folgender Weise durchgeführt: Nach Abnahme eines basalen Cortisolwertes um 16.00 Uhr wird um 23.00 Uhr 1 mg Dexamethason verabreicht; am nachfolgenden Tag wird um 16.00 Uhr der Postdexamethasoncortisolwert bestimmt. Werte > 5 oder > 6 μg/dl werden üblicherweise als abnorm definiert.

Die in der vorliegenden Arbeit dargestellten Ergebnisse basieren auf 6 methodisch unterschiedlichen Studien bei insgesamt 46 gesunden Probanden, bei 331 depressiven Patienten und bei 35 Patienten mit Alkoholismus.

Im einzelnen wurden folgende Befunde erhoben:

1. In zwei Studien mit insgesamt 46 gesunden Probanden (3. und 9.) wurden zunächst die Normgrenzen des DST ermittelt und einige methodische Grundlagen des DST überprüft. Unter standardisierten Bedingungen fanden wir einmal 5 % und einmal 7 % abnorme DST-Ergebnisse. Diese Rate stimmt gut mit der in einer Literaturübersicht mit insgesamt 646 gesunden Probanden ermittelten Rate von 6,4 % abnormer DST-Ergebnisse überein. Allerdings weisen die DST-Befunde bei Gesunden eine große Varianz auf. Als eine Quelle der Varianz sind die Dexamethasonplasmaspiegel zu nennen, die in einem umgekehrten linearen Zusammenhang mit den

Postdexamethasoncortisolwerten stehen. Die Dexamethasonplasmaspiegel zeigen eine große Streuung; eine Abhängigkeit zum Alter der Probanden, zum Körpergewicht und zur Körpergröße war dagegen nicht nachweisbar. Die unter Blindbedingungen in einem Münchener und in einem Heidelberger Labor durchgeführten Doppelbestimmungen der absoluten Cortisolwerte waren – trotz gleicher, nämlich radioimmunologischer Bestimmungsmethoden unterschiedlich. Diese Ergebnisse legen dringlich nahe, daß die Kriterien für die Normgrenzen des DST für jedes einzelne Labor gesondert festgelegt werden sollten.

2. Eine Literaturübersicht mit insgesamt 1.219 Patienten ergibt, daß bei endogen depressiven Patienten eine durchschnittliche Rate von 56 % abnorme DST-Ergebnisse gefunden wird, während bei nicht endogen Depressiven nur eine Rate von 23 % der Fälle abnorme DST-Befunde erhoben werden. Bei einer eigenen Stichprobe (n = 70) mit depressiven Patienten, die die Kriterien einer „Major Depressive Disorder" erfüllten, wurde der DST jeweils bei Klinikaufnahme durchgeführt (4.); während nur 32 % der nicht endogenen Depressionen abnorme DST-Ergebnisse aufwiesen, war die Rate bei endogen Depressiven mit 52 % signifikant höher. Dieser Befund schien zunächst eine diagnostische Bedeutung des DST anzuzeigen. Allerdings waren die endogen depressiven Patienten in allen in dieser Studie angewandten psychopathometrischen Einschätzungen (HAMD, AMP und BPRS) schwerer erkrankt als die nicht endogen Depressiven. Die unterschiedliche Schwere zeigte sich in allen diagnostischen Dichotomisierungen gemäß ICD, RDC und Newcastle-Skala. Andererseits ergab sich eine lineare Korrelation zwischen den psychopathometrischen Befunden (z. B. HAMD) und Postdexamethasoncortisolwerten. Es wurde im weiteren versucht zu klären, ob die zwischen endogen und nicht endogen Depressiven unterschiedlichen Raten an abnormen DST-Befunden mit der unterschiedlichen Erkrankungsausprägung oder mit der unterschiedlichen diagnostischen Zuordnung zusammenhängen; wenn nun die Varianz der unterschiedlichen Erkrankungsausprägung von endogen und nicht endogen depressiven Patienten rechnerisch mit Hilfe einer partiellen Korrelationsberechnung auspartialisiert wurde, war die zunächst vermutete diagnostischen Aussagekraft der DST-Variablen nicht mehr nachweisbar. Diese Ergebnisse legen die Annahme nahe, daß DST-Ergebnisse zwar in einer linearen Beziehung zu psychopathologischen Befunden stehen, aber nicht eine bestimmte klinisch diagnostisch definierte Kategorie markieren.

3. An einem unausgelesenen Patientengut mit depressiven Syndromen (n = 102), das in einer konsekutiven Aufnahmefolge gewonnen wurde, wurde neben der diagnostischen Aussagekraft von DST-Befunden ihre Beziehung zum Krankheitsverlauf prospektiv untersucht (5.). Bei Klinikaufnahme wiesen 16 % der Patienten Postdexamethasonwerte > 6 μg/dl auf. Nach 6 Wochen bzw. bei Klinikentlassung war nur noch 1 Patient (1,2 %) nicht ausreichend supprimiert. In dieser Studie unterschieden sich die endogenen vs. nicht endogenen Dichotomien des ICD, RDC und Newcastle-Systems nicht signifikant in der Häufigkeit von abnormen DST-Ergebnissen. Die als endogen klassifizierten Patienten waren jedoch in allen psychopathometrischen Beurteilungen – auch in dieser Studie – im Vergleich zu den nicht endogen depressiven Patienten als schwerer erkrankt eingeschätzt.

Andererseits waren die nicht ausreichend supprimierten Patienten (Postdexamethasoncortisol > 6 μg/dl) in einer Reihe von psychopathologischen Einschätzungen schwerer erkrankt, wenn sie mit den „Suppressoren" verglichen wurden. In dieser Studie zeigte sich erneut eine signifikante Beziehung zwischen Postdexamethasoncortisol und Schwere der Depression. Eine prognostische Bedeutung des DST konnte nicht nachgewiesen werden. Patienten, die mit Benzodiazepinen behandelt waren, zeigten signifikant seltener abnorme DST-Ergebnisse und wiesen eine niedrigere basale Cortisolkonzentration auf, wenn sie mit den übrigen Patienten verglichen wurden.

4. In einer katamnestischen Studie an einem psychiatrischen Patientengut unterschiedlicher diagnostischer Zuordnung wurden die diagnostische Validität des DST unter den Bedingungen der Routinediagnostik eines psychiatrischen Krankenhauses überprüft (7.). Es konnten 504 DST-Ergebnisse von insgesamt 154 Patienten in die Studie einbezogen werden. In 51 % der Fälle war bei der Erstuntersuchung der Postdexamethason-Cortisolwert > 5 μg/dl. Die nach ICD, RDC oder Newcastle-System dichotomisierten Gruppen von endogenen vs. nicht endogenen Depressionen unterschieden sich hinsichtlich der Häufigkeit der abnormen DST-Ergebnisse nicht. Ebenso wie in den Voruntersuchungen fand sich auch unter Routinebedingungen ein enger Zusammenhang zwischen Postdexamethasoncortisol und psychopathometrischer Einschätzung (z. B. depressives Syndrom nach AMP und HAMD. Im Krankheitsverlauf ergab sich eine enge lineare Beziehung zwischen klinischer Besserung und Normalisierung der Postdexamethasoncortisolwerte. Es wurde daraus gefolgert, daß der DST auch in der Routinediagnostik eines psychiatrischen Krankenhauses als endokrine Zustandsvariable geeignet ist, das klinische Zustandsbild einer Depression quantitativ zu erfassen.

5. In einer Studie an 36 Alkoholikern wurde der DST bei Klinikaufnahme durchgeführt und bei -entlassung bzw. nach 6 Wochen wiederholt (6.). Diese Untersuchung sollte bei einer nicht den affektiven Erkrankungen zuzurechnenden diagnostischen Gruppe unter anderem die Frage der Spezifität von DST-Befunden klären. Bei Klinikaufnahme war der Postdexamethasoncortisolwert bei 4 (11 %) und bei Entlassung nur noch bei 1 (3,6 %) Patienten > 6 μg/dl; diese Raten liegen unter den bei depressiven Patienten erhobenen (s. 4., 5., 7.). Ferner wurde das TRH-stimulierte TŞH, das clonidinstimulierte HGH sowie Prolactin vor und nach Dexamethasongaben bestimmt. Keine dieser endokrinen Variablen war überzufällig häufig mit einer der nach Jellinek definierten Alkoholismustypen verknüpft. Allerdings fand sich erneut eine lineare Beziehung zwischen psychopathologischer Einschätzung und Postdexamethasoncortisolwerten u. a. zu dem AMDP-Faktor psychoorganisches Syndrom zum apathischen Syndrom und zum manischen Syndrom. Ferner ergab sich eine lineare Beziehung zur Alkoholkonzentration in der Abatmungsluft einerseits und ACTH-, Cortisol-, TSH-, Betaendorphin- und Noradrenalinplasmakonzentrationen andererseits. Diese Zusammenhänge wurden als akute Wirkungen des Alkohols auf neuroendokrine Variablen interpretiert. Aus diesen Ergebnissen ist zu folgern, daß auch bei nicht primär den affektiven Erkrankungen zuzurechnenden psychiatrischen Störungen wie den Alkoholismusformen gehäuft abnorme DST-Ergebnisse zu finden sind. Möglicherweise ist dieser Befund im Sinne der von Winokur (1979) postulierten gemeinsamen genetischen Wurzel von affektiven Erkrankungen und Alkoholismus zu interpretieren.

6. Bei insgesamt 16 Patienten beiderlei Geschlechts, die sich aufgrund einer depressiven Erkrankung einer Elektrokrampftherapie unterzogen, wurden vor Beginn dieser Behandlung und im weiteren Verlauf DST-Untersuchungen durchgeführt (8.). Diese Studie sollte die Beziehung zwischen DST und klinischen Befundänderungen unter einer nicht pharmakologischen Depressionsbehandlung klären. Ferner sollte die prognostische Bedeutung des DST für das Ansprechen auf Elektrokrampftherapie geprüft werden. Trotz Besserung des psychopathologischen Befundes, eingeschätzt nach HAMD und GAS, nahmen die Postdexamethasoncortisolwerte zu (Tendenz). Dies wurde als Hinweis dafür gewertet, daß der abortive generalisierte Krampfanfall die endogene Cortisolsekretion stimulieren kann; allerdings kann ein diesbezüglicher Einfluß der Kurznarkose und/oder der Erwartungsangst nicht ausgeschlossen werden. Eine prognostische Aussage des DST für das Ansprechen auf EKT war nicht zu erkennen.

7. Neben der Elektrokrampftherapie ist die Schlafentzugsbehandlung eine weitere nicht pharmakologische Behandlungsmöglichkeit bestimmter Depressionsformen. Die Schlafentzugsbehandlung gewann insbesondere als Forschungsinstrument bei depressiven Erkrankungen großes Interesse, da damit biologische Depressionsvariablen unbeeinflußt von medikamentösen Wirkungen untersucht werden können. Im Rahmen einer Studie an gesunden Probanden wurde eine totale Schlafentzugsbehandlung über 24 h an 9 Individuen durchgeführt. Die Postdexamethasoncortisolwerte erhöhten sich von $1,55 \pm 1,06 \; \mu g/dl$ auf $4,57 \pm 5,86 \; \mu g/dl$. Während in der Kontrollgruppe 2 Probanden zu den Zeitpunkten 8.00 Uhr und 16.00 Uhr nicht ausreichend supprimiert waren, waren nach Schlafentzugsbehandlung insgesamt 5 Probanden Nonsuppressoren. Dieser Befund wurde als Hinweis dafür interpretiert, daß experimenteller Schlafentzug und damit vermutlich auch Schlafstörungen – ein sehr häufiges Symptom bei depressiven Verstimmungen – zur Abnormalisierung von DST-Befunden beitragen können.

Literatur

AddisonT(1868) Disease fo the supra-renal capsules. In: Collection of the published writings of the lateThomas Addison, MDA, New Sydenham Society, London: 209 – 239

AlbalaAA, Greden JF,Tarika J, Carrol BJ (1981) Changes in serial dexamethasone suppression tests among unipolar depressives receiving electroconvulsive treatment. Biol Psychiat 16 (6): 551 – 560

Allen JP, Denney D, Kendall JW, Blachly PH (1974) Corticotropin release during ECTin man. Amer J Psychiat 131: 1225– 1228

Alleyne GAO, Young VA (1967) Adrenocortical function with severe proteincaloric malnutrition. Chin Sci 33: 189

Amsterdam JD,Winokur A, Caroff SN, Conn J (1982)The dexamethasone suppression test in outpatients with primary affective disorder and healthy control subjects. Amer J Psychiat 138 (3): 287 – 296

Amsterdam JD,Winokur A, Caroff St (1981) Effect of tricyclic antidepressants on the dexamethasone suppression test. Amer J Psychiat 138 (9): 1245 – 1246

Anton-Tay F, Wurtman J (1971) Brain monoamines and endocrine function. In: Frontiers of Neuroendocrinology, Martini L, GanongWF (eds), NewYork, Oxford, Press: 45 – 66

Arana GW, Barreira PJ,WilensT, Baldessarini RJ, Cohen BM, Lipinski JF (1983) Clinical studies of the DSTin psychotic illness. Psychopharm Bull 19/4: 630– 633

Arbeitsgemeinschaft für Methodik und Dokumentation in der Psychiatrie (1979) Das AMDP-System: Manual zur Dokumentation psychiatrischer Befunde 3. korrigierte und erw Aufl, Stand Herbst 1978, Springer, Berlin, Heidelberg, NewYork

Asnis GM, Halbreich U, Sachar EJ, Nathan RS, Davies M, Novacenko H, Ostrow LC, Endicott J, Puing-Antich J (1982) Relationship of dexamethasone (2 mg) and plasma cortisol hypersecretion in depressive illness: Clinical and neuroendocrine parameters. Psychopharm Bull 18 (4): 122 – 126

Baldessarini RJ, Finkelstein S, Arana GW (1983)The predictive power of diagnostic tests and the effect of prevalence of illness. Arch Gen Psychiat 40: 569 – 573

Ballard PL, Baxter JD, Higgins SJ, Rousseau GC,Tomkins GM (1974) General presence of glucocorticoid receptor in mammalian tissues. Endocrinology 94: 998 – 1002

Balldin J (1981) Experimental and clinical studies on neuroendocrine and behavioural effects of electroconvulsive therapy. In: Reports from the departments of Psychiatry and Neurochemistry, (Gottfries CG, ed) St. Jörgen's Hospital, University of Göteborg, Sweden

Balldin J, Gottfried C-G, Karlsson J, Lindstedt G, Langström G,Walinder J (1983) Dexamethasone suppression test and serum prolactin in dementia disorder. Brit J Psychiat 143: 277 – 281

Ballenger JC, Goodwin FK, Major LF, Brown GL (1979) Alcohol and central serotonin metabolism in man. Arch Gen Psychiat 36: 224 – 227

Baumann U (1976) Methodische Untersuchungen zur Hamilton-Depressions-Skala. Arch Psychiat Nervenkr 222: 359 – 375

Baumann U, Rothweiler R, Scheidegger D (1975) Methodische Probleme bei Psychopharmakastudien unter besonderer Berücksichtigung des AMP-Systems. Arzneimittel-Forschg 25: 270 – 273

Baumann U, Angst J (1975) Methodological development of the AMP-System. In: Neuropsychopharmacology, Proceedings of the 9th Congress CINP, Paris 1974, Amsterdam: Excerpta Medica

Bech P, Gram LF, Reisby N, Rafaelsen OJ (1980) The WHO depression scale, relationship to the Newcastle scales. Acta Psychiat Scand 62: 140 – 153

Beck-Friis J, Hanssen T, Kjellman BF, Ljunggren J-G, Unden F, Wetterberg L (1983) Serum melatonin and cortisol in human subjects after the administration of dexamethasone and propranolol. Psychopharm Bull 19/4: 646 – 648

Beckmann H, Goodwin FK (1980) Urinary MHPG in subgroups of depressed patients and normal controls. Neuropsychobiology 6: 91 – 100

Bente D, Ferder J, Helmchen H, Hippius H, Mauruschat W (1974) Multidimensionale pharmakopsychiatrische Untersuchungen mit dem Neuroleptikum Perazin. 2. Mitteilung: Verlaufsprofile psychopathologischer und somatischer Merkmale (Untersuchungen mit dem AMP-System). Pharmakopsychiat 7: 170 – 175

Berger M, Klein HE (1984) Der Dexamethason-Suppressions-Test: Ein biologischer Marker der endogenen Depression? Eur Arch Psychiatr Neurol Sci 284: 137 – 146

Berger M, Doerr P, Lund R, Bronisch Th, Zerssen D v (1982) Neuroendokrinologische Befunde und polygraphische Schlafuntersuchungen bei Patienten mit depressiven Syndromen. In: Fortschritte Psychiatrischer Forschung, Beckman (Hrsg), Thieme Verlag, Huber-Bern: 205–210

Berger M, Pirke K-M, Doerr P, Krieg JC, Zerssen D v (1984) The limited utility of the DST for the differential diagnostic process in psychiatry. Brit J Psychiat 145: 372 – 382

Berson SA, Yalow RS (1973) Methods in investigative and diagnostic endocrinology. Vol 2 A North-Holland Publishing Comp Amsterdam, London

Berson SA, Yalow RS (1968) Principles of immunoassay of peptides hormones in plasma. In: Clinical Endocrinology II, Astwood EB, Cassidy CE (eds) Grune and Stratton, New York

Bethge H, Nagel AM, Solbach HG, Wiegelmann W, Zimmermann H (1970) Zentrale Regulationsstörung der Nebennierenrindenfunktion bei der Anorexia nervosa. Mater Med Nordmark 22: 204 – 214

Bleuler M (1950) Endokrinologie in Beziehung zur Psychiatrie. Zentralbl f d ges Neurologie und Psychiatrie 110, 4/6: 223 – 448

Bleuler M (1964) Endokrinologische Psychiatrie. In: Psychiatrie der Gegenwart, Gruhle, Jung, Mayer-Gross, Müller (Hrsg), Vol I/13: 161– 252, Springer, Berlin

Bloodworth RC (1982) The use of the dexamethasone suppression test in the differential diagnosis of catatonic stupor. Int J Psychiat Med 12/2: 93 – 101

Blumenfield M, Rose L, Richmond JH (1970) Dexamethasone suppression in basic trainees under stress. Arch Gen Psychiatry 23: 299– 304

Bowie PCW, Beaini AY (1985) Normalisation of the dexamethasone suppression test: A correlate of clinical improvement in primary depressives. Brit J Psychiat 147: 30 – 36

Boyd AE, Lebovitz HE, Feldman JM (1971) Endocrine function and glucose metabolism in patients with Parkinson's disease and their alteration by L-Dopa. J Clin Endocrinol 33: 829 – 837

Boyer P, Schaub C, Guelfi JD, Pichot P (1981) Growth hormone response to clonidine test in depressive illness. Presented at: III. World Congress of Biological Psychiatry Stockholm

Braverman J, Roux JD (1978) Screening for the patient at risk for postpartum depression. Obstet Gynecol 52: 731 – 736

Brazeau P, Vale W, Burgus R, Ling N, Butcher M, Rivier J, Guillemin R (1973) Hypothalamic polypeptide that inhibits the secretion of immunoreactive pituitary growth hormone. Science 179: 77 – 79

Brooks SM, Werk EE, Ackerman SJ, Sullivan J, Thrasher K (1972) Adverse effects of phenobarbital on corticosteroid metabolism in patients with bronchial asthma. New England J Med 236: 1125 – 1128

Brown A, Johnston R, Mayfild D (1979) The 24-hour dexamethasone suppression test in a clinical setting: relationship to diagnosis, symptoms and response to treatment. Amer J Psychiat 136: 543 – 547

Brown A, Shuey J (1980) Response to dexamethasone and subtype of depression. Arch Gen Psychiat 37: 747 – 751

Brown A, Qualls CB (1982) Pituitary-adrenal assessment in identifying subtypes of depression. Psychopharm Bull 18, 3: 84 – 86

Brown GM, Krigstein E, Dankova J, Hornykiewiecz O (1973) Relationship between hypothalamic and median eminence catecholamines and thyroid function. Neuroendocrinology 10: 207 – 214

Buckler JMH, Bold AM, Taberner M, London DR (1969) Modification of hormonal response to arginine by alphaadrenergic blockade. Br Med J 3: 153 – 154

Buddeberg C, Dittrich A (1978) Psychologische Aspekte des Schlafentzugs. Eine kontrollierte Studie an Depressiven und Gesunden. Arch Psychiat Nervenkr 225: 249 – 261

Büttner H, Hansert E, Stamm D (1974) Auswertung, Kontrolle und Beurteilung von Meßergebnissen. In: Methoden der Enzymatischen Analyse, Bergmeyer HU (Hrsg), Verlag: Chemie, Weinheim, Bd 1: 339 – 422

Burgus R, Dunn TF, Desiderio D, Guillemin R (1969) Structure, moleculaire du facteur hypothalamique hypophysiotrope TRF d'origine amine: Mise evidence par spectrometrie de mass de la sequence PCA-His-Pro-NH. CR Acad Sci Paris 269: 1870 – 1873

Bursten B, Russ JJ (1965) Preoperative psychological state and corticosteroid levels of surgical patients. Psychosom Med 27: 309 – 316

Butler PWP, Besser GM (1968) Pituitary-adrenal function in severe depressive illness. Lancet: 1234

Caine ED, Yerevanian BJ, Bamford KA (1984) Cognitive function and the dexamethasone suppression test in depression. Amer J Psychiat 141/1: 116– 118

Carman J, Wyatt E, Hall K, Crews E, Hoppers L, Scalise M (1981) DST and thymoleptic response in RDC schizophrenics. Sci Proc Amer Psychiat New Res 134: 48

Carney MWP, Roth M, Garside RF (1965) The diagnosis of depressive syndromes and the prediction of ECT response. Brit J Psychiat III: 659 – 674

Carney MWP, Sheffield BF (1972) Depression and the Newcastle scales, their relationship to Hamilton's scale. Brit J Psychiat 121: 35 – 40

Caroff S, Winokur A, Rieger W, Schweizer E, Amsterdam J (1983) Response to dexamethasone in psychotic depression. Psychiat Res 8: 59 – 64

Carroll BJ (1972) The hypothalamic-pituitary-adrenal axis in depression. In: Depressive Illness: Some Research Studies, Davies B, Carroll BJ, Mowbray RM (eds). Thomas CC, Springfield, III: pp 23 – 201

Carroll BJ (1976) Limbic system-adrenal cortex regulation in depression and schizophrenia. Psychosomatic Medicine 38/2: 106 – 121

Carroll BJ, Curtis GC (1976) Neuroendocrine identification of depressed patients. Aust and New Zealand J of Psychiat 10: 13 – 20

Carroll BJ (1977) Psychiatric disorders and steroids. In: Neuroregulators and psychiatric disorders, Usdin, Hamburg and Bardas (eds) Oxford University Press New York: 276 – 282

Carroll BJ (1978) Neuroendocrine function in psychiatric disorders. In: Psychopharmocology: A generation of progress Lipton MA, Di Mascio A, Killam KF (eds). Raven Press, New York

Carroll BJ (1982 a) Clinical applications of the dexamethasone suppression test for endogenous depression. Pharmacopsychiat 15: 19 – 24

Carroll BJ (1982 b) The dexamethasone suppression test for melancholia. Brit J Psychiat 140: 292 – 304

Carroll BJ, Mendels J (1976) Neuroendocrine regulation in affective disorders. In: Hormones, Behavior and Psychopathology, Sachar EJ (ed). Raven Press, New York

Carroll BJ, Martin FJR, Davies B (1968) Resistance to suppression by dexamethasone of plasma 11 – OH CSF-levels in severe depressive illness. Brit Med J 3: 285 – 287

Carroll BJ, Curtis GC, Mendels J (1976) Neuroendocrine regulation in depression I. Limbic System-adrenocortical dysfunction. Arch Gen Psychiat 33: 1039 – 1044

Carroll BJ, Feinberg M, Greden JF, Haskett RF, James NMcJ, Steiner M, Tarika J (1980) Diagnosis of endogenous depression, comparison of clinical, research and neuroendocrine criteria. J Affect Disorder 2 (3): 177 – 194

Carroll BJ, Feinberg M, Greden FJ, Tarika J, Albala AA, Haskett RF, James N, Kronfol Z, Lohr N, Steiner M, de Vigne JP, Young E (1981) A specific laboratoy test for the diagnosis of melancholia – standardization, validation and clinical utility – Arch Gen Psychiat 38: 15 – 22

Chalmers RJ, Bennie EH, Johnson RH, Masterson G (1978) Growth hormone, prolactin and corticosteroid responses to insulin hypoglycemia in alcoholics. Brit Med J 1: 745

Charles G, Vandewalle J, Menuier JC, Wilmotte J, Noel G, Fossoul C, Mardens Y, Mendlewicz J (1981) Plasma and urinary cortisol levels after dexamethasone in affective disorders. J Affect Disorder 3 (4): 397 – 406

Charles G, Wilmotte J, Quenon M, Mendlewicz J (1982) Reproducibility of the dexamethasone suppression test in depression. Biol Psychiatry 17/7: 845 – 848

Charney DS, Heninger GR, Sternberg DE (1982 a) Failure of chronic antidepressant treatment to alter growth hormone response to clonidine. Psychiat Res 7: 135 – 138

Charney DS, Heninger GR, Sternberg DE, Hafstad KM (1982 b) Giddings S, Landis H. Adrenergic receptor sensitivity in depression: Effects of clonidine in depressed patients and healthy subjects. Arch Gen Psychiat 39: 290 – 294

Checkley SA, Crammer JL (1977) Hormone response to methylamphetamine in depression: a new approach to the noradrenalin depletion hypothesis. Brit J Psychiat 131: 582 – 586

Checkley SA (1979) Corticosteroid and growth hormone responses to methylamphetamine in depressive illness. Psychol Med 9: 107 – 115

Checkley SA, Slade AD, Shur E (1981) Growth hormone and other responses to clonidine in patients with endogenous depression. Brit J Psychiat 138: 51 – 55

Chen HJ, Meites J (1975) Effects of biogenic amines and TRH on release of prolactin and TSH in the rat Endocrinology 96: 10 – 14

CIPS (1981) Internationale Skalen für Psychiatrie (Hrsg): Collegium Internationale Psychiatriae Scalarum. Beltz Test GmbH, Weinheim

Clark LD, Bauer W, Cobb S (1952) Preliminary observations on mental disturbances occuring in patients under therapy with cortisone and ACTH. N Engl J Med 246: 206

Coble PA, Kupfer DJ, Spiker DG, Neil JF, Mc Partland R (1979) EEG sleep in primary depression. A longitudinal placebo study. J Affect Disorder 1: 131 – 138

Coccora EF, Prudic J, Rothpearl A, Nurnberg HG, Davis KL (1983) The effect of hospitalization on the DST. Abstract 82, Annual Meeting of the Society of Biological Psychiatry, New York

Cohen H, Dement WC, Duncon R (1966) The effect of electroconvulsive shock on REM sleep deprivation in the cat. Presented before the Association for the Psychophysiological Study of Sleep. Gainesville, Fla

Collu R, Franchini F, Visconti P, Martini L (1972) Adrenergic and serotoninergic control of growth hormone secretion in adult male rats. Endocrinology 909: 1231 – 1237

Collu R, Barbeau A, Ducharme JR, Rochefort J-G (1979) Central nervous system effects of hypothalamic hormones and other peptides. Raven Press, New York

Connolly CK, Wills MR (1969) Plasma cortisol levels in right and left ventricular failure. J Clin Pathol 22: 598 – 601

Cooke JNC, James VHT, London J, Wynn V (1964) Adrenocortical function in chronic malnutrition. Brit Med J 1: 662 – 666

Copinschi G, L'Hermite M, Leclerco R, Goldstein J, Vanhaelst L, Virasoro E, Robyn C (1975) Effects of glucocorticoids on pituitary hormonal responses to hypoglycemia. Inhibition of prolactin release. J Clin Endocrinol Metab 40: 442 – 449

Coppen A (1974) Thyrotropin-releasing hormone in the treatment of depression. Lancet II: 433 – 435

Coppen A, Rama Rao VA, Bishop M, Abou Saleh MT, Wood K (1980) Neuroendocrine studies in affective disorders: Plasma thyroidstimulating hormone response to thyrotropinreleasing hormone in affective disorders: Effect of ECT. J Affect Disorders 2: 317 – 320

Coppen A, Abou-Saleh MT, Millin P, Metcalfe M, Harwood J, Bailey J (1983) Dexamethasone suppression test in depression and other psychiatric illness. Brit J Psychiat 142: 498 – 504

Coryell W, Gaffney G, Burkhard PE (1982) DSM III, melancholia and the primary-secondary distinction: A comparison of concurrent validity by means of the dexamethasone suppression test. Amer J Psychiat 139 (1): 120 – 122

Cranach M v (deutsche Bearbeitung) (1978) Present State Examination (9. Fassg) Wing JK, Cooper JE, Sartorius N Beltz Test GmbH, Weinheim

Crapo L (1979) Cushing's Syndrome: A review of diagnostic tests. Metabolism 28: 955 – 977

Curtis GC, Cameron OG, Nesse RM (1982) The dexamethasone suppression tests in panic disorder and agoraphobia. Amer J Psychiat 139: 1043 – 1046

Cushing H (1932) The pituitary body and its disorders. Lippincott JB and Co (eds). Papers relating to the pituitary body, hypothalamus and parasympathetic nervous system. Vol 3, Springfield, Charles C, Thomas Philadelphia and London

Cushing H (1913) Psychic disturbances associated with disorders of the ductless glands. Amer J Insan 69: 965

Czernik A, Klecsiek K (1980) Änderungen neuroendokrinologischer Parameter im Verlauf von Depressionen. Nervenarzt 51: 662 – 667

Davis KL, Hollister LE, Mathe AA, Davis BM, Rothpearl AB, Faull KF, Hsieh JK, Barchas JD, Berger PhA (1981) Neuroendocrine and neurochemical measurements in depression. Amer J Psychiat 138 (12): 1555 – 1562

Degkwitz R, Helmchen H, Kockott G, Mombour W (1980) Diagnoseschlüssel und Glossar psychiatrischer Krankheiten. 5. Auflage, korrigiert nach der 9. Revision der ICD. Springer Verlag, Berlin Heidelberg New York

Deitrich RA (1976) Biochemical aspects of alcoholism. Psychoneuroendocrinology 1: 325 – 346

De la Fuente JR, Rosenbaum AH, Morse RM, Niven RG, Abboud CF, Jian N (1979) The hypothalamic-pituitary-adrenal axis in alcoholics. Proc Amer Psychiat Assoc New Res NR 10

Dewan MJ, Pandurangi AK, Boucher ML, Levy BF, Major LF (1982) Abnormal dexamethasone suppression test results in chronic schizophrenic patients. Amer J Psychiat 139: 1501 – 1503

Dickerman S, Kledzik G, Gelato M, Chen HJ, Meites J (1974) Effects of haloperidol on serum and pituitary prolactin LH and FSH and hypothalamic PIF and LRF. Neuroendocrinology 15: 10 – 20

Doerr P (1982) Depression und Cortisolsekretion. In: Biologische Psychiatrie Beckmann H (ed). Thieme Verlag Stuttgart, New York

Doerr P, Fichter M, Pirke MK and Lund R (1980) Relationship between weight gain and hypothalamic pituitary adrenal function in patients with anorexia nervosa. J Clin Endocrinol Metab 13: 529 – 537

DSM III (1980) Diagnostic and statistical manual of mental disorders. 3rd ED American Psychiatric Association, Washington, DC

Dysken MW, Pandey GN, Chang SS, Hicks R, Davis JM (1979) Serial postdexamethasone cortisol level in a patient undergoing ECT. Amer J Psychiat 136 (10): 1328 – 1329

Edelstein CK, Roy-Byrne P, Fawzy JF, Dornfeld L (1983) Effects of weight loss on the dexamethasone suppression test. Amer J Psychiat 140 (3): 338 – 341

Edwards CRW (1976) The hypothalamic-pituitary-adrenal axis. Medical Monograph 10, Amersham, The Radiochemical Entre, 39

Elias AN, Meshkinpour H, Valenta LJ (1982) Pseudo-Cushing's syndrome: The role of alcohol. J Clin Gastroenterol 4: 137 – 239

Elliot SA, Rugg AJ, Watson JP (1983) Mood changes during pregnancy and after the birth of a child. BR J Clin Psychol 22: 295 – 308

Endicott J, Spitzer RL, Fleiss JL, Cohen J (1976) the global assessment scale. Arch Gen Psychiat 33: 776 – 771

Endo M (1970) Plasma growth hormone level during insulin hypoglycemia in atypical psychosis. Folia Endocrinologica Japonica 45: 1295

Engel RR (1977) Persönlichkeitsfragebogen MMPI-Saarbrücken. Ärztl Praxis 25: 768 – 769

Engel RR, Kunze G (1979) Scoring and interpreting the MMPI with a desk-top calculator. Behavior Research Methods and Instrumentation 11/3: 317 – 320

Engel GL, Margolin SG (1942) Neuropsychiatric disturbances in internal disease. Arch Intern Med 70: 236

Ensinck JW, Stoll RW, Gale ChC, Santen RJ, Toubler JL, Williams RH (1970) Effect of aminophylline on the secretion of insulin, glucagon, luteinizing hormone and growth hormone in humans. J Clin Endocrinol Metab 31: 153 – 161

Evans DL, Nemeroff CB (1983) Use of the dexamethasone suppression test using DSM-III criteria on an inpatient psychiatric unit. Biol Psychiat 18/4: 505 – 511

Extein J, Pottash ALC, Gold MS (1981) Relationship of thyrotropin – releasing hormone test and dexamethasone suppression test abnormalities in unipolar depression. Psychiat Res 4/1: 49 – 53

Extein J, Pottash ALC, Gold MS, Cowdry RW (1982) Using the Protirelin test to distinguish mania from schizophrenia. Arch Gen Psychiat 39: 77 – 81

Extein J, Pottash ALC, Gold MS, Potter WZ (1983) The effect of increased number of cortisol time points on the sensitivity and specificity of the DST for major depression. Psychopharm Bull 19/4: 638 – 642

Fang VS, Warenica B, Meltzer HY (1982) Dexamethasone suppression test: technique and accuracy (letter). Arch Gen Psychiat 39: 1217

Farmer RW, Pierce CE (1974) Plasma cortisol determination: Radioimmunoassay and competitive protein binding compared. Clin Chem 20/4: 411 – 414

Fauci AS, Dale DC, Balow JE (1976) Glucocorticosteroid therapy: mechanisms of action and clinical considerations. Amer Intern Med 84: 304 – 315

Fedor-Freyburg P (1976) Hormone therapy in psychiatry: A historical survey. In: Psychotropic action of hormones, Itil, Laudahn, Herrmann, (eds). Spectrum Publications, New York

Feuerlein W, Ringer Ch, Küfner H, Antons K (1977) Diagnose des Alkoholismus – Der Münchner Alkoholismus-Test (MALT) –. Münch Med Wschr 119/40: 1275 – 1282

Fichter MM, Pirke KM (1982) Somatische Befunde bei anorexia nervosa und ihre differentialdiagnostische Wertigkeit. Nervenarzt 53: 635 – 643

Fichter MM, Pirke KM, Doerr P, Lund R (1981) Effect of behavoir attitude and endocrine parameters in anorexia nervosa. In: Biological Psychiatry, Perris C, Struwe G, Jansson B, (eds). Bio-Medical-Press, Elsevier Holland: 1051 – 1054

Fichter MM, Doerr P, Pirke KM, Lund R (1982) Behavior attitude, nutrition and endocrinology in anorexia nervosa. A longitudinal study in 24 patients. Acta Psychiat Scand 66: 429 – 444

Fink RS, Short F, Marjot DH, James VHT (1981) Abnormal suppression of plasma cortisol during the intravenous infusion of dexamethason to alcoholic patients. Clin Endocrinol 15 (1): 97 – 102

Finkelstein S, Benowitz LJ, Baldessarini RJ, Arana GW, Levine D, Woo E, Bear D, Moya K, Stoll AL (1982) Mood, vegetative, disturbance and dexamethasone suppression test. Ann Neurol 12 (5): 463 – 468

Fisher DA (1978) Pediatric aspects. In: The Thyroid 4th ed Werner, SG and Ingbar Sh (eds). Harper and Row, Pub Inc Hagerstown Md pp 747 – 764

Fleischer N, Burgus R, Vale W, Dunn T, Guillemin R (1970) Preliminary observations on the effect of synthetic thyrotropin releasing factor on plasma thyrotropin levels in man. J Clin Endocrinol Metab 31: 109 – 112

Flückiger E, Pozo E del, Werder K (1982) Prolactin: Physiology, pharmacology and clinical findings. Springer Verlag, Berlin-Heidelberg-New York

Forsyth JA (1972) Human prolactin: Its isolation, assay and clinical applications. Clin Endocrinol I: 293

Foster LB, Dunn RT (1974) Single-antibody technique for radioimmuno-assay of cortisol in unextracted serum or plasma. Clin Chem 20/3: 365 – 368

Franksson C, Gemzell CA (1955) Adrenocortical activity in the preoperative period. J Clin Endocrinol 15: 1069

Frantz AG, Rabkin MT (1965) Effects of estrogen and sex differences on secretion of human growth hormone. J Clin Endocrinol Metab 25: 1470

Friesen H, Tolis G, Shin R, Hwong P (1973) Studies on human prolactin: Chemistry, radioreceptor assay and clinical significance. In: Human Prolactin, Pasteels JL, Robyn C, (eds). Amsterdam: Excerpta Medica

Frohman LA (1975) Neurotransmitters as regulators of endocrine function. Hosp Practice 10: 54 – 67

Fuxe K, Hökfelt T (1970) Central monoaminergic systems and hypothalamic function. In: Martini L, Motta M, Fraschini F (eds). The hypothalamus, Academic Press New York: 123 – 128

Fuxe K, Andersson K, Ögren S-O, Perez de la Mora M, Schwarcz R, Hökfelt T, Eneroth P, Gustafsson J-A, Skett P (1978) GABA neurons and their interaction with monoamine neurons. An anatomical, pharmacological and functional analysis. In: GABA-neurotransmitters; Krogsgaard-Larsen P, Scheel-Krüger J, Kofold H (eds). Alfred Benzon Symposium 12. Munksgaard Copenhagen, pp 74 – 94

Gibbons JL Me Hugh PR (1963) Plasma cortisol in depressive illness. J Psychiat Res 1: 162 – 171

Gifford S, Gunderson JG (1970) Cushing's disease as a psychosomatic disorder: A selective review of the clinical and experimental literature and a report of ten cases. Medicine (Balt) 49: 397 – 409

Glaser GH (1953) Psychotic reactions induced by corticotropin (ACTH) and cortisone. Psychosom Med 15: 280

Götze U (1979) Untersuchung psychologischer, physiologischer und biochemischer Wirkungen des therapeutischen Schlafentzugs bei endogen depressiven Patienten. Inaugural Dissertation der Medizinischen Fakultät der Westfälischen Wilhelms-Universität, Münster

Gold MS, Donabedian RK, Redmond DE (1978) Clonidine induced increase in serum growth hormone: possible role of epinephrine-mediated synapses. Psychoneuroendocrinology 3: 187 – 194

Gold MS, Pottash ALC, Extein J, Sweeney PR (1980 a) Dexamethasone suppression tests in depression and response to treatment (letter). Lancet May 31: 1190

Gold MS, Pottash ALC, Ryan N, Sweeney DR, Davies RK, Martin DM (1980 b) TRH-induced TSH response in unipolar, bipolar and secondary depressions: Possible utility in clinical assessment and differential diagnosis. Psychoneuroendocrinology 5: 147 – 155

Goldberg JK (1980) Dexamethasone suppression test as indicator of safe withdrawal of antidepressant therapy (letter). The Lancet, Febr 16: 376

Graham P, Booth J, Boranga G, Galhenage S, Myers C, Teoh C, Cox L (1981) The DST in mania. Sci Proc. Third World Congr Biol Psychiat F: 166

Greden JF, Albala AA, Haskett RF, Mc James NJ, Goodman L, Steiner M, Carroll BJ (1980) Normalization of dexamethasone suppression test: a laboratory index of recovery from endogenous depression. Biol Psychiat 15 (3): 449 – 458

Greden JF, Kronfol Z, Gardner R, Feinberg M, Carroll B (1981) Neuroendocrine evaluation of schizoaffectives with the dexamethasone suppression test. In: Biological Psychiatry. Perris C, Struwe G, Jansson B (eds). Biomedical Press Elsvier/North-Holland, p 461

Greenwood FC, Landon J, Stamp TCB (1966) The plasma sugar free, fatty acid, cortisol and growth hormone response to insulin. 1.: In control subjects. J Clin Invest 45: 429 – 436

Grimm Y, Reichlin S (1973) Thyrotropin-releasing hormone (TRH): Neurotransmitter regulation of secretion by mouse hypothalamic tissue in vitro. Endocrinol 93: 626 – 628

Griner PF, Glaser RJ (1982) Misuse of laboratory tests and diagnostic procedures. N Engl J Med 307: 1336 – 1339

Griner PF, Mayewski RJ, Muslin AL et al (1981) Selection and interpretation of diagnostic tests and procedures. Amer Intern Med 94: 559 – 570

Guillemin R, Gerich JE (1976) Somatostatin: physiological and clinical significance. Annu Rev Med 27: 379 – 388

Guillemin R, Brazeau P, Böhlen P, Esch F, Ling N, Wehrenberg NP (1982) Growth hormone releasing factor from a human pancreatic tumor that caused acromegalie. Science 218: 585 – 587

Gurney C (1971) Diagnostic scales for affective disorders. Proceedings of the Fifth World Conference of Psychiatry, Mexico City: 330

Guy W (1976) ECDEU Assessment Manual for Psychopharmacology Rev Ed Rockville Maryland: 157 – 169

Haack D, Günther D, Kunkel G, Lichtwald K, Täuber U, Vecsei P (1981) Radioimmunologische Bestimmung von synthetischen Glukokortiokoiden. Atemw-Lungenkrankenh 7 (6): 283 – 289

Haack D (1983) Vergleichende Untersuchungen über die Kinetik verschiedener Corticoide. Allergologie 6/1: B 38 – 42

Hagen TC, Lawrence AM, Kirstens L (1972) In vitro release of monkey pituitary growth hormone by acromegalic plasma. J Clin Endocrinol Metab 33: 448 – 451

Hamilton M (1960) A rating scale for depression. J Neurol Neurosurg Psychiat 23: 56 – 62

Hamilton M (1967) Development of a rating scale for primary depressive illness. Brit J Soc Clin Psychol 6: 278 – 296

Hartmann E, Verdone P, Snyder F (1966) Longitudinal studies of sleep and dreaming patterns in psychiatric patients. J Nerv Ment Dis 142: 117 – 126

Hartmann E (1968) Longitudinal studies of sleep and dream patterns in manic-depressive patients. Arch Gen Psychiat 19: 312 – 329

Haskett RF, Athanasios PZ, Albala AA, Carroll BJ (1983) DST performance during first 48 hours of admission. Abstract 100, Annual Meeting of the Society of Biological Psychiatry, New York

Hathaway SR (1972) MMPI und Computer. Schweiz Zschr f Psychol und ihre Anwendung 31/4: 277 – 280

Hauri P, Hawkins DR (1971) Phasic REM, depression and the relationship between sleeping and waking. Arch Gen Psychiat 25: 124 – 128

Heidingsfelder GV, Blackard WG (1968) Adrenergic control mechanism of vasopressin-induced plasma growth hormone response. Metabolism 17: 1019 – 1024

Hellman L, Nakada F, Curti J, Weitzman ED, Kream J, Roffwarg H, Ellman S, Fukushima DK, Gallagher TF (1970) Cortisol is secreted episodically by normal man. Clin Endocrinol Metab 30: 411 – 422

Hippius H (1971) Psychiatrische Krankheitsbilder – Einteilung und Erscheinungsformen. Pharmaberichte Bayer, 17: 10 – 20

Hippius H (ed) (1975) Part I: Psychopharmacological screening tests. In: Assessment of pharmacodynamic effects in human pharmacology. Stuttgart – New York: 87 – 134

Hippius H, Selbach H (Hrsg) (1969) Das depressive Syndrom. Int Symp Berlin 1968, Urban und Schwarzenberg München, Berlin, Wien: 279 – 290

Hjemdal P, Daleskog M, Kahan Th (1979) Determination of plasma catecholamines by high performance liquid chromatography with electrochemical detection: Detection with a radioenzymatic method. Life Sciences 25: 131 – 138

Hökfelt B, Hedeland H, Hansson BG (1975) The effect of clonidine and penbutolol, respectively on catecholamines in blood and urine, plasma renin activity and urinary aldosterone in hypertensive patients. Arch Int Pharmacodyn Ther 213: 307

Holsboer F, Bender W, Benkert O, Klein HE, Mayr H, Niederschweiberer A, Schmauß M (1980) Diagnostic value of dexamethasone suppression test in depression. Lancet 2/8196: 706

Holsboer F, Liebl R, Hofschuster E (1982) Repeated dexamethasone suppression test during depressive illness: Normalisation of test result compared with clinical improvement. J Affect Disorders 4 (2): 93 – 101

Holsboer F, Dörr HG, Sippell WG (1983) Increased sensitivity of the dexamethason suppression test in depressed female patients based on multisteroid analysis. Psych research 8: 49 – 57

Holsboer F, Dörr HG, Gerken A, Müller OA, Sippell WG (1983) Cortisol, 11-desoxycortisol, and ACTH concentrations after dexamethasone in depressed patients and healthy volunteers. Psych research 11: 15 – 23

Holsboer F, Müller OA, Dörr HG, SippellWG, Stalla GK, Gerken A, Steiger A, Boll E, Benkert O (1984) ACTH and multisteroid responses to corticotropinreleasing factor in depressive illness: relationship to multisteroid responses after ACTH stimulation and dexamethasone suppression Psychoneuroendocrinology 92: 147–160

Holsboer F, Gerken A, Steiger A, Benkert O, Müller OA, Stalla GK (1984) Corticotropin – releasing factor induced pituitary – adrenal response in depression. Lancet I: 55

Horita M, Carino MA, Lai H, Lahann TR (1979) Behavioral and autonomic effects of TRH in animals. In: Central nervous system effects of hypothalamic hormones and other peptides Collu R, Barbeau A, Ducharme JR, Rochefort JG (eds). Raven Press, New York

Horrobin DF (1976) Prolactin, Montreal, Eden Press

Huber G (1972) Klinik und Psychopathologie der organischen Psychosen. In: Psychiatrie der Gegenwart Bd II/2: S. 71 – 147

Hwu H-G, Rudorfer VM, Clayton JP (1981) Dexamethasone suppression test and subtypes of depression (letter). Arch Gen Psychiat, 38: 363

ICD Diagnosenschlüssel und Glossar psychiatrischer Krankheiten. 5. dt Auflage, korrigiert nach der 9. Revision der ICD (International Classification of Diseases). Degkwitz R (Hrsg), Helmchen H, Kockott G, Mombour W Springer-Verlag Berlin, Heidelberg, New York

Imura H, Nakai Y, Yoshima T (1973) Effect of 5-hydroxytryptophan on growth hormone and ACTH release in man. J Clin Endocrinol 36: 204

Insel TR, Kalin NH, Guttmacher LB, Cohen RM, Murphy DL (1982) The dexamethasone suppression test in patients with primary obsessive-compulsive disorder. Psychiat Res 6: 153 – 160

Itil TM, Laudahn G, Herrmann WM (1974) Psychotropic action of hormones. Spectrum Publications Inc, New York

Jackson JMD, Reichlin S (1977) Brain thyrotropin-releasing hormone is independent of the hypothalamus. Nature (Lond), 267: 853 – 854

Jacobs LS, Daughaday WH (1973) Prolactin secretion in pituitary and hypothalamic disease. In: Human prolactin, Pasteels JL, Robyn C (eds). Exc Med Amsterdam

Jellinek EM (1960) The disease of alcoholism. New Haven, College and Univ Press

Jiang NS, Machacek D, Wadel OP (1975) Comparison of clinical assays for serum corticosteroids. Clin Chem 21: 387 – 391

Kalinowski L, Hippius H, Klein HE (1982) Biological treatments in psychiatry. Grune and Stratton, New York, pp 140 – 145

Kallner G (1981) Assessment of thyroid function in chronic alcoholics. Acta Med Scand 209/1–2: 93 – 96

Kasper S, Moises HW, Beckmann H (1981) Effect of total sleep deprivation on dexamethason suppression test in depressed patients. Neuroendocrinol. Lett 3/2: 123

Kastin AJ, Ehrensing RH, Schalch DS, Anderson MS (1972) Improvement in mental depression with decreased thyrotropin-releasing hormone. Lancet 2: 740 – 742

Keitner GI, Brown WA, Qualls CB, Haier RJ, Barnes KT (1985) Results of the dexamethasone suppression test in psychiatric patients with and without weight loss. Am J Psychiatry 142, 2: 246 – 248

Kelly WF, Checkley SA, Bender DA, Mashiter K (1983) Cushing's syndrome and depression – A prospective study of 26 patients –. Brit J Psychiat 142: 16 – 19

Kirkegaard C, Norlem N, Lauridsen VB, Vjorum N, Christiansen Ch (1975) Protirelin stimulation test and thyroid function during treatment of depression. Arch Gen Psychiat 32: 1115 – 1118

Kirkegaard C (1981) The thyrotropin response to thyrotropin-releasing hormone in endogenous depression. Psychoneuroendocrinol 6/3: 189 – 212

Klein HE (dtsche Bearbeitung) (1982) Forschungs-Diagnose Kriterien (RDC) von Spitzer L, Endicott J, Robins E Beltz-Verlag, Weinheim u Basel

Klein HE (1984) Der Dexamethason-Hemmtest: Ein biologischer Marker? In: Depressiv Kranke in der psychiatrischen Klinik – zur Theorie, Praxis der Diagnostik und Therapie –. Wolfersdorf, Straub, Hole (Hrsg), s Roderer Verlag Regensburg

Klein HE (1984) The dexamethason-suppression test in psychiatry: myth and realities. In: Advances in human psychopharmacology a research annual. Volume IV; Burrows GD, Werry JS (eds). Jai Press Inc

Klein HE, Berger M (1986) The dexamethasone-suppression-test: A biological marker of endogenous depression? Human Psychopharmacology, in press

Klein HE, Seibold B (1985) DST in healthy volunteers and after sleep deprivation. Acta psychiatr scand 72: 16 – 19

Klein HE, Bender W, Benkert O, Holsboer F, Schmauss M (1982) DST as an objective state variable in affective disorder. Presented at: 13th CINP-Congress, Jerusalem, Israel, Abstract: 392

Klein HE, Seibold B, Bender W, Nedopil N, Albus M, Schmauss M (1984 a) Postdexamethasone-cortisol and -prolactin: a state variable of depression. Presented at: 14th CINP-Congress, Florence, Italy, Abstract: F 58

Klein HE, Seibold B, Bender W, Nedopil N, Albus M, Schmauß M (1984 b) Postdexamethasone-prolactin and -cortisol: a biological state variable in depression. Acta psychiatr Scand 70: 239 – 247

Klein HE, Bender W, Mayr H, Niederschweiberer A, Schmauss M (1984 c) The DST and its relationship to psychiatric diagnosis symptoms and treatment outcome. Brit J Psychiat 145: 591 – 599

Kley HK (1983) Die Cortisolkinetik als Grundlage der circadianen und alternierenden Therapie. Allergologie 6/1: B 3 – 8

Kliman B (1968) Recent advances in the double isotope derivative analysis of steroids. In: Advances in Tracer Methodology, S Rothschild (ed). Plenum Press, New York, NY 227: 239

Krieger DT (1973) lack of responsiveness to L-DOPA in Cushing's disease. J Clin Endocrinol Metab 36: 277

Krieger HP, Krieger DT (1970) Chemical stimulation of the brain: Effect on adrenal corticoid release. Amer J Physiol 218: 1632 – 1641

Krieger DT, Allen W, Rizzo F (1971) Characterization of the normal temporal pattern of plasma corticosteroid levels. J Clin Endocrinol Metab 32: 266 – 284

Kroll D, Palmer C, Greden JF (1983) The dexamethasone suppression test in patients with alcoholism. Biol Psychiat 18 (4): 441 – 450

Krulich J, Illner P, Fawcett CP, Quijada M, Mc Cann SM (1972) Growth and Growth hormone, Pecile A, Muller EE (eds). Amsterdam: Excerpta Medica: 306 – 316

Kupfer DJ, Brondy D, Coble PA, Spiker DG (1980) EEG sleep and affective psychosis. J Affect Disord 2: 17 – 25

Laakmann G (1980) Beeinflussung der Hypophysenvorderlappen-Hormonsekretion durch Antidepressiva bei gesunden Probanden, neurotisch und endogen depressiven Patienten. Nervenarzt 51/12: 725 – 732

Laakmann G, Benkert O (1978) Neuroendokrinologie und Psychopharmaka. Arzneimittel-Forschung (Drug Res) 28: 1277

Lal S, Tolis G, Martin JB, Brown GM, Guyda H (1975) Effect of clonidine on growth hormone, prolactin, luteinizing hormone, follicle stimulating hormone and thyroid stimulating hormone in the serum of normal man. J Clin Endocrinol Metab 41: 827 – 832

Lamberts SWJ, Mac Leod RM (1978) The interaction of serotoninergic and dopaminergic systems in prolactin secretion in the rat Endocrinol 103: 287 – 295

Lancranjan J, Marbach P (1977) New evidence for growth hormone modulation by the alpha-adrenergic system in man Matabolism 26: 1225 – 1230

Langer G, Heinze G, Reim B, Matussek N (1976) Reduced growth hormone response to amphetamine in endogenous depressive patients. Arch Gen Psychiat 33: 1471

Langer G, Schönbeck G, Koinig G, Lesch O, Schüssler M (1979) Hyperactivity of hypothalamic-pituitary-adrenal axis in endogenous depression (letter). Lancet, Sept 8: 524

Langer SZ, Zarifian E, Briley M, Raisman R, Sechter D (1982) High-affinity ^{3}H-imipramine binding: A new biological marker in depression. Pharmakopsychiat 15: 4 – 10

Le Fur G, Guilloux F, Mitrani N, Mizoule J, Uzan A (1979) Relationships between plasma corticosteroids and benzodiazepines in stress. J Pharmacol ExpTher 21: 305 – 308

Lemann J Jr, Piering WF, Lennon EJ (1970) Studies of the acute effects of aldosterone and cortisol on the interrelationship between renal sodium calcium and magnesium excretion in normal man. Nephron 7: 117 – 130

Liddle GW (1960) Test of pituitary adrenal suppressibility in the diagnosis of Cushing's syndrome: J Clin Endocrinol 20: 1539 – 1560

Liddle GW, Fox M (1961) Structure-function relationships of antiinflammatory steroids. In: Inflammation and disease of connective tissue, Mill and Moyer (eds). Saunders Philadelphia: 302 – 309

Lidz T (1949) Emotional factors in the etiology of hyperthyroidism. Psychosom Med 2: 2 – 8

Lipsey JR, Robinson RG, Pearlson GD, Rao K, Price ThR (1985) The dexamethasone suppression test and mood following stroke. Am J Psychiatry 142: 3, 318 – 323

Liuzzi A, Panerai AE, Chiodini PG, Secchi C, Cocchi D, Botalla L, Silvestrini F, Müller EE (1976) Neuroendocrine control of growth hormone secretion. Experimental and clinical studies. In: Growth hormone and related peptides. Pecile A, Müller EE (eds), Amsterdam-Oxford: Excerpta Medica: 236 – 251

Loosen PT (1981) Thyrotropin (TSH) response to thyrotropin-releasing hormone (TRH) in psychiatric patients. Psychopharm Bull 17/3: 127 – 134

Loosen PT, Prange AJ (1980) Thyrotropin releasing hormone (TRH): A useful tool for psychoneuroendocrine investigation. Psychoneuroendocrinol 5: 63 – 80

Loosen PT, Prange AJ (1982) Serum thyrotropin to thyrotropin-releasing hormone in psychiatric patients: a review. Amer J Psychiat 139 (4): 405 – 416

Loosen PT, Ackenheil M, Athen D, Beckmann H, Benkert O, Dittmer Th, Hippius H, Matussek N, Rüther E, Scheller M (1974) Schlafentzugsbehandlung endogener Depression 2. Mitteilung: Vergleich psychopathologischer und biochemischer Parameter. Arzneim Forschg Drug Res 24: 1075 – 1076

Loosen PT, Prange AJ Jr, Wilson JC, Lara PP (1976) Pituitary responses to thyrotropin releasing hormone in depressed patients: a review. Pharmacol Biochem Behav 5, Suppl 1: 95 – 101

Lorr M, Klett CJ, Mc Nair DM, Lasky JJ (1966) Inpatient multidimensional psychiatric scale (IMPS). Consulting Psychologists Press, Manual Palo Alto, California

Maany I, Mendels J, Frazer A, Brunswick D (1979) A study of growth hormone release in depression. Neuropsychobiol 5: 282 – 289

Mac Leod RM (1977) Influence of dopamin, serotonin and their antagonists on prolactin secretion. Progr repr Biol 2: 54 – 68

Maeda K, Kato Y, Ohgo E, Chihara K, Yoshimoho Y, Yamaguchi N, Kuromaru S, Imura H (1975) Growth hormone and prolactin release after injection of thyrotropin releasing hormone in patients with depression. Metab J Clin Endocrinol 40: 501 – 505

Majumdar SK, Shaw GK, Bridges PK (1982) Effect of clormethiazole on dexamethasone suppression test. Neuro-Endocrinolog Letters 4/3: 196

Martin JB (1973) Neural regulation of growth hormone secretion. N Engl J Med 288: 1384 – 1393

Martin JB, Reichlin S, Brown GM (1977) Clinical Neuroendocrinology. Davis, Philadelphia

Mason JW (1968) A review of psychoendocrine research on the pituitary-adrenal cortical system. Psychosom Med 30: 576 – 607

Mason AS (1972) The aetiology of Cushing's syndrome. In: Cushing's syndrome, Binder u Hall (eds). Heinemann, London: 8 – 11

Mason JW, Sachar EI, Fishman JR et al. (1965) Corticosteroid responses to hospital admission. Arch Gen Psychiat 13: 1 – 8

Mattingly D (1962) A simple fluorometric method for the estimation of free 11-hydroxycorticoids in human plasma. J Clin Pathol 15: 374

158

Matussek N (1978) Neuroendokrinologische Untersuchungen bei depressiven Syndromen. Nervenarzt 49: 569–575

Matussek N (1980) Stoffwechselpathologie der Zyklothymie und Schizophrenie. In: Psychiatrie der Gegenwart Bd I/2: 65 – 115

Matussek N (1982) Drug as tools for exploring neuroendocrine functions. Vortrag bei der Nobel Conference: "Frontiers in biochemical and pharmacological research in depression". Stockholm 18. – 19. Juni 1982

Matussek N, Ackenheil M, Hippius H, Müller F, Schröder HTh, Schultes H, Wasilewski B (1980) Effect of clonidine on growth hormone release in psychiatric patients and controls. Psychiat Res 2: 25 – 36

Mc Cann SM, Krulich L, Ojeda SR, Negro-Vilar A, Vijayan E (1978) Neurotransmitters in the control of anterior pituitary function. In: Fuxe K, HökfeltT, Luft R (eds). Central regulation of the endocrine system. Plenum, New York London: 329 – 347

Meador CK, Liddle GW, Island DP, Nicholson WE, Lucas CP, Nuckton JG, Luetscher JA (1962) Cause of Cushing's syndrome in patients with tumors arising from "nonendocrine" tissue. J Clin Endocrinol Met 22: 693 – 703

Meikle AW, Lagerquist LG, Tyler FH (1975) Apparently normal pituitary-adrenal suppressibility in Cushing's Syndrome: dexamethasone metabolism and plasma levels. I. Lab and Clin Med 86 (3): 472 – 478

Meltzer HY, Fang VS, Tricon BJ, Robertson A, Piyka SK (1982) Effect of dexamethasone on plasma prolactin and cortisol levels in psychiatric patients. Amer J Psychiat 139: 763 – 768

Meltzer HY, Fang VS (1983) Cortisol determination and the dexamethasone suppression test. Arch Gen Psychiat 40: 501 – 505

Mendels J, Frazer A, Carroll BJ (1974) Growth hormone response in depression. Amer J Psychiat 131: 1154 – 1155

Mendelson JH, Ogota M, Mello DK (1971) Adrenal function and alcoholism: I. Serum cortisol Psychosomat Med 33: 145 – 157

Mendlewicz J, Linkowski P, Brauman H (1979 a) TSH responses to TRH in women with unipolar and bipolar depression (letter). Lanzet Nov 17: 1079

Mendlewicz J, Linkowski P, Couter Ev (1979 b) Some neurendocrine parameters in bipolar and unipolar depression. J Affect Dis 1: 25 – 32

Mendlewicz J, Charles G, Franckson JM (1982) The dexamethasone suppression test in affective disorder: Relationship to clinical and genetic subgroups. Brit J Psychiat 141 (5): 464 – 470

Merimee TJ, Fineberg SE (1971) Studies of the sex based variation of human growth hormone secretion. J Clin Endocrinol Metabol 33: 896

Michael RP, Gibbons JL (1963) In: International Review of Neurobiology 5, Academic Press New York: 243 – 292

Mitchell ML, Suvunrungsi P, Sawin CT (1971) Effect of propranolol on the response of serum growth hormone to glucagon. J Clin Endocrinol Metab 32: 470 – 475

Mueller DS, Heninger GR, McDonald R (1969) Insulin tolerance test in depression. Arch Gen Psychiat 21: 587

Müller J (1978) Untersuchungsmethoden der Nebennierenrindenfunktion. In: Klinik der inneren Sekretion Labhart A (Hrsg). Springer, Berlin (3. Aufl)

Müller N, Klein HE, Ackenheil M, Bondy B, Fichter M, Kapfhammer H, May F, Nieberle G (1983) Biologische Korrelate bei Alkoholismus. Vorgetr auf dem 13. Nürnberger Symp, Abstracts S 62

Müller N, Klein HE, Ackenheil M, Fichter M, Kapfhammer H, May F, Nieberle G (1984) Verlaufsbeobachtung biologischer Parameter bei Alkoholismus. Vorgetragen: 5. Wissenschaftl. Tagung, 25./26. Mai 1984 in Berlin; Deutsche Gesellschaft für Suchtforschung und Suchttherapie eV

Müller OA, Fink R, Baur X, Ehbauer M, Madler M, Scriba PC (1978) ACTH im Plasma: Extraktion und Bestimmung. Labor Medizin 2: 117 – 124

Murphy BEP (1967) Some studies of the protein binding of steroids and their application to the routine micro and ultra micro measurement of various steroids in body fluids by competitive protein binding. J Clin Endocrinol 27: 973

Naber D, Bullinger M (1985) Neuroendocrine and psychobiological variables relating to postoperative psychosis after open heart surgery. Psychoneuroendocrinol 10: 315 – 324

Naber D, Pickar D, Dionne RA, Bowie DL, Ewels BA, Moody TW, Soble MG, Pert CB (1980) Assay of endogenous opiate receptor ligands in human CSF and plasma. Subst Alcoh Actions/Misuse 1: 83 – 91

Naber D, Soble MG, Pickar D (1981) Ethanol increases opioid activity in plasma of normal volunteers. Pharmacopsychiat 14: 160 – 161

Nagy I, Valdenegro CA, Login IS, MacLeod RM (1979) Antioestrogens decrease prolactin synthesis and enzyme activities in the anterior pituitary of rats. 61st Annual Meeting of the Endocrine Society, Anaheim, June 13 15., Abstr No 175

Nakai Y, Imura H, Sakurai H, Kurchachi H, Yoshima T (1974) Effect of cyproheptadine on human growth hormone secretion. J Clin Endocrinol Metab 38: 446 – 449

Nasrallah HA, Coryell WH (1982) Dexamethasone nonsuppressions predict the antidepressant effects of sleep deprivation. Psychiat Res 6: 61 – 64 (1982)

Naylor GJ, McNamec HB, Mrody JP (1971) Changes in erythrocyte sodium and potassium in recovery from a depressive illness. Brit J Psychiat 118: 219 – 223

Nemeroff CB, Loosen PT, Bissette G, Manberg PJ, Lipton MA, Prange AJ Jr (1979) Pharmacobehavioral effects of hypothalamic peptides in animals and man: focus on thyrotropin-releasing hormone and neurotensin. Psychoneuroendocrinol 3: 279 – 310

Newsom G, Murray N (1983) Reversal of dexamethasone suppression test nonsuppression in alcohol abusers. Amer J Psychiat 140/3: 353 – 354

Nuller IL, Ostroumova MN (1980) Resistance to inhibiting effect of dexamethasone in patients with endogenous depression. Acta Psychiat Scand 61: 169 – 177

Ojeda SR, Jameson HE, McCann SM (1978) Effects of indomethacin and prostaglandin injections on plasma prolactin and growth hormone levels in rats. Endocrinology 102: 531 – 539

Oliver C, Charvet JP, Codaccioni JL, Vague J (1974) Radioimmunoassay of thyrotropin-releasing hormone in human plasma urine. J Clin Endocrinol Metab 39: 406 – 409

Osterman PO, Fagius J, Wide L (1977) Prolactin levels in the insulin tolerance test with and without pretreatment with dexamethasone. Acta Endocrinol 84: 237 – 245

Overall JE, Gorham DR (1976) 047 BPRS, Brief Psychiatric Rating Scale. In: ECDEU Assessment, Manual for Psychopharmacology. Rev Guy W (ed), Ed Rockville Maryland: 157 – 169

Oxenkrug GF (1978) Dexamethasone test in alcoholics (letter). The Lancet: Oct 7: 795

Papacostas Y, Fink M, Lee J, Irwin P, Jonson L (1981) Neuroendocrine measures in psychiatric patients: Course and outcome with ECT. Psychiat Res 4: 55 – 64

Papousek M (1975) Chronobiologische Aspekte der Zyklothymie. Fortschr Neurol Psychiat 43: 381 – 440

Peselow ED, Fieve RR, Goldring N, Wright R, Deutsch StI (1983) The DST and clinical symptoms in predicting response to tricyclic antidepressants. Psychopharm Bull 19/4: 642 – 645

Pflug B (1973) Therapeutic aspects of sleep deprivation. In: Sleep: physiology, biochemistry, psychology, pharmacology, clinical implications. Krella WP, Levin P, (eds). Karger Basel

Pflug B, Tölle R (1971) Disturbance of the 24-hour rhythm in endogenous depression and the treatment of endogenous depression by sleep deprivation Int Pharmacopsychiat 6: 187 – 196

Philipp M (1978) Depressionsverlauf nach Schlafentzug. Nervenarzt 49: 120 – 123

Pickardt CR, Geiger W, Fahlbusch R, Scriba PC (1972) Stimulation der TSH-Sekretion durch TRH-Belastung bei hypothalamischen und hypophysären Krankheitsbildern. Klin Wschr 50: 42 – 52

Post F (1970) Learning from old age. Proceedings of the Royal Society of Medicine 63: 359 – 364

Prange AJ Jr (1977) Pattern of pituitary responses to thyrotropin releasing hormone in depressed patients: A review. In: Phenomenology and treatment of depression. Fann WE, Karacan I, Pokorny AD, Williams RL (eds). Spectrum Publishing, New York

Prange AJ, Wilson IC, Lara PP, Alltop LB, Breese GR (1972) Effects of thyrotropin releasing hormone in depression. Lancet 2: 999 – 1002

Prange AJ Jr, Nemeroff CB, Lipton MA, Breese RG, Wilson IC (1978) Peptides and the central nervous system. In: Handbook of Psychopharmacology. Iversen LL, Iversen SD, Snyder SH (eds). Vol 13, Plenum Publishing, New York

Price DB, Thaler M, Mason IW (1957) Preoperative emotional state and adrenocortical activity. Arch Neurol 77: 646

Privitera MR, Greden JF, Gardner RW, Ritschie JC, Carroll BJ (1982) Interference by carbamazepine with the dexamethasone suppression test. Biol Psychiat 17 (5): 611 – 620

Rabkin JG, Quitkin FM, Stewart JW, Mc Grath PJ, Puig-Antich J (1983) The dexamethasone suppression test with mildly to moderatly depressed outpatients. Amer J Psychiat 140/7: 926 – 927

Ramseier F, Gastpar M, Girard J (1980) TSH, HGH, HPr and cortical response to TRH in depressed patients. Acta Psychiat Belg 80/4: 399 – 409

Raskind M, Peskind E, Rivard MF et al. (1982) Dexamethasone suppression test and cortisol circadian rhythm in primary degenerative dementia. Amer J Psychiat 139 (11): 1468 – 1471

Rechtschaffen A, Kales AA (1968) A manual of standardized terminology, techniques and scoring system for sleep stages of human subjects. Public Health Service, VS Government Printing Office, Washington DC

Rees LH, Besser GM (1977) Alcohol-induced pseudo-Cushing's syndrome. Lancet 1: 726 – 728

Rees LH, Butler PWP, Gosling C, Bisser GM (1970) Adrenergic blockade and the corticosteroide and growth hormone responses to methylamphetamine. Nature 228: 565 – 566

Reichlin S, Saperstein R, Jackson IMD, Body AE, Patel Y (1976) Hypothalamic hormones. Amer Rev Physiol 38: 389 – 424

Renaud LP, Martin JB (1974) Influence of thyrotropin releasing hormone (TRH) on the activity of single neurons in the CNS. Clin Res 22: 755 A

Reus VI, Joseph MS, Dallman MF (1982) ACTH levels after the dexamethasone suppression test in depression. N Engl J Med 306/4: 238 – 239

Rossier J, French E, Revier C, Shibasaki T, Guillemin R, Bloom FE (1980) Stress-induced release of prolactin: Blockade by dexamethasone and naloxone may indicate β-Endorphine mediation. Proc Nat Acad Sci 77 (1): 666 – 669

Rothschild AJ, Schatzberg AF, Rosenbaum AH, Stahl JB, Cole JO (1982) The dexamethasone suppression test as a discriminator among subtypes of psychotic patients. Brit J Psychiat 141: 471 – 474

Rubin RT, Kollar EJ, Slater GS (1969) Excretion of 17-hydroxycorticosteroid and vanillylmandelic acid during 205 hours of sleep deprivation in man. Psychosom Med 31: 68 – 79

Ruder HJ, Guy RL, Lipsett MB (1972) A radioimmunoassay for cortisol in plasma and urine. J Clin Endocrinol Metab 35: 219

Rudolf GAE, Schilgen B, Tölle R (1977) Antidepressive Behandlung mittels Schlafentzug. Nervenarzt 48: 1 – 11

Rudorfer MV, Hwu HG, Clayton PJ (1982) Dexamethasone suppression test in primary depression: Significance of family history and psychosis. Biological Psychiat 17 (1): 41 – 48

Rush AJ, Giles DE, Roffwarg HP, Parker CR (1982) Sleep EEG and dexamethasone suppression test findings in outpatients with unipolar major depressive disorders. Biol Psychiat 17 (3): 327 – 341

Sachar EJ (1975) Neuroendocrine abnormalities in depressive illness. In: Topics in Psychoneuroendocrinology. Sachar EJ (ed). Grune and Stratton, New York: 135 – 136

Sachar EJ (1976) Hormones, behaviour and psychopathology. Ravens Press, New York

Sachar EJ, Coppen A (1975) Biological aspects of affective psychoses. In: Biology of Brain Dysfunction, Gaull G (ed). Plenum, New York, Vol 3: 215 – 245

Sachar EJ, Hellman L, Fukushima DK, Gallagher TF (1970) Cortisol production in depressive illness. Arch Gen Psychiat 23: 289 – 298

Sachar EJ, Finkelstein J, Hellman L (1971) Growth hormone responses in depressive illness. I. Response to insulin tolerance test. Arch Gen Psychiat 25: 263

Sachar EJ, Schalch DS, Reichlin S (1972) Plasma gonadotropines in depressive illness: A preliminary report. In: Recent advances in the psychobiology of depressive illnesses, Williams TA, Katz MM, Shield JA, (eds) US DHEW Pub: 70 – 9053, 229 – 234

Sachar EJ, Frantz A, Altman N (1973) Growth hormone and prolactin in unipolar and bipolar depressed patients: responses to hypoglycemia and L-dopa Amer J Psychiat 130: 1362 – 1367

Sachar EJ, Asnis G, Halbreich U, Nathan RS, Halpern F (1980) Recent studies in the neuroendocrinology of major depressive disorders. Psychiat Clin North Amer 3: 313 – 326

SADD (1979) Glossary accompanying the WHO schedule for a standardized assessment of patients with depressive disorders. Geneva, WHO, Okt. 12th 1979

Sashidharan SP, Freeman CP, London JB, Novosal S, Beckett GJ, Gray S (1984) Dexamethasone suppression test in depression: association with duration of illness. Acta psychiatr scand 70: 354 – 360

Scapagnini U, Preziozi P (1972) Role of brain Norepinephrine and Serotonin in the tonic and phasic regulation of hypothalamic hypophyseal adrenal axis. Arch Int Pharmacodyn Ther 196 (Suppl): 205

Schatzberg AF, Rothschild AJ, Stahl JB, Bond TC, Rosenbaum AH, Lofgren SB, Mac Laughlin RA, Sullivan MA, Cole JO (1983) The dexamethasone suppression test: Identification of subtypes of depression. Amer J Psychiat 140, 1:88 – 91

Schatzberg AF, Rothschild AJ, Gerson B, Lerbinger JE, Schildkraut JJ (1985) Toward a biochemical classification of depressive disorders: DST results and platelet MAO activity. Brit J Psychiat 146: 633 – 638

Schildkraut JJ (1973) Neuropharmacology of affective disorders. Amer Rev Pharmacol 13: 427 – 454

Schildkraut JJ (1974) Biogenic amines and affective disorders. Amer Rev Med 25: 333 – 348

Schilgen B, Tölle R (1980) Partial sleep deprivation as therapy for depression. Arch Gen Psychiat 37: 267 – 271

Schlesser MA, Winokur G, Sherman BM (1979) Genetic subtypes of unipolar primary depressive illness distinguished by hypothalamic-pituitary-adrenal axis activity. Lancet 1/8119: 739 – 741

Schlesser MA, Winokur G, Sherman BM (1980) Hypothalamic-pituitary-adrenal axis activity in depressive illness. Its relationship to classification. Arch Gen Psychiat 37/7: 737 – 743

Schlienger JL, Kapfer MT, Singer L, Stephan F (1981) Perturbations endocriniennes dans la psychose maniacodepressive. Rev Fr Endocrinol Clin Nutr Metab 22/6: 333 – 340

Schmidt EW, Möllmann HW (1983) Aktuelle Methoden zur Diagnostik der Nebennierenfunktion. Allergologie 6/1: B 9 – 14

Schulte W (1959) Der Schlafentzug und seine Folgen. Med Klin 54: 969

Selye H (1950) The physiology and pathology of exposure to stress. Acta Montreal

Selye H (1973) The evaluation of the stress concept. Amer Sci 61: 692 – 699

Shopsin B, Gershon S (1971) Plasma cortisol response to dexamethasone suppression in depressed and control patients. Arch Gen Psychiat 24: 320 – 326

Shulman R, Diewold P (1977) A two-dose dexamethasone suppression test in patients with psychiatric illness. Can Psychiatr Assoc J, 22: 417 – 422

Siever LJ, Risch SC, Murphy DL (1981) Central cholinergic-adrenergic unbalance in the regulation of affective state. Psychiat Res 5: 108 – 109

Silber RH, Porter CC (1954) Determination of 17, 21-dihydroxy –20– ketosteroids in urine and plasma. J Biol Chem 210: 923

Smals A, Kloppenberg P (1977) Alcohol-induced pseudo- Cushing's syndrome. Lancet 1: 1369

Smith CK, Barish J, Correa J, Williams RH (1972) Psychiatric disturbance in endocrinologic disease. Psychosom Med 34: 69 – 86

Smith SR, Bledsoe T, Chetri MK (1975) Cortisol metabolism and the pituitary-adrenal axis in adults with proteincaloric malnutrition. J Clin Endocrinol Metab 40: 43 – 52

Snyder F (1968) Electrographic studies of sleep in depression. In: Computers and Electronic Devices in Psychiatry, Kline NS, Laska E (eds). Grune and Stratton Inc New York: 272 – 303

Snyder F (1972) Electroencephalographic studies of sleep in psychiatric disorders. In: The Sleeping Brain, Brain Information Service, Chace MH (ed), Brain Research Institute, Los Angeles: 376 – 393

Spar IE, Gerner R (1982) Does the dexamethasone suppression test distinguish dementia from depression. Amer J Psychiat 139/2: 238 – 240

Spiker DG, Coble P, Cofsky J, Forster FG, Kupfer DJ (1978) EEG sleep and severity of depression. Biol Psychiat 13/4: 131 – 135

Spillane JD (1951) Nervous and mental disorders in Cushing's syndrome. Brain 74: 72

Spitzer RL, Endicott J, Robins E (1982) Research Diagnostic Criteria (RDC) for a selected group of functional disorders 3rd et New York, New York State Psychiatric Institute Biometrics Res 1975, (Dtsch Bearb durch Klein HE), Beltz, Weinheim

Stokes PE (1966) Pituitary suppression in psychiatric patients. Program 48th Meeting of the Endocrine Society, Abstract No 150: 101

Stokes PE (1971) Alcoholendocrine relationships. In: Biology of Alcoholism. Kissen B, Begleiter H (eds). Plenum Press, New York, Vol 1: 397 – 436

Stokes PE, Stoll PM, Mattson MR, Sollod RN (1976) Diagnosis and psychopathology in psychiatric patients resistent to dexamethasone. In: Hormones, Behaviour and Psychopathology. Sachar EJ (ed). Raven Press, New York: 225 – 229

Subramanian MG, Gala RR (1977) Specificity of arecoline and apomorphine and the site of action of arecoline in inhibiting the diurnal prolactin surge. Proc Soc Exp Biol Med 155: 353 – 356

Svendsen K (1976) Sleep deprivation therapy in depression. Acta Psychiat Scand 54: 184 – 192

Swartz CM (1982) Biologically derived depression and the dexamethasone suppression test. Comp Psychiat 23 (4): 339 – 344

Swartz CM, Dunner FJ (1982) Dexamethasone suppression testing of alcoholics. Arch Gen Psychiat 39/11: 1309 – 1312

Takahashi S, Yamane H, Kondo H, Tani N, Maosuke K (1982) CSF monoamine metabolites in alcoholism: A comparative study with depression. Folia Psychiat Neurol Japan, 28: 347 – 354

Targum SD (1983) Reported weight loss and the dexamethasone suppression test. Psychiatr Res 9: 173 – 174

Targum SD, Byrnes SM, Sullivan AC (1982 a) The TRH stimulation test in subtypes of unipolar depression. J Affect Disorders 4: 29 – 34

Targum SD, Sullivan AC, Byrnes SM (1982 b) Neuroendocrine interrelationships in major depressive disorder. Amer J Psychiat 139 (3): 282– 286

Targum SD, Sullivan AC, Byrnes SM (1982 c) Compensatory pituitary-thyroid mechanism in major depressive disorder. Psychiat Res 6 (1): 85 – 96

Thorn GW, Jenkins D, Laidlow JC, Goetz FC, Dingman JF, Arons WL, Streeten DHP, Mc Cracken BH (1953) Pharmacologic aspects of adrenocortical steroids and ACTH in man. New Engl J Med 248: 232 – 245

Tourigny-Rivard MF, Raskind M, Rivard D (1981) The dexamethasone suppression test in an elderly population. Biol Psychiat 16/12: 1177 – 1184

Trethowan WH, Cobb S (1952) Neuropsychiatric aspects of Cushing's syndrome. Arch Neurol Psychiat 67: 283

Turkington RW, Underwood LE, van Wyk JJ (1971) Elevated serum prolactin levels after pituitary-stalk section in man. New Engl J Med 285: 707

Vale W (1985) Aktuelle Probleme der Endokrinologie. DMW 110, 19: 770– 774

Vale W, Rivier C (1977) Substances modulating the secretion of ACTH by cultured anterior pituitary cells. Fed Proc 36: 2094 – 2099

Vale W, Spiess J, Rivier C, Rivier J (1981) Characterization of a 41-residue ovine hypothalamic peptide; stimulates secretion of corticotrophin and β-endorphin. Science, 213: 1394

Vale W, Rivier J, Guillemin R, Rivier C (1979) Effects of purified CRF and other substances on the secretion of ACTH and β-endorphin like immunoactivities by cultured anterior or neurointermediate pituitary cells. In: Central nervous system effects of hypothalamic hormones and other peptides; Collu et al. (eds). Raven Press, New York

Vecsei P, Haack D (1983) Kinetik der Corticosteroide. Allergologie 6/1: B 22 – 28

Vogel GW (1975) A review of REM sleep deprivation. Arch Gen Psychiat 32: 749 – 761

Walsh BT, Katz JL, Levin J, Kream J, Fukushima DK, Hellman LD, Weiner H, Zumoff B (1978) Adrenal activity in anorexia nervosa. Psychosom Med 40: 499 – 506

Weiner DA, Ryan TJ, Mc Cabe CH, Kennedy JW, Schloss M, Tristani F, Chaitman BR, Fisher LD (1979) Exercise stress testing. N Engl J Med 301: 230 – 235

Welbourn RB, Montgomery DAD, Kenney TL (1971) The natural history of treated Cushing's syndrome. Brit J Surg 58: 1 – 16

Werder K v, Desalen C, Gallenberger S, Gottsmann M, Scriba PC (1974) Radioimmunologic behavior of endogenous and exogenous human growth hormone. In: Radioimmunoassay and related procedures in clinical medicine and research: Bd I, Garcia EJ, Belcher EH (eds) IAEA, Wien

Wetterberg L, Aperia B, Beck-Friis J, Kjellman BF, Ljunggren J-G, Petterson U, Sjolin A, Tham A, Unden F (1981) Pineal-hypothalamic-pituitary function in patients with depressive illness. In: Steroid hormone regulation of the brain, Fuxe K, Gustafsson JA, Wetterberg L, (eds) Pergamon Press, Oxford and New York: 397 – 403

Whybrow PO, Hurwitz T (1976) Psychological disturbances associated with endocrine disease and hormone therapy. In: Hormones behavior and psychopathology, Sachar (ed). Raven Press, New York: 125 – 143

Wing JK, Cooper JE, Sartorius N (1973) Present State Examination (9th ed). Med Res Council, Cambridge University Press

Winkelmann W (1976) Nebenniere: Moderne endokrinologische Diagnostik in ihrer Bedeutung für die Praxis. Therapiewoche 26: 1539

Winokur G (1979) Genetic principles in the clarification of clinical issues in affective disorders. In: Psychochemical research in men: Methodes, strategie and theory. Academic, New York: 329 – 342

Winokur G, Cadoret R, Dorzab T, Baker M (1971) Depressive disease, a genetic study. Arch Gen Psychiat 24: 135 – 144

Winokur A, Amsterdam J, Caroff S, Snyder PJ, Brunswick D (1982) Variability of hormonal response to a series of neuroendocrine challenges in depressed patients. Amer J Psychiat 139: 39 – 44

Wirz-Justice A, Pühringer W, Lacoste V, Graw P, Gastpar (1976) Intravenous L-5-hydroxytryptophan in normal subjects: An interdisciplinary precursor loading study. Pharmacopsychiatria 9: 227 – 288

Wirz-Justice A, Pühringer W, Hole G (1979) Response to sleep deprivation as a predictor of therapeutic results with antidepressant drugs. Amer J Psychiat 136: 1222 – 1223

Wittmann M, Laakmann G, Chuang J, Gugath M (1982) Effect of receptor blockers on the chlorimipramine – induced cortisol secretion. Neuroendocrinol Lett 4/3: 208

Woggon B, Baumann U, Angst J (1978) Interraterreliabilität von AMP-Symptomen. Arch Psychiat Nervenkr 225: 73 – 85

Wood K, Harwood J, Copper A (1983) Dexamethasone suppression test: technique and accuracy (letter). Arch Gen Psychiat 40: 585

Wood WG, Bauer M, Marschner L (1980) An external quality control survey (EOCS) for serum cortisol. J Clin Chem 18: 183 – 192

Yalow JD, Lunde DT, Moos RH (1968) "Postpartum blues" syndrome, a description and related variables. Arch Gen Psychiatry 18: 16 – 27

Yalow RS, Berson SA (1960) Immunoassay of endogenous plasma insulin in man. J Clin Invest 39: 1157

Yamagusha N, Mader K, Kuromaro B (1978) The effects of sleep deprivation on the circadian rhythm of plasma cortisol level in depressed patients. Folia Psychiat et Neurol Japonica 32/4: 479 – 487

Yasuda N, Takebe K, Greer MA (1975) Demonstration of corticotropin releasing activity in rat and human blood. Program Ann Meet Endocrine Soc 57th New York, Abstract No 97 (1975). (Abst)

Yerushalmy J (1947) Statistical problems in assessing methods of medical diagnosis, with special reference to X-ray techniques. Public Health Rep 62: 1432 – 1449

Young MJ (1982) Dexamethasone suppression test and diagnoses of melancholia (letter). Arch Gen Psychiat 39: 1218 – 1219

Zerssen D v (1957) Die psychischen Nebenwirkungen der Pharmakotherapie mit Hormonen des Hypophysen-Nebennierenrinden- Systems. Z psychosom Med 3.: 172 – 180, 241 – 248, 4.: 1 – 10

Zerssen D v (1976) Mood and behavioral changes under corticosteroid therapy. In: Psychotropic action of hormones, Itil, Laudahn, Herrmann (eds). Spectrum, New York: 195 – 222

Zerssen D v (1979) Klinisch-psychiatrische Selbstbeurteilungs-Fragebögen. In: Klinische Psychologie, Trends in Forschung und Praxis. Baumann U, Berbalk H, Seidenstücker G (Hrsg). Hans Huber Verlag, Bern, Stuttgart, Wien: 131 – 159

Zerssen D v (1981) Bf-S, Beschreibung und Hinweise zur Anwendung. In: Internationale Skalen für Psychiatrie. Collegium Internationale Psychiatriae Scalarum (Hrsg). Beltz Test GmbH, Weinheim

Zerssen D v, Doerr P (1980) The role of the hypothalamopituitary-adrenocortical system in psychiatric disorders. Arch Biol Psychiat, Vol 5: 85 – 106. Karger, Basel

Zerssen D v, Koeller D-M (1976) Klinische Selbstbeurteilungs-Skalen (KSb-S) aus dem Münchener Psychiatrischen Informations-System (PSYCHIS München). Manuale. Beltz, Weinheim

Zerssen D v, Koeller D-M, Rey E-R (1970) Die Befindlichkeitsskala (B-S) – ein einfaches Instrument zur Objektivierung von Befindlichkeits-Störungen, insbesondere im Rahmen von Längsschnitt-Untersuchungen. Arzneim Forsch 20: 915 – 1918

Zerssen D v, Berger M, Doerr P (1983) Neuroendocrine dysfunction in subtypes of depression. In: Psychoneuroendocrine dysfunction in psychiatric and neurological illnesses, Shah NS, Donald AG (eds). Plenum Publ Co, New York: 357 – 382

Zung WWK (1971) A rating instrument for anxiety disorders. Psychosomatics, 12: 371 – 379

Sachverzeichnis